Holistische

Veterinaer Medizin

Band 2

Eine Holistische, Spirituelle und Funktionelle Medizin

von

Are Simeon Thoresen DVM

2

Holistische

Veterinaer Medizin

Band 2

Eine Holistische, Spirituelle und Funktionelle Medizin

von

Are Simeon Thoresen DVM

Für Fragen über dieses Buch, bitte anschreiben:

Are Thoresen
Leikvollgata 31
N - 3213 Sandefjord
Email: arethore@online.no

Anmerkung: Der Autor übernimmt keine Verantwortung für die praktische Anwendung der Methoden in diesem Buch beschrieben.

Dieses Buch zielt darauf ab, den Lesern, professionellen Therapeuten und Laien ein Verständnis für die Philosophie, Prinzipien und Praxis der ganzheitlichen Medizin zu geben. Es ist nicht ein „stand-alone" Lehrbuch der Diagnostik und der Therapie in der Tiermedizin. Es sei denn sie arbeiten mit einem Tierarzt zusammen, *sollten sie die beschriebenen Methoden nicht anwenden.* Tierärzte sollten diese Methoden nicht ohne eine tiefes und langes Studium der ganzheitlichen Medizin anwenden.

Illustrationen von Are Thoresen, Annica Nygren, Peggy Fleming, Odd Thoresen und Elisabeth Knap

Das Buch wurde aus der Englischen Version „Holistic and Spiritual Veterinary Medicine" (sehe Amazon) übersetzt von Ulrike Weismann, Ulrike Hoehn, Gaby Reinken, Manja Benedict, Katja de Hany, Julia Schmitgen, Daniele Dietrich, Anne Drag, Ferdinand Niessen, Iris Malzorn, Kristin Heczko, Yvonne Hüsgen, Tanja Maria Amberg, Yvonne Marc Hoff, Pål Hanson und Jolanta Miecznikowska.

Printed version;   **ISBN** 13: 978-1543170931

ISBN-10: 1543170935
Your book has been assigned a CreateSpace ISBN.

Norwegian publisher; "Are Thoresen Vererinærservice" (reg. publisher 994172)

4

**Für alle
Die Heilen und
Verstehen wollen**

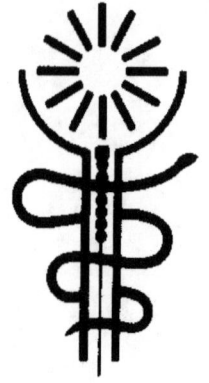

Inhalt

Band 1

Prolog

Beschreibt die Struktur dieses Buches, bietet eine Einführung in holistisches Denken in der Veterinärmedizin. Ihr Ziel ist es, Ihnen Konzepte für Holistische Tiermedizin, sowohl für Tiermediziner als auch Nicht-Tierärzte und Tierbesitzern zu verdeutlichen und damit Ganzheitliche Medizin – Holistische Medizin - beim Menschen und bei Tieren nutzbar zu machen. Auch wird eine Einführung in die Spirituelle Medizin mit der kontroversen "Demonologi" beschrieben.

Einführung

Beschreibt den Hintergrund dieses Buches, der Grund, warum ich es geschrieben habe und die optimale Grundeinstellung mit der die Leser es studieren sollten. Es beschreibt die Wurzeln meines Wissens in der Akupunktur (AP), Homöopathie, anthroposophischen Medizin, Kräuterkunde und manipulativen Therapien. Das Buch wurde geschrieben, um auf das Wissen, das ich über holistische Medizin zur Behandlung gesammelt habe, beim Menschen und bei Tieren anwenden zu können. Dieses Wissen sollte verwendet werden, um Tieren uneigennützig zu helfen und nicht um sie für rein wirtschaftliche Zwecke zu nutzen.

Kapitel 1:

Komplementär Medizin / Konventioneller Medizin

Dieses Kapitel beschreibt die praktischen und theoretischen Unterschiede zwischen komplementärer und konventioneller Medizin und den Weg von dort aus zur Holistischen Medizin. Konventionelle Medizin macht sich mehr die symptomatische und suppressive Therapie zu Nutzen im Vergleich zur Holistischen. Ganzheitliche Medizin basiert auf der

These, dass nach dem tiefsten Ursprung, oder der energetische Ursache der Krankheit suchen und diese behandeln. Die gleichen tiefen Krankheitsursachen können unterschiedliche Läsions-Symptom-Komplexe hervorrufen in Abhängigkeit von Rasse, Jahreszeit und Alter. Zur Behebung der eigentlichen Ursache müssen wir häufig verschiedene Methoden verwenden oder verschiedene Therapeuten. Führen Sie keine Behandlungen am Tier ohne tierärztliche Kontrolle aus.

Ganzheitliche Medizin (Holistisch)

Beschreibt die Prinzipien der Holistischen Medizin im Detail. Ganzheitlichkeit heißt, dass jede Einzelheit das Ganze beeinflusst und das Ganze beeinflusst jede Einzelheit. Das macht das Ganze zu mehr als zu der Summe seiner Teile. Dieses Kapitel beschreibt holografische Fotografie, der Interkommunikation von Bindegewebe und die Notwendigkeit der Kenntnis der Gesetze der Holistischen Medizin.

- **Gesundheit und Krankheit**

  Dieses Kapitel beschreibt die Basis für Gesundheit und Krankheit. Körperliche Funktionen manifestieren sich in Form von 12 Integrativen Prozessen oder grundlegenden Funktionen. Gesundheit manifestiert sich als Gleichgewicht in und zwischen diesen Prozessen. Krankheit manifestiert sich als zu viel oder zu wenig von einem normalen Prozess an der falschen Stelle oder Zeit. Der gleiche Prozess einer Imbalance kann sich offensichtlich unterschiedlich in Mensch und Tier, und unterschiedlich in verschiedenen Arten ebenso wie innerhalb einer Art, auswirken. Mit einem Ungleichgewicht im Körper zu leben ist schädlicher, als den Prozess mit Hilfe der sogenannten Krankheitssymptome (Läsions-Symptom-Komplex oder der Syndrome) ins Gleichgewicht zu bringen. Jeder Organismus verfügt über eine Schwachstelle im Körper. Interaktionen zwischen einem Ungleichgewicht und einem Stressfaktor (Pathogene Faktoren, einer der ursächlichen Faktoren) löst Symptome aus, die sich in dieser Schwachstelle manifestieren. Der Körper selbst erinnert sich an den Läsions-Symptom-Komplex und löst damit nur die Manifestation der Imbalance aus. Daher ist der Läsion-Symptom-Komplex der am allerwenigsten wichtige Betrachtungspunkt in der Pathogenese einer Erkrankung.

- **Körperliche Prozesse**

  Beschreibt die grundlegenden Prozesse des Körpers. Es gibt keine „Krankheits-Prozesse". Die gleichen Prozesse können sich unterschiedlich offenbaren, je nach dem was für körperliche Notwendigkeiten zum Überleben bestehen.

- **Zwölf grundlegenden Prozesse des Körpers**

  Beschreibt die zwölf grundlegenden Prozesse des Körpers im Allgemeinen.

- **Die grundlegenden Gesetze des Prozesse**

8

- **Wie Krankheit entsteht**
  Beschreibt die Notwendigkeit der körperlichen Schwachstelle, der Stressfaktoren und des Ungleichgewichts um eine Krankheit auszulösen.

- **Der Prozess der Imbalance (in der Regel Schwäche)**
  Beschreibt wie der Prozess des Ungleichgewichts zum wichtigsten Faktor für die Entwicklung einer Krankheit wird, wie Krankheiten vermieden werden können, indem die Prozesse im Gleichgewicht gehalten werden und die Anpassung des Prozesses Imbalancen beseitigen kann.

- **Der Stessor (Pathogener Faktor)** ....
  Beschreibt den Stressfaktor im Detail, wie es Symptome signalisiert, wie die Krankheit entsteht und wie unzureichend es normalerweise den Prozess beeinflusst

- **Der (anatomische) Schwachpunkt**
  beschreibt mehr in der Tiefe die verschiedenden Arten der schwachen Strukturen, wie sich die schwachen Strukturen manifestieren und wie sie uns betreffen können.

- **Der Symptomenkomplex als Autotherapie** ...
  Hier wird beschrieben, dass nicht der Symptomenkomplex die Krankheit darstellt, sondern die körpereigene Abwehrreaktion auf die Ursache der Erkrankung, den Prozess des Ungleichgewichts (Mangel). Symptomenkomplexe sind körperliche Versuche das Gleichgewicht wieder herzustellen. Denken Sie an Fieber bei Virusinfektionen, Erbrechen bei Vergiftungen, schwitzen bei Niereninsuffizienz.

- **Beziehungen zwischen Mensch und Tier**
  Beschreibt den Einfluss der Menschen auf die Gesundheit ihrer Tiere, die Auswirkungen der menschlichen Isolation und Kontrolle von Tieren und die Auswirkungen der menschlichen Gesellschaft auf die Gesundheit und das Wohlbefinden.

- **Tiere als fühlende Wesen**

Kapitel 2:
Diagnostische Methoden

Detailliert beschrieben werden die Ursachen von Krankheit und die verwendeten Methoden zum Erkennen der drei beteiligten Faktoren bei der Entstehung. Dieses sind die Ungleichgewichte, der Stressor (begünstigende Ursache) und der körperliche Schwachpunkt. Um diese erkennen zu können, müssen wir die Symptomkomplexe, die Reflexzonen, die Veränderungen (Muster bei Veränderungen der Symptome oder Faktoren die zu Veränderungen der Symptomkomplexe führen) der Erkrankung und/oder direkt beobachten.

- **Zwei Arten von Symptomen**
- **Die 4 Stufen der wahrnehmbaren Symptome**
- **Die 12 Prozesse und ihre pathologischen Aspekte**
- **Die 4 wichtigen Methoden zur richtigen Diagnose**
- **Der Läsionen – Symptomkomplex**
  Beschreibt, wie Symptomkomplexe Auskunft über alle drei Aspekte der Krankheit geben können, der Stressor, der körperliche Schwachpunkt und der mangelhafte Prozess. Besondere Aufmerksamkeit ist dabei auf die Art und Weise zu legen, wie das Prozessungleichgewicht seine besondere „Handschrift" auf die gefundenen Läsionen-Symptomkomplexe legt.
- **Reflexzonen**
  Beschreibt die Lokalisation der Back Shu Punkte, einer besonderen Gruppe der Akupunkturpunkte, die wichtig für die Reflexzonen Diagnostik sind. Sie haben äußerliche – innerliche Beziehungen zu den inneren Organen. Von den Gesetzen, die diese Beziehungen beschreiben, ist das Gesetz der 5 Wandlungsphasen das wichtigste. Das Kapitel beschreibt außerdem die Ting Punkte und die Ohrakupunkturzonen sowie deren Bedeutung bei der Diagnose.
  - **Das System der Akupunktur**
  - **Die Shu Punkte**
  - **Die Ting Punkte**
  - **Die Punkte der Ohrakupunktur**

10

- **Verändernde Faktoren (Modalitäten)**
  Beschreibt Veränderungen der Symptomkomplexe aufgrund von Modalitäten wie z.B. Uhrzeit, Jahreszeiten, Wetter, Räumliche Veränderungen, Ernährung etc.
- **Die Tageszeiten**
- **Die Jahreszeiten**
- **Das Klima**
- **Veränderungen des Biorhythmus**
- **Die Direkte Beobachtung: Die Pulsdiagnostik**
  Beschreibt die Pulsdiagnostik als eine Methode mit der Kontakt zu der energetischen Struktur des Organismus aufgenommen wird.

Kapitel 3:
Therapeutische Methoden

Beschreibt die therapeutischen Methoden die entweder zu den substanziellen (materielle) - Kräuter, Pillen und Medikamente – oder auf die funktionelle (Energetische) –Zonen Therapie, Akupunktur (AP) gehören. Die wichtigsten Unterschiede zwischen diesen beiden therapeutischen Bereiche werden erläutert.

- **Gemeinsamkeiten zwischen den Therapeutischen Methoden**
  Der Placebo Effekt

Kapitel 4:
Akupunktur (AP)
Die Geschichtliche Entwicklung

- **Die Methoden**
- **Die Gesetze**
- **Moderne wissenschaftliche Modelle**
- **Die Meridiane**
- **Akupunkturpunkte**
- **Die Beziehung zwischen Meridianen, Phasen-Punkten**

(elemental) und dem Symptomenkomplex

Die Meridiane und ihre wichtigsten Akupunkturpunkte

LU - Lungen Meridian
DI – Dickdarm Meridian
MA- Magen Meridian
MI – Milz Meridian
HE- Herz Meridian
DÜ - Dünndarm Meridian
NI - Nieren Meridian
PE- Perikard oder KS- Kreislauf-Sex Meridian
3E – Dreifacher Erwärmer Meridian
GB – Gallenblasen Meridian
LE – Leber Meridian

Band 2

DU – Dumai, Gouverneursgefäß oder Lenkergefäß
KG –Renmai, Konzeptionsgefäß
- o Die klinische Anwendung der acht Sondermediane .
- o Wichtige und neue Akupunkturpunkte

- Shu Punkte
- Ting Punkte
- Mundakupunktur
- Das Pferdemaul
- Command- Punkte und deren allgemeine Auswirkungen ....
- Weitere Formen der Akupunktur
  - o Punkt Stimulation
  - o Laserakupunktur (AP)
  - o Akupunktur in der Krebstherapie
- Akupunktur und das Immunsystem Akupunktur und Ausdauer
- Ohrakupunktur
  - o Lokalisation der Ohrakupunkturpunkte
  - o Aurikuläre Medizin
- „Kochbuch" der Akupunktur (AP) Atlas

Kapitel 5:
Homöopathie

Geschichtliche Grundlagen der Homöopathie, theoretische und allgemeine Grundlagen.

- Die Homöopathische Methode
- Eine Beschreibung der Homöopathischen Methode .....
- Homöopathie in der Veterinärmedizin
  Beschreibt wie individuelle Methoden bei „belasteten" Tieren genutzt werden können
- Die Mittel

- Die Potenzierung
- Einzelmittel versus Komplexmittel
- Die Beziehung zwischen Akupunktur (AP)
  und Homöopathie

Beschreibt die Beziehung zwischen Akupunkturpunkten und homöopathischen Mitteln sowie die Ermittlung der richtigen Mittel gemäß der geltenden Gesetzmäßigkeiten der Homöopathie und der diagnostischen Methoden der Akupunktur (AP).

- Homöopathie und Mastitis
- Liste der empfohlenen Maßnahmen für die
  Behandlung von Tieren

Kapitel 6:
Kräutertherapie

Östliche Kräuter

Westliche Kräuter

- Kräutersalben
- Volatile (aromatische) Öle

Kapitel 7:
Osteopathie, Chiropraktik und Cranio-Sakrale Therapie ...

Weitere Therapieformen

Neuraltherapie

Anthroposophische Therapie
Über Anthroposophie, Rudolf Steiners Blick auf die Welt, den Menschen und Tieren und wie Steiners Ansatz zu einer erfolgreichen Therapie führen kann. Er plädiert für eine feste Rolle der anthroposophischen Tiermedizin in der Beziehung zwischen Mensch und Tier, sowohl in der Diagnostik als auch in der Therapie.

Kapitel 8:
Anwendung der Holistischen (ganzheitlichen) Konzepte ....

Beschreibt im Detail welche Methoden, Krankheiten und Tierarten die besten Aussichten auf Erfolg beim Einsatz der neuen Methode durch den Anfänger gegeben sind. Es beschreibt auch die Indikationen und Kontraindikationen.

Rechtliche Grundlagen

Befasst sich mit den Gesetzen und Verordnungen, denen Nicht-Tierärzte die Behandlung von Tieren gestattet.

Nachteilige Auswirkungen

Die Bedeutung der Entgegenwirkung wird beschrieben und die Beziehung anderen ergänzenden Methoden.

Impfstoffe und ganzheitliche Medizin

Ganzheitliche oder konventionelle Medizin:
Ein akademischer Abschluss
Die Bedeutung von Doppel-Blindstudien

Der Nachweis für die Wirksamkeit der Akupunkturtherapie: Eine wissenschaftlich/ energetisch Folgerung.

Kapitel 9:

Vorbeugende Maßnahmen

Die Bedeutung der Ernährung

Erläutert die Bedeutung der präventiven Medizin und die Möglichkeiten die die Ernährung bietet

- **Die Bedeutung der Umwelt**
- **Der Biorhythmus**

  Beschreibt eine Methode den Biorhythmus so zu manipulieren, dass mit Verwendung dieser Methode eine Verbesserung des Qi (Energie) des Organismus und damit die Stärkung der Gesundheit erreicht werden kann.

Anhang:

Geopathische Strahlung und Krankheit

Beschreibt die wie wichtig Kenntnisse über geopathische Strahlung und deren Einflüsse und pathologische Auswirkungen auf Pflanzen, Tiere und Menschen. Es beschreibt die verschiedenen Verfahren zur Beseitigung geopathischer Strahlen, um uns davor zu schützen oder um es positiv für die Therapie einzusetzen.

Behandlung von die Mitte

Beschreibt die wie wichtig Kenntnisse über Behandlung von die Mitte. Das Christus Punkt. Metallen, Lantanden und Actiniden als gegener von Ahriman, Luzifer und Azuras.

Epilog
Requiem

Die 8 Mai (Sondermeridiane)

So wie es die 12 Jing (Haupt-Meridiane) und 15 Luo (Passage-Punkte) gibt, existieren auch innere Meridiane (die mit den entsprechenden Organen verbunden sind), Kollaterale, Tendinomuskuläre Meridiane und die 8Mai (Sondermeridiane). Jing, Luo und Mai agieren gemeinsam, indem sie Qi sammeln und das Qi in den 12 Jing, deren dazu gehörenden Zangfu (inneren Organen) und speziellen Körperteilen und –funktionen, am fliessen halten. Sie verbinden die oberen mit den unteren Teilen, die inneren mit den äusseren, die vorderen mit den hinteren und die linke mit der rechten Seite.

Die 8 Mai (die sogenannten Sondermeridiane) sind sehr wichtig, aber nur 2 von ihnen haben ihre eigenen Punkte. Die übrigen 6 leihen sich die Punkte der Hauptmeridiane.

Die beiden Mai mit eigenen Punkten sind Dumai (Lenkergefäss, LG) und Renmai (Konzeptionsgefäss, KG). Es ist sehr wichtig, sich mit diesen Gefässen auseinanderzusetzen. Sie verlaufen entlang der Mittellinie des Körpers, sowohl beim Menschen wie auch des Pferdes und Hundes.

Das LG Lenkergefäss (Dumai)

beginnt beim Perineum mit LG 01, zwischen dem Anus und des Coccyx beim Menschen. Es steigt über der Wirbelsäule, auf der dorsalen Mittellinie, auf zu LG 03 (Wirbelzwischenraum L4-L5), zu LG 09 (Wirbelzwischenraum TH7-TH8),und weiter zu LG 14 (Wirbelzwischenraum C7-Th1). Von dort verläuft es hoch am Hals, über das Occiput zur höchsten Stelle des Kopfes (LG 20), von dort anterior zur (LG 26) und endet mit LG 28 unterhalb der Lippe (gegenüber von LG 26). In der indischen Tradition wird gelehrt, dass Dumai im Gaumen endet und Ren Mai an der Zungenspitze beginnt. Das war für das Vorgehen der indischen Meditation sehr wichtig. Um diese beiden Meridiane zu verbinden, haben die Anhänger, dieser Art von Meditation, ihr Zungenspitze beim Meditieren gegen den Gaumen gedrückt.

Der oberflächliche Anteil des Meridians

- Beginnt im unteren Bauchraum
- Dringt in das Perineum oberhalb des Anus, bei LG 01
- Verläuft entlang der dorsalen Mittellinie des Sakrums und der Wirbelsäule zur Atlanto-Occipital-Gegend, zu LG 16
- Dringt in das Gehirn

Verläuft weiter rostral entlang der Mittellinie des Kopfes zum Philtrum in einer Linie zwischen den Nasenlöcher zum unteren Rand, zu LG 26

- Verschwindet bei der Verbindung Oberlippe-Zahnfleisch ins Innere, bei LG28

Das Lenkergefäss hat drei tiefe Äste:
    1) Erster Ast:
- Beginnt im unteren Bauchraum
-
- Verläuft weiter zu den Genitalien und Perineum
- Umkreist den Anus
- Folgt dem inneren der Wirbelsäule
- Und dringt in die Nieren ein

    2) Zweiter Ast
- Beginnt im unteren Bauchraum
- Umkreist die äusseren Genitalien
- Verläuft cranial der ventralen Mittellinie
- Durchläuft das Herz
- Weiter zur Kehle
- Umkreist den Mund
- Verschwindet ins Innere unterhalb der Augen

    3) Der dritte Ast
- Beginnt bei Bl 01 am inneren Augenwinkel

- Folgt dem Blasenmeridian beidseits zu LK 20, vereint sich und dringt ins Gehirn
- Tritt bei LG 16 aus
- Teilt sich wieder und verläuft caudal Richtung BL 12 auf beiden Seiten der Wirbelsäule zu den Nieren

Bei Tieren beginnt das Lenkergefäss bei LG 01 zwischen dem Anus und dem Schwanz (wie beim Menschen). Es verläuft dann auf der ventralen Mittellinie des Schwanzes zur Schwanzspitze, dann cranial auf der dorsalen Mittellinie des Schwanzes zu LG02, wie beim Menschen. Tiere haben viele, aber undokumentierte Punkte auf dem Schwanz liegen. Zwei wichtige LG-Punkte die auf dem Schwanz liegen, sind einmal der „Schwanzspitzen-Punkt" (LGTT) bei allen Tierarten und der Violschen Drüse bei allen Mitgliedern der Hundefamilie. Ansonsten ist der Verlauf des LG bei Tieren ähnlich dem des Menschen, braucht nur bei der Lokalisierung der Punkte eine gewisse Anpassung, da sich die Anzahl der Wirbel, zwischen den Tierarten, und diese wiederum zu der der Anzahl der Menschen, verändert.

Lamprechts und Rogers (1999) haben die Verbindung von LG 01 und KG01 mit der Nase, sexuellen Pheromonen und den genitalen Fortpflanzungsfunktionen im Detail diskutiert.

| LG 01 | **Chongqing (Lange Stärke)**
Luo-Verbindungspunkt
Zusammenfluss des LG mit dem KG und des GB- und NI-Meridians

Lokalisierung: LG01 liegt bei Allen Arten auf der Leitbahn des KG, auf der Spitze des Steißbeines, zwischen Anus und Steiß

Wirkung: LG01 hilft dem Perineum, Anus, Vagina, Vulva, Klitoris, Prolaps,Tenesmus und Hämorrhoiden. Bei Hunden hilft er auch bei Analdrüsen-Infektionen und analem oder |

	rektalem Juckreiz. Bei Pferden hilft er rektalem „Windsucking" und rektalem oder analem Juckreiz. Er hilft auch bei Durchfall, Verstopfung und Unfruchtbarkeit bei Hunden und Pferden und ist ein guter Punkt, für Impfungen bei Tieren. Eine geringe Dosis von Impfstoff in diesen Punkt, erzeugt den gleichen Titeranstieg, wie eine hohe Dosis, an jedem anderen Punkt.
LG TT	**Schwanz Spitzen Punkt (Dumai Extra Punkt in allen Tieren mit Schwänzen)** **Notfallpunkt bei Tieren** *Lokalisierung:* LGTT liegt auf dem distalen Ende des Schwanzes, der Schwanzspitze *Wirkung:* LGTT hilft alle Muskeln des Schwanzes und der Schwanzgegend (Perineum) zu entspannen und vermindert Spasmus oder Schmerzen, die eine Beziehung zum Heben des Schwanzes haben. Die Kombination von LGTT + LG26 + Sakralpunkten hilft bei Apnoe, Schock und anderen Notfällen, so wie bei der Behandlung von „Downer" Tieren. Wie Sex selbst, sollte auch LGTT nicht zu oft, genutzt werden, da es Qi vom Organismus entzieht.
LG VG	**Punkt der violschen Drüse/Violic Gland Zone (Dumai Extra-Punkt in der Hundefamilie)** **Meisterpunkt** von Prostata und Perineum bei Hunden Lokalisierung: Die Violic-Gland-Zone ist eine Reihe von Punkten auf der dorsalen Mittellinie des Schwanzes bei Hunden und anderen Mitglieder der Hundefamilie. Die Punkte liegen auf den 5.-7. Schwanzwirbeln. *Wirkung:* Diese Drüse hat Pheromonaktivität und wird in der Läufigkeit genutzt, um Rüden zu locken. Oswald Kothbauer hat berichtet (und Phil Roger hat dies bestätigt), dass LGVG eine sehr starke Wirkung auf die Umgebung der Prostata und des Perineums, so wie die Organe der Beckengegend (Rectus, Blase Vagina, Klitoris und Vulva), hat. Um diese Zone zu behandeln, steche eine Nadel 2-3 inch groß, subcutan oberhalb der 5.-7. Schwanzwirbel.

LG E-1	**Extrapunkt bei Pferden** *Lokalisierung:* LGE-1 liegt auf der dorsalen Mittellinie, 2 cun caudal zu Weigen.
LG E-2	**Weigen** *Lokalisierung:* LGE-2 liegt in einer kleinen Vertiefung zwischen dem ersten und zweiten Schwanzwirbel
LG 02	**Yaoshu (Zustimmungspunkt der Lumbalregion)** *Lokalisierung:* LG02 liegt auf der dorsalen Mittellinie, in dem sacro-coccygalen Zwischenraum; er liegt bei allen Tierarten auf der Leitbahn des KG zwischen dem Sakrum und dem ersten Schwanzwirbel *Wirkung:* LG02 hilft dem Uterus, Cervix, Vagina und Perineum. Bei Tieren hat er eine ähnliche Wirkung wie LGTT, nur dass er dem Organismus kein Qi entzieht. Er hilft bei Tieren auch bei Unfruchtbarkeit.
LG E-3	**Extrapunkt bei Pferden** *Lokalisierung:* LGE-3 liegt auf der dorsalen Mittellinie, auf Höhe des dritten sakralem Foramen
LG E-4	**Extrapunkt bei Pferden** *Lokalisierung:* LGE-4 liegt auf der dorsalen Mittellinie, auf Höhe des ersten sakralen Forman.
Bai Hui	**Bai Hui (Hundertfaches Zusammentreffen)** **(Bai Hui beim Menschen ist LG 20, oben auf dem Kopf)** *Lokalisierung:* Bai Hui liegt in der Lumbosakralspalte (bei Menschen ist dies die Lokalisierung eines Extrapunktes „Shiqizhuixia" unterhalb des siebzehnten Wirbels) *Wirkung:* Bai Hui erhöht den Qi-Fluss im gesamten Hüftbereich. Hilft bei Unfruchtbarkeit, Schwergeburten, Nachgeburtsverhalten und Prolapsen des Uterus oder Rectus. Bei Menschen hilft er bei chronischen Schmerzen des

	Lendenbereichs, bei Fülle- und Leeresymptomen.
LG 03	**Yaoyangguan (Lumbales Yang-Tor)** *Lokalisierung:* LG03 liegt auf der dorsalen Mittellinie zwischen dem 4.-5. Lendenwirbel, auf Höhe von BL25 *Wirkung:* Beidseitige Störungen des Lendenbereichs und der Hinterbeine
LG E-5	**Extrapunkt bei Pferden** *Lokalisierung:* LGE-5 liegt auf der dorsalen Mittellinie zwischen dem 4.und 5. Lendenwirbel
LG E-6	**Extrapunkt bei Pferden** *Lokalisierung:* LGE-6 liegt auf der dorsalen Mittellinie zwischen dem 3. und 4. Lendenwirbel
LG 04	**Mingmen (Tor der Vitalität)** *Lokalisierung:* LG04 liegt auf der dorsalen Mittellinie zwischen dem 2. Und 3. Lendenwirbel, auf Höhe von BL 23 *Wirkung:* LG04 hilft bei weiblicher und männlicher Fortpflanzung, Andropathie, Impotenz, männlicher Unfruchtbarkeit, Spermatopathie, Spermatorrhoe, Prostata: weiblichen Genitalen, Leukorrhoe, Knochenmark, unterem Rückenbereich, lumbalen-, lumbosakralen und sakralen Bereich, Sakrum und Pelvis. Jen-Hsou hat beobachtet, dass er keine Wirkung bei Unfruchtbarkeit bei Sauen hat.
LG 09	**Zhiyang (Erreichen des Yang)** *Lokalisierung:* LG09 liegt auf der dorsalen Mittellinie zwischen dem 11. Und 12. Brustwirbel auf der Höhe von BL 17. *Wirkung:* LG09 hilft dem Zwerchfell, Atmung, Blutungen, Brustwirbelsäule und Rücken, Leber (Entzündungen, Gelbsucht, Azetonämie usw.) Gallengang, Gallenblase (Entzündung, Gallensteine, Verschluss usw.). Bei Pferden und

	Hunden liegt LG09 medial zu BL17, oder 2 und1 cun, jeweils cranial zu BL18
LG 11- LG 13	LG11-LG13 sind Immunstimulierende Punkte. Sie helfen bei Allergien und Störungen des Immunsystems, so wie bei respiratorischen und cardiovaskulären Störungen und Husten.
LG 14	**Dazhui (Großer Wirbel, Wirbel T1)** **Allergiepunkt, Immunstimulierender Punkt und Fieberpunkt** *Lokalisierung:* LG 14 liegt bei allen Lebewesen auf der LG-Leitbahn, in dem Wirbelzwischenraum C7-Th1 (der Wirbelfortsatz von Th2 ist der erste hohe zu fühlende Fortsatz bei Pferden, und der von Th3 ist der am leichtesten zu ertastende bei Hunden) *Wirkung:* LG14 hilft dem Gehirn, Hirnhäuten, Knochenmark und dessen Funktionen und Anteilen, Krämpfen, Epilepsie, CVA, Polio, Tetanus, Gedächtnis, Hals, Halswirbelsäule, Schilddrüse, Nebenschilddrüse, Brustwirbelsäule, Rücken, dorsolumbarer Bereich, Brustraum, Atmungsapparat, Nase, Nasengänge, Nebenhöhlen,Geruchssinn, Luftröhre, Bronchen, Lunge, Asthma, Husten, Pneumonie, Blutgefäßen, Arteriosklerose, Ischämie, Haut, Schweissstörungen, Immunsystem, Allergien, vasomotorische Allergien, Blut, Blutungen, Thymus, Infektionen (Cholera, Herpes, Malaria, Rubella, TB, Typhus, Typhoid, Varicella, usw.) Fieber und Schüttelfrost.
LG1 5	**Yamen (Tor der Stummheit)** *Lokalisierung:* LG 15 liegt bei allen Lebewesen auf der LG-Leitbahn, unterhalb des occipitalen Knochenvorsprungs, 0,5 cun über der occipitalen Haargrenze, 0,5 cun unterhalb von LG 16 *Wirkung:* LG 15 hilft dem Gehirn, Knochenmark, und Hirnhäuten, Occiput, Sprache und Zunge.
LG1	**Fengfu (Windpalast)**

6	**Zusammenfluss von LG und Yang Wei Mai** **Punkt des Himmelfensters** **Punkt des Meeres von QI** *Lokalisierung:* LG 16 liegt bei allen Lebewesen auf der LG-Leitbahn, in einem Loch unterhalb des occipitalen Knochenvorsprungs, 1' über der occipitalen Haargrenze, 0,5' über LG15. *Wirkung: LG16 hilft bei Schüttelfrost und Wind / Holzkrankheiten.*
LG2 0	**Baihui (Hundertfaches Zusammentreffen) Beim Mensch: Bai Hui** **Zusammenfluss des LG mit LE, BL, 3E, und GB-Meridianen** **Point of the Sea of Marrow** **Meisterpunkt aller psychischen Energien und Notfallpunkt** *Lokalisierung:* LG 20 liegt beim Menschen auf der LG-Leitbahn,7' oberhalb der occipitalen Haargrenze auf dem Kopf, 5' hinter dem Haaransatz der Stirn. Bei Tieren liegt LG 20 genau oben auf dem Kopf etwas caudal verschoben. *Wirkung:* LG 20 hilft bei Notfällen und als erste Hilfe, bei allergischen Schocks, Kopf, Knochenmark, Ischämie, Nachgeburtsverhalten, Blutungen, Tenesmus und Prolapsen. LG 20 wird auch „Punkt der Aggressionen" genannt. Er hilft Pferden (oder auch anderen Tieren, Menschen eingeschlossen), die in Rennen nicht laufen oder kämpfen (oder die ihre Aufgabe nur fraglich erfüllen). Wie auch immer, ich bevorzuge diesen Punkt basierenden auf folgende Geschichte „Maus-Punkt", zu nennen. Ich hatte einige Pferde in einem Stall behandelt und unterhielt mich, während ich auf meine Bezahlung wartete, mit einem der Pferdebesitzer. Währenddessen brachte ein Mädchen eine Katze in den Stall, die für die letzten 2-3 Jahre, keine Maus mehr gefangen hatte. (Ursprünglich war diese Katze gekauft worden, um Mäuse zu fangen.) Ich stimulierte LG 20 bei der Katze und ließ sie

24

	laufen. Nur wenige Minuten später, gerade nachdem der Besitzer mich bezahlt hatte und ich dabei war den Stall zu verlassen, kam die Katze mit ihrer ersten Maus. *Bemerkung:* In TCVM liegt der „Animal Baihui" im lumbosacralen Zwischenraum und wird LG 03-1 oder LG 03 genannt (siehe oben).
Yin Tan g	**Yintang (Siegeshalle)** *Lokalisierung:* Yin Tang liegt auf der dorsalen Mittellinie des Kopfes, auf Höhe von Bl 02 auf dem medialen Rand der Augenbraue *Wirkung:* Verstopfung der Nase, Rhinitis, Nasenausfluss, Nasenbluten und Sinusitis.
LG 23	**Shangxing (Oberer Stern)** *Bei Pferden und Hunden* auf der dorsalen Mittellinie des Kopfes auf Höhe des medialen Augenwinkels und BL 01 *Bei Menschen* liegt LG 23 Auf der LG- Leitbahn, 1' über dem Haaransatz der Stirn. *Wirkung:* LG 23 hilft beim allergischen Schock, Allergien, vasomotorischen Allergien: Stirn, Nase, Geruchssinn, Stirn- und Nasennebenhöhlen.
LG 24	**Shenting (Hof des Geistes)** **Zusammenfluss vom LG mit MA und BL-Meridian** *Bei Pferden und Hunden* liegt LG 24 auf der dorsalen Mittellinie des Kopfes, auf halber Strecke zwischen LG 23 und LG 25. *Bei Menschen* liegt LG 24 auf der LG-Leitbahn, auf dem Haaransatz der Stirn. Er hilft der Stirn und den Stirnhöhlen.
LG E-7	**Extrapunkt bei Pferden und Hunden** *Lokalisierung:* LGE-7 liegt auf der dorsalen Mittellinie des Kopfes , auf halber Strecke zwischen LG24 und LG 25
LG	**Suliao (Einfacher Knochenspalt)**

25	
	Bei Pferden und Hunden auf der dorsalen Mittellinie des Kopfes, auf Höhe des oberen Rand der Nasenlöcher. *Bei Menschen* liegt LG 25 auf der LG-Leitbahn in einer Vertiefung auf der Nasenspitze.
	Wirkung: LG 25 hilft bei zu viel Nasenausfluss, Wunden an der Nase, Nasenblutungen und Dyspnoe. Bei Menschen hat sich LG 25 effektiver als LG 26 erwiesen, um Vertrauen zurückzugewinnen.
LG 26	**Shuigou (Wasser-Trog)**, auch **Renzhong (Mitte des Menschen) genannt** **Zusammenfluss des LG mit MA und DI-Meridianen** **Beruhigender Punkt und der wichtigste Notfallpunkt** *Bei Pferden und Hunden* liegt LG 26 auf der dorsalen Mittelinie des Kopfes, direkt zwischen und auf der Höhe des unteren Randes der Nasenlöcher. *Bei Menschen* liegt LG 26 auf der LG- Leitbahn, direkt über dem Zentrum der Nasenscheidewand *Wirkung:* LG 26 ist der wichtigste Punkt bei Atemstillstand, Schock und Notfällen bei allen Tieren und Menschen. • LG 26-NI01 werden in Notfällen wie Kreislaufzusammenbruch oder Herz-Kreislauf-Stillstand oft mit PE 06 kombiniert • Die Kombination von LG 26+ Ohrspitzenpunkt ist bei Koliken oft sehr effektiv. Es hat insgesamt beruhigende Wirkung und löst Verkrampfungen. • Die beruhigende Wirkung wird seit Urzeiten beim Gebrauch der Nasenbremse genutzt. (Dabei wird auch LG 27 und LG 28 unter der Oberlippe im Maul stimuliert.). Die Nasenbremse ist ein kurzer Handgriff mit einer Seilschlaufe am Ende. Die Schlaufe wird um die Oberlippe des Pferde festgezogen, was zu einer Ausschüttung von Endorphinen führt, die beim Pferd eine leicht sedierende Wirkung haben, so dass man wenig schmerzhafte Eingriffe, ohne große Abwehr, am

	Pferd ausführen kann,
LG 27	**Duiduan (Oberlippenrand)** *Lokalisierung:* LG 27 liegt auf der LG-Leitbahn auf der inneren Seite des Philtrums *Wirkung:* LG 27 hilft dem Mund und Kinn.
LG 28	**Yinjiao (Zahnfleischübergang)** **Zusammenfluss des LG mit dem KG und MA-Meridian** *Lokalisierung:* LG 28 liegt auf der LG-Leitbahn, auf dem Lippenbändchen zwischen Zahnfleisch und Oberlippe, auf der Gegenseite von LG 26

Renmai (KG, Konzeptionsgefäss)

fängt beim Perineum mit KG 01 an (bei allen Lebewesen zwischen dem Anus und Vulva/Hodensack). Es steigt entlang der ventralen Mittellinie über den Nabel (KG08), Spitze des Xiphoid (KG14), Einbuchtung des Brustbeins (LG22), zur Wurzel der Zunge (LG 23). Es endet bei KG 24 in einer Vertiefung zwischen Kinn und Unterlippe. Siehe den Zusammenhang zwischen KG 01, LG 01, des Perineums, sexueller Pheromone und sexueller Funktionen, die bei der Einführung des LG, weiter oben diskutiert wurden.

Der *oberflächliche* Anteil der Leitbahn:
- Das KG tritt im Uterus bei den weiblichen im unteren Bauchraum bei den männlichen Lebewesen auf und tritt in das Perineum, ventral zum Anus bei KG 01, ein.
- Verläuft von dort aus weiter entlang der ventralen Mittellinie des Bauchraums, Brust, Kehle und Kiefer und verschwindet, bei KG 24 cranial des Kinns, ins Innere
- Der innere Anteil des Meridians umkreist die Lippen, und vereint sich mit dem Lenkergefäss bei LG 28 und verschwindet rostral des Auges bei MA 01, in Innere.

Der *tiefe* Anteil der Leitbahn hat einen Ast der:
1) In der Beckenhöhle auftaucht und weiter entlang und im Inneren der Wirbelsäule verläuft.

Beachte!! Der Bereich zwischen dem Nabel und dem cranialen Rand des Schambeins, ist zum grössten Teil, Bei Stuten durch das Euter , bei Hengsten/Wallachen durch den Penis besetzt. Die Punkte, die im Bauchraum der Menschen gefunden wurden, existieren mit Sicherheit auch bei Pferden, sind dort aber Schwierig zu erreichen/finden.
Beachtet man, dass die Punkte erschlossen wurden, um sie zu stimulieren/behandeln, sind sie wohl bei Tieren, da sie dort so

schwierig zu erreichen sind, von weniger Bedeutung als bei Menschen.

Wir haben drei Punkte zwischen dem Nabel und dem Euter/Penis gefunden, von denen wir annehmen, dass sie die Funktionen aller Punkte, die wir bei den Menschen gefunden haben, zusammenfassen. Diese Punkte werden wir KG-E, Pferde-Punkte auf dem Konzeptionsgefäss, nennen. Kurz gesagt, wir schlagen vor, welche Menschlichen Punkte in den Punkten zusammengefasst sind, die wir gefunden haben.

KG 01	**Huiyin (Kreuzungspunkt des Yin)** **Zusammenfluss vom KG, LG und Chong Mai** *Lokalisierung:* KG 01 liegt bei allen Lebewesen auf der KG-Leitbahn zwischen dem Anus und Vulva/Hodensack *Wirkung:* KG01 hilft zusammen mit LG01 bei "Windsucking", Analdrüsenentzündung, Enddarmentzündung und anderen rektalen Störungen. Ständig entzündete oder gefüllte Analdrüsen haben ganz offensichtlich (negative) Auswirkungen auf Hunde. Verbesserung nach der AP von KG01 + LG01 hält gewöhnlich für ungefähr ein Jahr. KG 01 hilft auch dem Bauchraum, weiblichen und männlichen Äußeren Genitalen, Cervix, Vagina, Vulva, Klitoris, Andropathie, Prostata, Pubis und der Harnröhre.
KG E-1	**KG-E-1 [KG02 QUGU (Gebogener Knochen) and KG03 ZHONGJI (Zentrum der Extreme)]** **Front-Mu Punkt des BL-Meridians** **Zusammenfluss vom KG mit MI-, LE und NI-Meridian** *Lokalisierung:* KGE-1 liegt auf der ventralen Mittellinie, 4 cun caudal des Nabels *Wirkung:* KGE-1 hat verschieden Wirkungen auf Störungen des Urintraktes: begünstigt die Blase; reguliert Qi und verwandelt und entzieht, feuchte Hitze; Juckreiz, Schwellungen, Schmerzen der Genitalen und Scheidenausfluss. Er hat einen starken

	Einfluss auf den unteren Bauchraum, vor allem mit Fuelle-Symptomen; Stagnation von Kälte oder Hitze.
KG E-2	**KG-E-2 [KG04 GUANYUAN (Tor des Unsprings-Qi) and KG05 SHIMEN (Steintor)]** **Front-Mu Punkt vom DUE und 3ER-Meridian; Ursprung von Qi.** **Zusammenfluss vom KG mit MI-, LE- und NI-Meridian** *Lokalisierung:* KGE-2 liegt auf der ventralen Mittellinie, 3 cun caudal zum Nabel *Wirkung:* Nieren-Leere; stimuliert und schützt Ursprungs Qi, begünstigt die Essenz, stärkt NierenYang und ernährt Nieren Yin. Reguliert die Wasser-Passage; Schwierigkeiten beim Urinieren, Ödeme und Diarrhoe. Reguliert den Uterus.
KG E-3	**KG-E-3 [KG06 QIHAI (Meer des Qi) und KG07 YINJIAO (Kreuzung des Yin)]** **Zusammenfluss von KG, Chong Mai und NI-Meridian** *Lokalisierung:* KGE-3 liegt auf der ventralen Mittellinie, 2 cun caudal zum Nabel *Wirkung:* KGE-3 hilft bei Qi-Leere, ernährt das Ursprung Qi, stimuliert die Nieren und stärkt Yang. Hilft bei allen Formen von chronischen Krankheiten< Qi-Armut eingeschlossen. Diarrhoe. Prolapse des Rectus und Uterus
KG 08	**Shenque (Palast des Geistes) or Qizhong (Zentrum des Nabels)** **Beeinflusst NI und den mittleren Bauchraum; Verboten zu stechen** *Lokalisierung:* Bei allen Lebewesen liegt KG 08 mitten auf dem Nabel *Wirkung:* KG hilft dem Bauchraum; weibliche Unfruchtbarkeit, Zeugungsfähigkeit, Anovulation, Leucorrhea, Verstopfung, Diarrhoe, Dysenterie, Ödeme und Aszites. Das Moxen von KG08 hilft bei vielen chronischen und Kälte Symptomen in den

	Bauchorganen.
KG 09	**Shuifen (Wassertrennung)**
	Bei Pferden: KG 09 liegt auf der ventralen Mittellinie, 2,5 cun cranial zum Nabel. *Bei Menschen:* KG 09 liegt auf der KG-Leitbahn 1' über KG 08.
	Wirkung: KG 09 liegt cranial zum Nabel und wird vor allem zur Behandlungen von Störungen der Gedärme benutzt, Kolik, Verstopfung, Ödeme und Aszites.
KG 10	**Xiawan (Unteres Epigastrium)** **Kreuzungspunkt des KG und Mi-Meridian**
	Lokalisierung: KG 10 liegt auf der ventralen Mittellienie, 5 cun cranial zum Nabel.
	Wirkung: KG 10 hilft bei unverdauter Nahrung im Stuhl, vertreibt Nahrungsstagnation
KG 12	**Zhongwan (Mitte des Epigastriums)** **Mu Punkt vom Ma, Meisterpunkt der Yang (Fu) Organe und Meisterpunkt des oberen Bauchraums (MA, MI, DUE, GB, LE) Verdauung und Ausscheidung** **Zusammenfluss vom KG mit DUE, 3ER und MA-Meridian**
	Bei Pferden und Hunden: KG 12 liegt auf der ventralen Mittellinie, auf halber Strecke zwischen dem Nabel und der Sternum-Xiphoid Verbindung. *Bei Menschen* liegt KG 12 auf der KG-Leitbahn, 4' über KG08 oder auf halber Strecke zwischen KG 08 und der Sternum-Xiphoid-Verbindung
	Wirkung: KG 12 hilft dem Verstand, der Psyche, Süchten, Blutkreislauf, Blutdruck, Zwerchfell, Rücken, Bauchraum und seinen Organen und dessen Funktionen, Schmerzen und Krämpfen im Bauchraum oder dessen Organen, Epigastrium, Hyppochondrium, gastrointestinalem Trakt Diarrhoe, Schwindel und Brechen.
KG	**Shangwan (Oberes Epigastrium)**

13	**Kreuzungspunkt des KG mit MA und DÜ-Meridian** *Bei Pferden und Hunden*: KG 13 liegt auf der ventralen Mittellinie, 8 cun caudal zur Sternum-Xiphoid-Verbindung. Bei Menschen: KG 13 liegt auf der KG-Leitbahn5' über KG 08, 1' über KG12 Zhongwan (Bauchmittelpunkt). *Wirkung:* KG 13 hilft dem Magen und Duodenum.
KG 14	**Juque (Großer Palast)** **Front-Mu Punkt des Herzen** *Bei Pferden:* KG 14 liegt auf der ventralen Mittellinie, 5 cun caudal zur Sternum-Xiphoid-Verbindung *Bei Menschen:* KG 14 liegt auf der KG-Leitbahn, 6' oberhalb von KG 08, 2' unterhalb der Sternum-Xiphoid-Verbindung *Wirkung:* KG 14 hilft Herz-Störungen. Er reguliert das Herz und vermindert Schmerzen, Stagnation und Leere. Sendet Lungen Qi herab und befreit den Brustraum: Hilft bei Husten und Kurzatmung. Verwandelt Schleim und beruhigt den Geist, Epilepsie, manische Störungen usw.
KG 15	**Jiuwei (Taubenschwanz)** **Luo-Verbindunspunkt** *Bei Pferden:* KG 15 liegt auf der ventralen Mittellinie, 2 cun caudal zur Sternum-Xiphoid-Verbindung *Bei Menschen:* KG 15 liegt auf der Kg-Leitbahn, auf der Spitze des Xiphoids. *Wirkung:* KG15 hilft dem Zwerchfell.
KG 17	**Shanzhong (Mitte des Brustkorbs)** **Mu Punkt des PE** **Meisterpunkt des Brustraums (LU,HE,PE)** **Hui-Einflussreicher Punkt des Qi** **Punkt des Meeres des Qi** **Zusammenfluss vom KG mit Ni-,MI-3E und DÜ-Meridian** *Bei Pferden:* KG17 liegt auf der ventralen Mittellinie, in einer

	Vertiefung in Höhe des Ellenbogengelenks und dem 7. Rippenzwischenraum
	Bei Hunden: KG17 liegt auf der KG-Leitbahn auf gleicher Höhe mit dem 4. Rippenzwischenraum, auf 2/3 der Strecke zwischen dem Manubrium und dem Processus des Xiphoid.
	Bei Menschen: KG17 liegt auf der KG-Leitbahn auf halber Strecke zwischen den Brustwarzen, auf Höhe des 4. Rippenzwischenraums.
	Wirkung: KG17 hilft dem Brustraum, Brust, Rippen, Atmungsapparat, Luftröhre, Bronchen, Lunge, Husten, Asthma, Pneumonie, Herz, Perikard, Speiseröhre, Zwerchfell, Geburtsstörungen, Gesäuge Störungen, Mastopathie, Milchproduktionsstörungen und Störungen während der Schwangerschaft.
KG 22 (-1 bei Pfer den)	**Tiantu (Himmels-Vorsprung)** **Zusammenfluss vom KG und Yin Wei Mai** **Punkt des Himmelfensters** *Bei Pferden:* KG22-1 liegt auf der ventralen Mittellinie, 0,5 cun cranial zum Knorpel des Manubrium. *Bei Menschen:* KG22 liegt auf der KG-Leitbahn, in einer Vertiefung 0,5' oberhalb der supra-sternalen Einbuchtung. *Wirkung:* Senkt rebellierendes Qi: Husten Asthma, Dyspnoe, Schleim und Lungenabzesse.Pharyngitis. Er hilft dem Kinn, innerer Hals, Kehle, Rachen, Mandeln, Schilddrüsen, Nebenschilddrüsen, Speiseröhre, Luftröhre, Atmungsapparat, Zwerchfell, Bronchen, Lunge, Stimme, Husten, Asthma und Pneumonie.
KG 22-2	**Extrapunkt bei Pferden** **Lokalisierung: KG22-2 liegt auf der ventralen Mittellinie auf dem Hals, 4 cun cranial zu KG 22-1**
KG 22-3	**Extrapunkt bei Pferden** *Lokalisierung:* KG 22-3 liegt auf der ventralen Mittellinie auf dem Hals, 9 cun cranial zu KG 22

34

KG 23-2	**Extrapunkt bei Pferden** *Lokalisierung:* KG 23-2 liegt auf der ventralen Mittellinie auf dem Hals, auf Höhe von C4, dem 4. Halswirbel, auf halber Strecke zwischen KG 22-1 und KG 23-1
KG 23-3	**Extrapunkt bei Pferden** *Lokalisierung:* KG 23-3 liegt auf der ventralen Mittellinie auf dem Hals, 3 cun caudal von KG 23, direkt caudal vom Larynx
KG 23-1	**Lianquan (Winkelquelle)** **Treffpunkt von KG und Yin Wei Mai** **Zusammenfluss vom KG und Yin Wei Mai** *Lokalisierung:* KG 23-1 liegt auf der ventralen Mittellinie auf dem Hals, in einer Vertiefung direkt cranial zum Larynx *Wirkung:* Schnarchen und dorsal Verlagerung des weichen Gaumen. Dieser Punkt kann mit 1-2 ml 15% Camphoratum in Sesamöl, ca. 3-5 cm tief injiziert werden.
KG 24-2	**Extrapunkt bei Pferden** *Lokalisierung:* KG 24-2 liegt auf der ventralen Mittellinie des Kopfes, direkt Caudal vom Kinn. *Wirkung:* Ähnliche Wirkung wie Kg 24-1
KG 24-1	**Chengjiang (Speichelaufnahme)** **Kreuzungspunkt vom KG mit LG und DÜ-, und MA-Meridian.** *Lokalisierung:* KG24-1 liegt in einer Vertiefung im Zentrum der Mentolabialen Vertiefung (halbe Strecke zwischen Unterlippe und Kinn). *Wirkung:* Gesichtsstörungen, Gesichtslähmungen. Zu viel oder Zu wenig Speichelproduktion,zährende Krankheiten oder Dürstende Störungen.

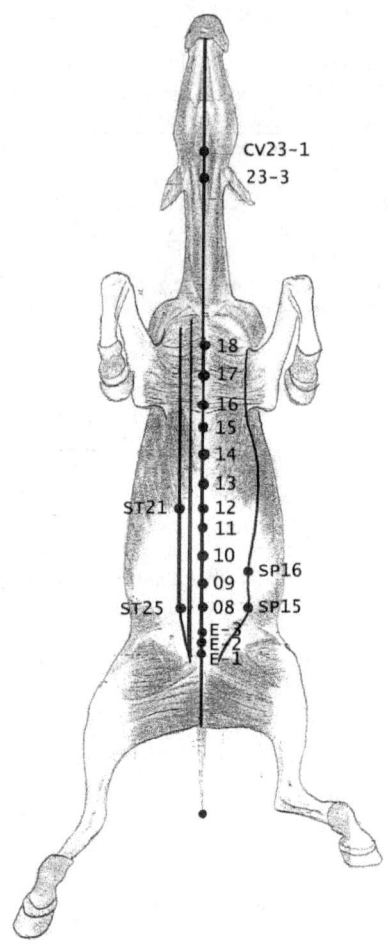

Darstellung der wichtigsten Punkte des Ren Mai bei Pferden

Eine Stoerung in einem Organ kann Reaktivität (Sensitivität zu Palpation oder anderer Stimulation) in dem dazugehörigen Back-Shu-Punkt und Front-Mu-Punkt auslösen. Der Unterschied zwischen den Reaktionen dieser Diagnostikpunkte ist:

- Die Reaktion des Mu-Punkts indiziert eine Störung in dem dazugehörigen Organ, wobei
- Die Reaktion der Back-Shu-Punkte indiziert eine Störung in dem dazugehörenden Meridian oder Organ-System

Tabelle des Ren Mai (KG) und anderen Mu Punkten in Bezug zu den Organen. Punkte mit einem Stern (*) sind KEINE klassischen Mu Front Alarm Punkte.

KG03 BL	KG04* DÜ	KG05 3E	KG06* (3E)	KG07* NABEL
KG08* Nabel, NI	KG12 MA und Yang (Fu) Organe	KG14 HE	KG17 PE und Atmung	GB24 GB
GB25 NI, Ovarien, Hoden	LU01 LU	LE13 MI	LE14 LE	MA25 DI

Klinische Anwendung der 8 Sondermeridiane

Die nachfolgende Tabelle zeigt zusammengefasst und vereinfacht die wichtigsten Wirkungen der Sondermeridiane. Zwei besondere Eigenschaften charakterisieren ihre Wirkung:

1. Sie dienen als *Qi Reservoire*.
2. Sie *bewegen Qi* von einem Teil des Körpers in einen anderen.

Der richtige Umgang mit diesen beiden Eigenschaften ist ein sehr kraftvolles therapeutisches Werkzeug. Allerdings ist die Therapie der Sondermeridiane kompliziert und muss mit Vorsicht eingesetzt werden. Übermäßig angewendet werden die Qi-Reserven verbraucht und eine Leere (Schwäche oder Mangel) großer Körperflächen verursacht.

Zwei der Sondermeridiane, Dumai LG und Ren Mai KG wurden bereits beschrieben. Es gibt noch 6 weitere. Die folgende Tabelle zeigt die Aktivierungspunkte der Achte Sondermeridiane und die Wirkung der Stimulation dieser Punkte. Immer den erstgenannten Punkt vor dem zweiten Punkt stimulieren.

Tabelle der 8 Sondermeridiane (Außergewöhnliche Gefäße), ihrer Aktivierungspunkte und Auswirkungen auf den Qi_Fluss

#	*SONDER MERIDIAN*	*ÜBERSETZUNG*	*AKTIVIERUN GSPUNKT*	*AKTIVIERUNG BEWEGT QI VON*
1	Dumai	Lenkergefäß (LG)	DÜ03-BL62 (1)	von Hinten nach Vorne
2	Renmai	Konzeptionsgefäß (KG)	LU07-NI06 (2)	von Vorne nach Hinten
3	Yangweimai	Yang Verbindungs Gefäß	3E05-GB41 (3)	von Oben nach Unten
4	Yinwei Mai	Yin Verbindungs Gefäß	PE06-MI04 (4)	von Unten nach Oben
5	Chongmai	Durchtrittsgefäß	MI04-PE06	von Innen nach Außen
6	Daimai	Gürtelgefäß (GG)	GB41-3E05	von Aussen nach Innen
7	Yangqiaomai	Yang Fersen Gefäß	BL62-DÜ03	von Links nach Rechts
8	Yinqiaomai	Yin Fersen Gefäß	NI06-LU07	von Rechts nach Links

(1) wie Yangqiaomai aber mit umgekehrter Punktereihenfolge (2) wie Yinqiaomai aber umgekehrte Reihenfolge
(3) wie Daimai aber umgekehrte Reihenfolge (4) wie Chongmai aber umgekehrte Reihenfolge

Klinische Anwendung der Rücken Shu Punkte (BL13 bis BL30)

Sehr wichtige Punkte liegen auf dem inneren Verlauf des Blasenmeridians, parallel zur Wirbelsäule von BL10 bis BL30 . **BL13 bis BL30 werden Shu- Punkte genannt.** Bei großen Tieren liegen sie über eine Handbreit von der Mittellinie auf jeder Seite der Wirbelsäule entfernt. Bei Hunden ca. 1-2 Finger breit von der Medianen . Sie befinden sich an den Querfortsätzen der Brust- und Lendenwirbel (BL13 bis BL25), lateral des Spatio lumbosacrale (BL26) und über die 4 sakralen Foramina (BL27 bis BL30). Wie wir später sehen werden, sind sie wirklich „plaziert"

Therapeutische Eigenschaften der Rücken Shu Punkte

Wenn wir nun die paravertebralen Bereiche unserer diagnostischen Rücken-Shu-Punkte abgetastet haben, wie auf Seite 00 beschrieben, finden wir in der Regel 1-3 (manchmal bis zu 7 oder mehr) druckdolente (sensible oder reaktive) Shu Punkte. Wenn mehr als einer reagiert müssen wir herausfinden, welche der primäre Meridian im ursprünglichen Ungleichgewicht ist.
So müssen wir jeden Punkt und dessen zugehörigen Meridian beurteilen, wie im Diagnoseteil beschrieben, nach den fünf Elementen und dem Ehemann-Ehefrau-Gesetz. Wie anderseits beschrieben, ist die Diagnose über Schmerzpunkte (vor allem bei Pferden) nicht so hilfreich wie das Finden der Leerepunkte (beispielsweise die leeren Ting Punkte). Druckdolente Shu Punkte zeigen meist eine Fülle an. Diese Fülle verschwindet, wenn man hier behandelt. Das Abführen der Fülle bringt schnelle und sehr gute Ergebnisse, aber die ursächliche Leere ist noch vorhanden. Daher sind die langfristigen Ergebnisse der Füllebehandlung nicht so effektiv, als wenn man die Leere findet und behandelt.

Drei Beispiele:
* Wenn wir beispielsweise die gleiche Druckdolenz bei LE und MI Punkten vorfinden, behandeln wir zuerst den LE Punkt, weil LE ist der Ehemann und MI ist die Frau nach dem Ehemann-Ehefrau-Gesetz.

- Bei gleichzeitiger Reaktivität von HE und MI und LU Punkten, behandeln wir zuerst den HE Punkt, weil HE des erste Element in einem ununterbrochenen 5 Elemente Zyklus ist.
- Wenn HE, LU und LU Punkten druckdolent reagieren, wird er HE Punkt behandelt, weil HE der erste Meridian in einem ununterbrochenen 5 Elemente Ko-Zyklus ist.

Drei Fallbeispiele:
- Wir finden eine Druckdolenz (Fülle) im Leberpunkt und dem Milzpunkt und zusätzlich eine Kälte (Leere), dann würde der Lungenpunkt vorgezogen werden.. Der Lungenmeridian ist vor der Leber im Ko-Zyklus plaziert und verursacht die Fülle in der Leber, welcher wiederum die Fülle an seine Ehefrau die Milz weitergibt.
- Wenn wir eine Leere im Herzpunkt und eine Druckdolenz im Lungenpunkt vorfinden, müssen wir das Herz behandeln, weil es der Ko-Vater zum Lungenmeridian ist.
- Im Falle einer Leere im Herzen und einer Leere im Lungenpunkt und weiterhin einer Fülle in der Leber , müssen wir weiterhin das Herz behandeln. Der pathologische Prozess hat im Ko-Zyklus den nächsten Schritt erreicht.

Zusammenfassend muss ich sagen, dass wenn man sich dazu entschließt, die Shu-Punkte direkt behandeln zu wollen, *ist es erforderlich, den primären Shu Punkt zu behandeln*, welches gute Kenntnisse des Sheng- und des Ko-Zyklus voraussetzt.
Nach einigen Tagen sollten wir prüfen, ob die Druckdolenz an allen Punkten, einschließlich des Primärpunktes, verschwunden ist.
Wenn ehemalig gestörte Punkte nicht mehr auf die Shu-Diagnostik reagieren, war die Behandlung erfolgreich. Falls nicht, muss der Fall neu untersucht werden und behandelt werden.

- *Indirekte Behandlung* ist geschickter und besser als die direkte Akupunktur der druckdolenten Shu-Punkte. Um die effektivsten Punkte dafür zu finden, müssen wir die Kommando-Punkte im

Besonderen die Ting-Punkte und die Standpunkte des Meridians im Ko-Zyklus (Vater) oder die Quellpunkte des primär gestörten Meridians   berücksichtigen. Falls die Reaktivität der Shu-Punkte nach 2 Wochen weiterhin bestehen sollte, würde man mit der Behandlung der druckdolenten Punkte fortfahren.

- **Direkte Behandlung** können mit Hilfe von Nadeln, Feuernadeln, Moxibustion, Blistern, Laser, einer kräftigen Massage der in Frage kommenden Punkte erfolgen (Behandungsformen sind auf Seite 350 zu finden). Da das Shu-System mit dem Qi eine jeden Meridians in Verbindung steht, ist es wichtig, nicht zu viele Punkte zu behandeln, um dem Körper nicht zu überfordern.

Klinische Anwendung der Ting (Jing Well) Punkte

Ting Punkte sind die am distalsten gelegenen Punkte der Meridiane an den Gliedmaßen bei Menschen und Tieren.

Beim Menschen befinden sie sich etwas proximal zum medialen oder lateralen Eckpunkt des Nagelfalzes der Finger oder Zehen, außer PE09, welcher sich an der Fingerspitze befindet (dem "Sexfinger") und KI01 an der Fußsohle zwischen den unteren Köpfen der Mittelfußknochen 2-3.

Beim Tier befinden sich die distalsten Punkte an den Gliedmaßen (vorne und hinten). Diese Punkte hoch effektiv für die Behandlung bei allen Individuen. Bei Pferden haben sie zusätzlich noch eine hohe diagnostische Bedeutung.

Ting Punkte sind leistungsfähige Kommandopunkte für den gesamten Meridian, auf welchem sie liegen . Sie beeinflussen sowohl ihren eigenen Meridian, als auch seine Prozesse . Bei Pferden beherrschen die Ting Punkte sowohl die Holz Phase, als auch ihre Yin und Yang Prozesse.

Bei Menschen und Hunden beziehen sich die Ting Punkte der Yangmeridiane auf die Metallphase, während die Tingpunkte der Yin Meridiane zu der Holzphase gehören.

Die *Metall/Luft* Phase gehört zu *schmerzhaften* Zuständen und die *Holz* Phase zu *Muskeln und Sehnen*. Daher sind Ting Punkte besonders geeignet, um Schmerzen aller Art zu behandeln, und sämtliche Störungen in den Muskeln , Sehnen und Bänder. Im Gegensatz zu Mensch und Hund, beeinflussen die Ting Punkte der Yang-Meridiane bei Pferden nur das Holz, aber nicht Metall.

Daher eignen sich die Ting Punkte beim Pferd besonders gut, um schmerzhafte Muskel / Sehnenerkrankungen und Bänderdehnung zu behandeln.

Jeder Ting Punkt ist außerdem mit seinem eigenen Meridian, all dessen Anteilen und dem zugehörigen inneren Organ gekoppelt. Somit ist jeder Ting Punkt besonders geeignet um Störungen entlang des Meridianverlaufs zu behandeln.

Ting Punkt Therapie

Hier wird nur die wichtigsten Ting Punkte stimuliert. Wenn man nur einen reaktiven Punkt findet, ist es einfach. Sobald mehrere Punkte betroffen sind, müssen die Gesetze der AP herangezogen werden, um die primäre Prozessimbalance (die energetische Herkunft oder Wurzel der Erkrankung) zu finden und den / die geeigneten Akupunkturpunkt(e) auszuwählen. Die beiden wichtigsten Gesetze in diesem Fall sind die Beziehungen innerhalb der fünf Elemente und die chinesiche Organuhr.

Zwei Beispiele:

- Wir finden drei reaktive Ting Punkte: LU, HE und MI. Der HE Punkt ist der beste Punkt für die Therapie, weil HE, MI und LU eine gerade ununterbrochene im Sheng Zyklus darstellen. Wenn die HE Imbalance korrigiert ist, gleichen sich MI und LU normalerweise ohne weitere Behandlung aus.
- Wenn wir LU, HE und LE Ting Punkte reaktiv vorfinden:, sollte wiederum das HE behandelt werden, weil HE, LU und LE eine gerade ununterbrochene Sequenz im Ko Zyklus bilden.

Wenn wir nun den Ting Punkt der primären Prozessimbalance bei einem Pferd finden und behandeln, können wir ein bemerkenswertes Phänomen bei anderen reaktiven (sekundär) Ting Punkte beobachten: diese trockenen Einziehungen (Zeichen für chronische Probleme) füllen sich und verschwinden vollständig innerhalb von wenigen Sekunden nach der Nadelung des primären Ting Punktes. Das geschieht, wenn Diagnose und Behandlung richtig gewählt wurden und zieht sich durch den ganzen Körper. In der Regel zeigen sich sichtbare Ergebnisse innerhalb von wenigen Tagen . Einige Restsymptome , die nichts mit den Haupt Tingpunkte zu tun haben, können bestehen bleiben. In solchen Fällen kann es notwendig sein, die Behandlung zu wiederholen oder erneut nach 4 Wochen eine andere Methoden auszuwählen. Lassen Sie sich 3-7 Wochen Zeit zwischen den Behandlungen.

Behandlung der Ting Punkte zur Krankheits-Prophylaxe

Ting Punkt Therapie ist besonders geeignet, um Erkrankungen vorzubeugen, weil sie sehr früh auf Inbalancen eines Prozesses reagieren.

Wenn wir Tingpunkte behandeln, sobald sie entdeckt werden, wird die Prozessinbalance aufgehoben, bevor ernsthafte Symptome auftreten. Die Symptomenkomplexe bezüglich der Ting Punkte sind identisch mit denen der zugehörigen Prozesse. Sie werden hier nicht weiter beschrieben. Ich behandele seit 1983 nach dieser Methode, in den letzten Jahren immer häufiger. Behandlungsintervall: einmal monatlich.

Zeitraum der klinischen Besserung nach Ting-Punkt-Therapie
Ting Punkte haben bestimmte Charakteristika, die hier besprochen werden sollten. Beispielsweise ist die Reaktionszeit (Geschwindigkeit der klinischen Besserung) abhängig davon, welcher der primär reaktive Ting-Punkt ist, oder welcher Meridian sich in Inbalance befindet.

Befindet sich die primäre Inbalancen an den Ting Punkten von

- HE oder GB, ist die Reaktionszeit am kürzesten. Die Symptome werden innerhalb von Stunden verschwinden.
- der LE, dem häufigsten gestörten Prozess bei Pferden, benötigen die Symptome üblicherweise 1-2 Wochen um zurückzugehen.
- der NI, benötigen wir üblicherweise zwei Behandlungen und einen Zeitraum von 3-4 Wochen, damit sich die Symptome zurückbilden.
- der MI , werden zwei bis drei Behandlungen benötigt und 8-11 Wochen zur Rückbildung der Symptome. Falls der Mi-Punkt die primäre Inbalance, zeigt,sollte eine zusätzliche Behandlung erfolgen. Um die Reaktionsbereitschaft zu erhöhen, passt Arsen am besten. Ein Suppenlöffel einer 1% Arsenlösung pro Tag oder 10 Tropfen für einen 40 kg Hund für 30 Tage.
- Typisch für MI-Punkte ist auch, dass sie als Zweitpunkte auftreten, wenn eine Erkrankung über 1 Jahr besteht. Finden wir nun einen leeren MI Ting Punkt, obwohl die Symptome und die Pulsdiagnose nicht dazu passen, kann man daraus schließen, dass die Erkrankung länger als ein Jahr besteht. Daraus läßt sich eine ungünstige Prognose ableiten, weil eine langfristige Erkrankung vorliegt, welche tief sitze und schwierig zu korrigieren ist.

Ting Punkte als symptomatische Punkte

Falls die Ting Punkte keine pathologischen Merkmale bei der Palpation aufweisen, können diese dennoch bei manchen Erkrankungen symptomatisch genadelt werden. Beispielsweise bei Tying up oder einer Tendinitis kann man sie nutzen, auch wenn sie nicht reaktiv waren.

- Beim *Tying up* verwendet man den LE Punkt.
- Im Falle einer *Tendinitis* der Vorhand wählt man HE, PE und LU Ting Punkte. Ist die Hinterhand betroffen, werden NI, MI und BL Ting Punkte behandelt.

Über das Pferdemaul
von Dr. Markus Steiner DVM.

Ganzheitliche Pferdezahnheilkunde
Die Bedeutung der Zähne und des Kauapparates für das Pferd
Die Zähne enthalten bei Mensch und Tieren die härteste vom Körper
gebildete Substanz, den Zahnschmelz. Der Aufbau der Zähne ist jedoch bei
Pferd und Mensch sehr unterschiedlich, ebenso Kauverhalten und
Kauablauf. Das Pferd zeigt als reiner Pflanzenfresser ein
hochspezialisiertes Gebiss zur optimalen Aufnahme und Verarbeitung
pflanzlicher Nahrung. Im Optimalfall kann ein Pferd bis zu 16 Std am Tag
kauen, dadurch erhalten wir den größtmöglichen Speichelfluß und damit
optimalen Puffer für den Magen. Fehlt dieser Speichelfluß, dann wird das
Pferd in seinem Allgemeinbefinden gefährdet und anfällig für
Magenulzera. Verkürzte Kauzeiten können dadurch als eine primäre
Ursache für Störungen des Gesamtorganismus gesehen werden. Diese
verkürzten Kauzeiten können durch mangelnde oder fehlerhafte
Futtervorlage entstehen, aber auch durch Probleme im Kauapparat selbst,
oder durch Veränderungen des Bewegungsapparates welche sich auf die
Kaufunktion auswirken.
Zahnfehlstellungen und unterschiedlich schnelle Zahneruption führen
teilweise schon in den ersten Lebensjahren zu erheblichen Kauproblemen.
Mit 5 Jahren hat das Pferd ein vollständiges Gebiß und alle Zähne sollten
im Laufe der Kaubewegung im Kontakt mit ihrem Antagonisten sein (
Ausnahme Hengstzähne). Mit 5 Jahren können damit schon viele der
möglichen Probleme die das Pferd im höheren Alter haben wird erkannt
werden und durch sachgerechte Behandlung schon im Entstehen beseitigt
werden. Bis zum Alter von 5 Jahren sollte die Zahnkontrolle daher jährlich
oder sogar besser halbjährlich, entsprechend dem Zahnwechsel erfolgen.
Danach ist, sofern keine speziellen Probleme bestehen, eine jährliche
Zahn/Gebißpflege anzuraten.
Scharfe Haken entstehen nur bei Fehlstellungen oder wenn das Pferd nicht
physiologisch kauen kann. In einem ausbalancierten Maul bleiben leicht
scharfe Kanten, welche jedoch nicht an Höhe zunehmen und dem
Futteraufschluß dienlich sind, es entstehen aber keine Haken. Ziel der
Zahnbehandlung muß also sein die Zähne so auszubalancieren, daß keine
Haken entstehen. Das reine Hakenschleifen wie es oft praktiziert wird ist
reine Symptombekämpfung.

Pferdezähne sind hypselodont, sie wachsen in den ersten Jahren (ca. bis zum 8. Lebensjahr) und schieben dann entsprechend ihrer Abnutzung nach. Dies gilt für Schneide – und Backenzähne.

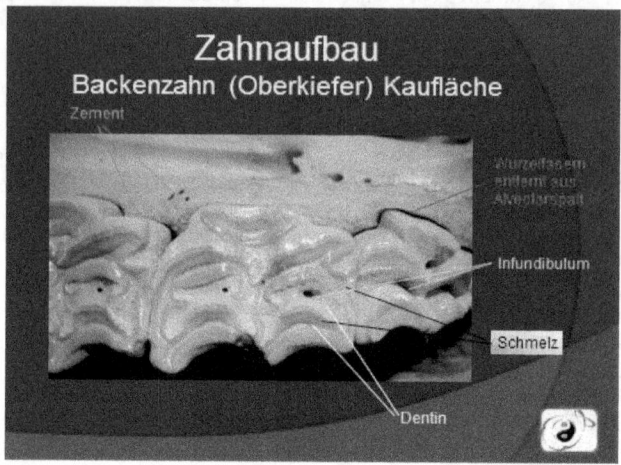

Röntgenanatomie Unterkieferbackenzahn eines ca. 3-jährigen Pferdes Wachstumszone blau eingerahmt und rechts vergrößert

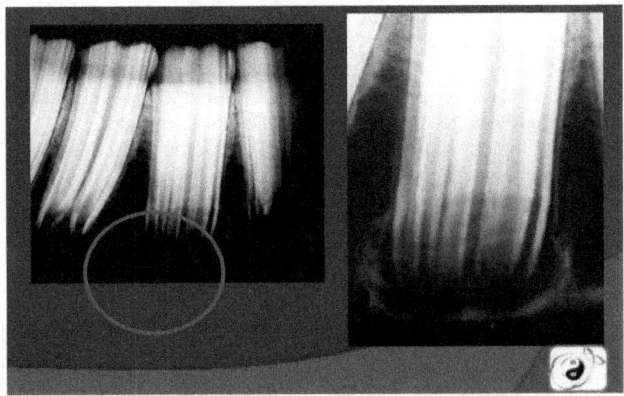

Was passiert wenn das Maul nicht ausbalanciert ist?

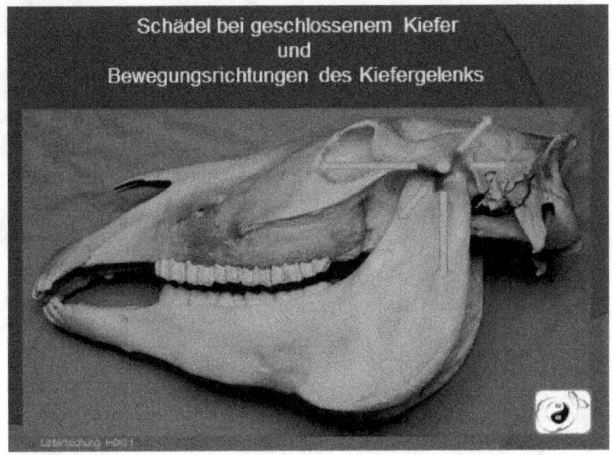

Ist ein Zahn zu lang, oder hat Haken so führt dies zu einer Behinderung im Kauablauf, die Zähne können nicht mehr vollständig übereinanderreiben.

Es entstehen Haken. Außerdem erfährt die Kaubewegung eine abrupte Unterbrechung, dabei kommt es zu einem unphysiologischen Kontakt/Schlag im Kiefergelenk welcher schmerzhaft ist. Das „Pferd" erinnert sich daran und stoppt die Kaubewegung durch die Anspannung von Kau- und Zungenbeinmuskulatur. Damit kann dann eine Verkrampfung der Muskulatur und eine Blockade von Zungenbein und Kiefergelenk entstehen.
Die Kaubewegung ist ein komplexer Vorgang beim Pferd der sich schematisch grob folgendermaßen darstellen läßt:

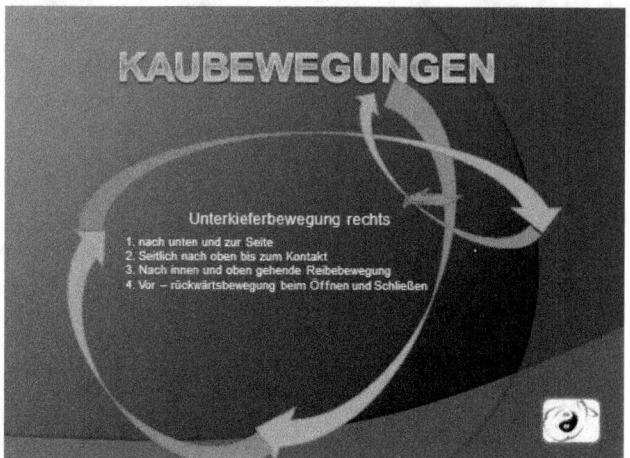

2 Entstehungswege der Zungenbeinblockade

1. Geht die Störung von den Zähnen aus, versucht das Pferd diese
   zuerst über das Kiefergelenk
   dann über das Zungenbein
   dann über den 1.2.3.4. Halswirbel zu „kompensieren".
   (Absteigende Läsion)

2. Die Störung kann auch vom Hinterhauptsbein -1.Halswirbel
   ausgehen und dann Zahnprobleme verursachen.
   (Aufsteigende Läsion)

3. Mischform

Betrachten wir die Muskeln, die am Kauen beteiligt sind so haben wir uns mit:

- Kaumuskulatur
- Zungenbeinmuskulatur
- Schultergürtelmuskulatur

zu beschäftigen.

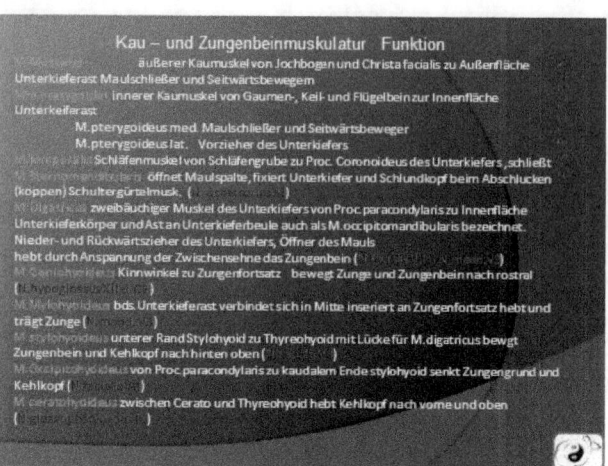

Kau – und Zungenbeinmuskulatur   Funktion

M.masseter äußerer Kaumuskel von Jochbogen und Christa facialis zu Außenfläche Unterkieferast Maulschließer und Seitwärtsbewegem

M.pterygoideus innerer Kaumuskel von Gaumen-, Keil- und Flügelbein zur Innenfläche Unterkieferast

    M.pterygoideus med. Maulschließer und Seitwärtsbeweger

    M.pterygoideus lat.   Vorzieher des Unterkiefers

M.temporalis Schläfenmuskel von Schläfengrube zu Proc. Coronoideus des Unterkiefers, schließt

M.sternomandibularis öffnet Maulspalte, fixiert Unterkiefer und Schlundkopf beim Abschlucken (koppen) Schultergürtelmusk. (   )

M.digatricus zweibäuchiger Muskel des Unterkiefers von Proc.paracondylaris zu Innenfläche Unterkieferkörper und Ast an Unterkieferbeule auch als M.occipitomandibularis bezeichnet. Nieder- und Rückwärtszieher des Unterkiefers, Öffner des Mauls hebt durch Anspannung der Zwischensehne das Zungenbein (   )

M.Genishyoideus Kinnwinkel zu Zungenfortsatz   bewegt Zunge und Zungenbein nach rostral (N.hypoglossus)(   )

M.Mylohyoidaus bds. Unterkieferast verbindet sich in Mitte inseriert an Zungenfortsatz hebt und trägt Zunge (   )

M.stylohyoideus unterer Rand Stylohyoid zu Thyreohyoid mit Lücke für M.digatricus bewgt Zungenbein und Kehlkopf nach hinten oben (   )

M.Occipitohyoideus von Proc.paracondylaris zu kaudalem Ende stylohyoid senkt Zungengrund und Kehlkopf (   )

M.ceratohyoidaus zwischen Cerato und Thyreohyoid hebt Kehlkopf nach vorne und oben (   )

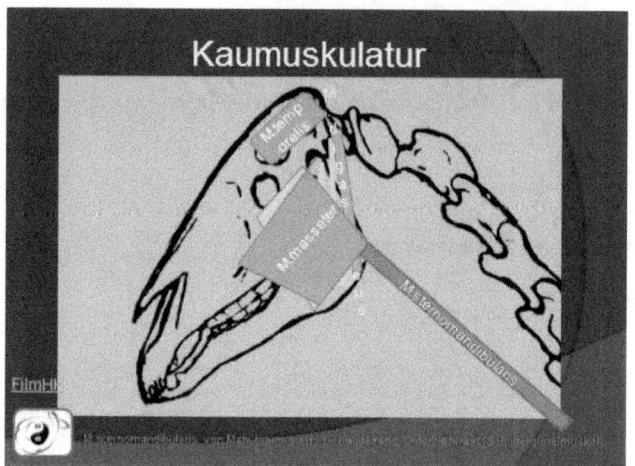

Kaumuskulatur

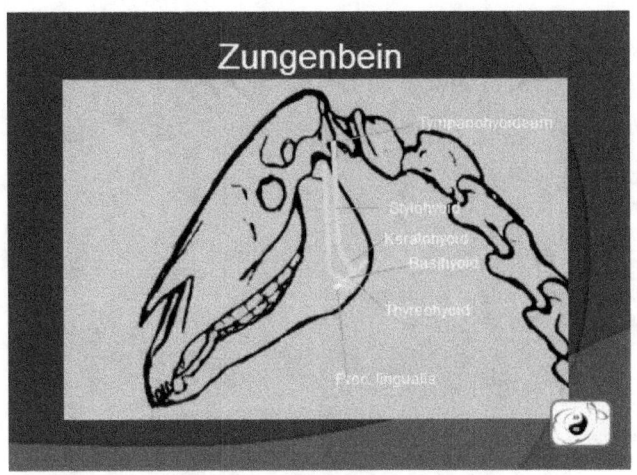

Das Zungenbein hängt wie eine Schaukel am Proc styloideus des Os tympanicum.
Dadurch verändern Blockaden desselben auch ganz massiv das Resonanzverhalten des Schädels direkt am Ohr.

M.Geniohyoideus Kinnwinkel zu Zungenfortsatz bewegt Zunge und Zungenbein nach rostral

M.Mylohyoideus bds.Unterkieferast verbindet sich in Mitte inseriert an Zungenfortsatz hebt und tragt Zunge

M stylohyoideus unterer Rand Stylohyoid zu Thyreohyoid mit Lücke für M.digatricus bewgt Zungenbein und Kehlkopf nach hinten oben

M.Occipitohyoideus von Proc.paracondylaris zu kaudalem Ende stylohyoid senkt Zungengrund und Kehlkopf

M ceratohyoideus zwischen Cerato und Thyreohyoid hebt Kehlkopf nach vorne und oben

M digastricus öffnet Kiefer verläuft durch stylohyoideus

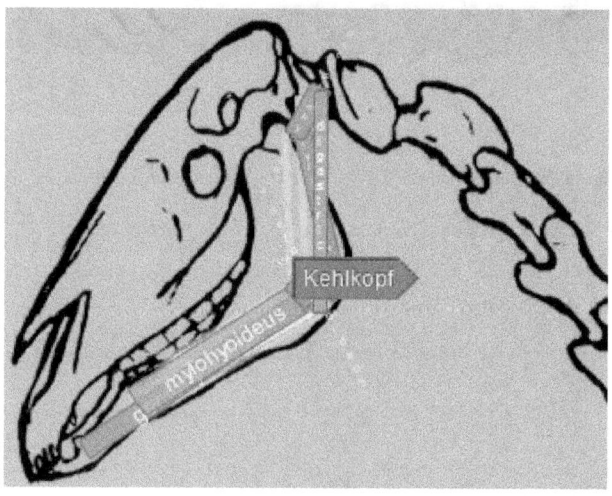

Desweiteren hat es auch direkten Bezug zum Kehlkopf

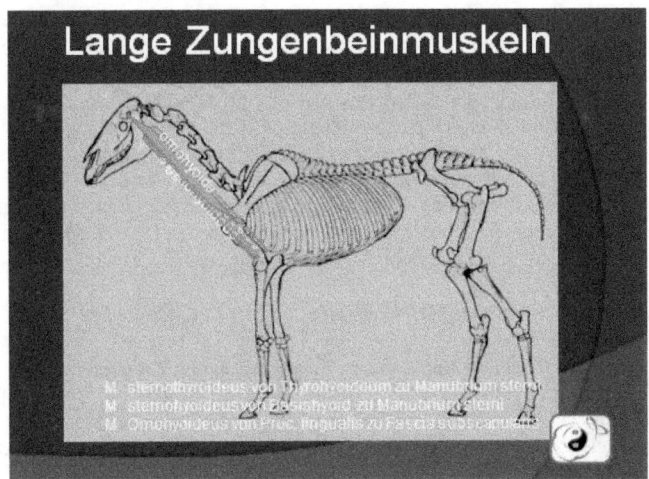

Und zur Schulter und Brustbein.

Damit lassen sich die vielfältigen Störungen erklären die wir im
Zusammenhang mit Kaustörungen und Zungenbeinblockaden finden.

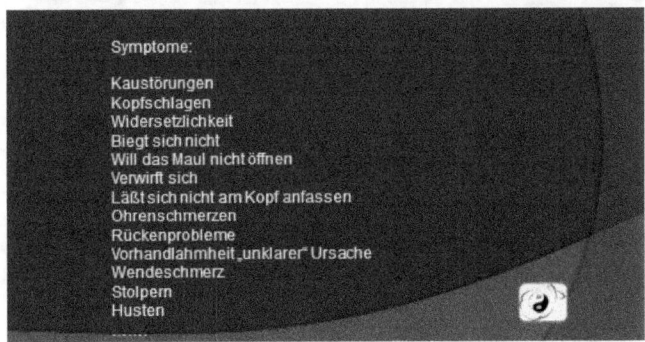

Wir dürfen Zahnprobleme in keiner Weise isoliert vom restlichen Körper betrachten. Sie können Ursache für vielfältigste auch nicht unmittelbar in Zusammenhang zu bringender Störungen sein.

Obige Aufzählung lässt sich beliebig erweitern. Ein Schmerz im Kiefergelenk führt oft auch zu Veränderungen am Hüftgelenk............

Immer wieder wird versucht bestimmte Zähne mit bestimmten Störungen in Verbindung zu bringen. Dabei sind die gefundenen Korrespondenzen nicht immer deckungsgleich. Dies resultiert meiner Ansicht nach aus den vielen verschiedenen Pathologien am Zahn, die für den Oberbegriff „ Zahn krank" stehen. So kann der Zahn bereits tot sein oder es besteht „nur" eine Parodontose............

Ein Analogieschluß zum Menschen ist auch hier mit Vorsicht zu betrachten.

Die folgenden Tabellen sollen daher nur als Anregung zum eigenen Nachdenken darüber dienen.

Die Zähne werden nach internationalem Übereinkommen in der aufgezeigten Weise nummeriert und diese Ziffern werden dann auch in den folgenden Tabellen verwendet.

Zahnnummerierung:

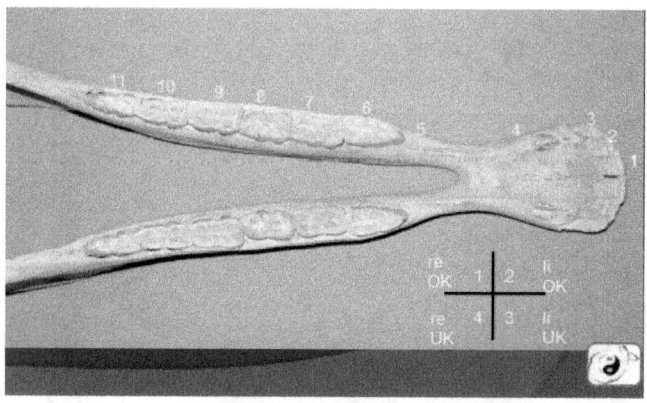

Mensch
Biologische Zahnmedizin

Bezug zur Akupunktur /zu den Funktionskreisen

Mensch				
	Ni/Bl Le/Gb Lu/Di MP/Ma			
Oberkiefer	1 2 3 4 5 6 7 auch Milchzähne			
Unterkiefer	1 2 3 4 5 6 7 auch Milchzähne			
	Ni/Bl Le/Gb MP/Ma Lu/Di			

Mensch und Pferd
Funktionskreisbezug

Mensch	Ni/Bl Le/Gb Lu/Di MP/Ma
Oberkiefer	1 2 3 4 5 6 7
Markus Steiner	Ni/Bl... Le Le Le Ni...
Pferd	1 2 3 4 5 6 7 8 9 10 11
Are Thoresen	Lu/Di MP/Ma (Ha/Di) Le Ni/Bl...
Unterkiefer	1 2 3 4 5 6 7
Mensch	Ni/Bl Le/Gb MP/Ma Lu/Di

57

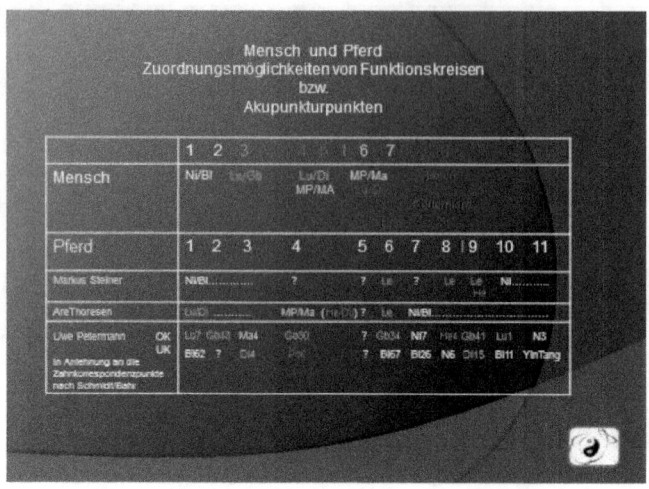

Mensch und Pferd
Zuordnungsmöglichkeiten von Funktionskreisen
bzw.
Akupunkturpunkten

	1	2	3				6	7			
Mensch	Ni/Bl	Le/Gb		Lu/Di MP/MA	MP/Ma						
Pferd	1	2	3	4		5	6	7	8	9	10	11
Markus Steiner	Ni/Bl		?			?	Le	?	Le	Le	Ni
AreThoresen	Lu/Di		MP/Ma (Ni-Di)?			Le	Ni/Bl				
Uwe Petermann OK	Lu7 Gb34 Ma4		Gs50			?	Gb34	Ni7	Hln Gb41	Lu1	N3
UK	Bl62 ? Di4					?	Bl67	Bl26	N6	Di15	Bl11	YinTang
In Anlehnung an die Zahnkorrespondenzpunkte nach Schmidt/Bahr											

Beim Menschen hat sich die Zahnmedizin mittlerweile bis hin zu einer ganzheitlichen Zahnheilkunde entwickelt, welche auch psychische Auswirkungen berücksichtigt.
Beim Pferd habe ich die Einteilung etwas anders gefasst und würde momentan eine Zahnbehandlung schon als ganzheitlich bezeichnen, wenn der Gesamtorganismus mit in die therapeutischen Überlegungen einbezogen wird.

58

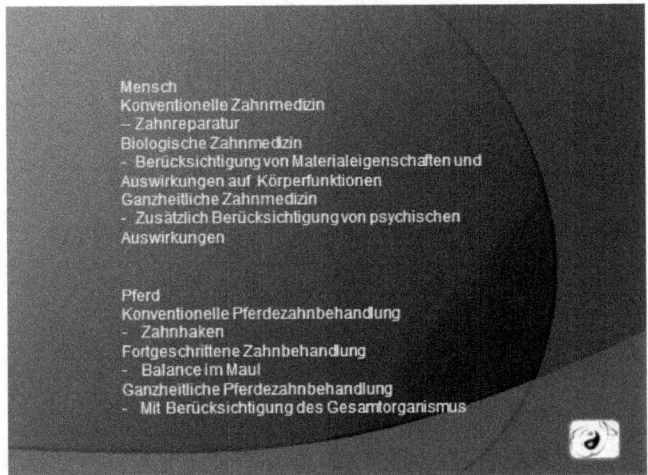

Mensch
Konventionelle Zahnmedizin
– Zahnreparatur
Biologische Zahnmedizin
- Berücksichtigung von Materialeigenschaften und
Auswirkungen auf Körperfunktionen
Ganzheitliche Zahnmedizin
- Zusätzlich Berücksichtigung von psychischen
Auswirkungen

Pferd
Konventionelle Pferdezahnbehandlung
- Zahnhaken
Fortgeschrittene Zahnbehandlung
- Balance im Maul
Ganzheitliche Pferdezahnbehandlung
- Mit Berücksichtigung des Gesamtorganismus

Eine Zahnbehandlung sollte eine funktionelle Gebißregulierung
einschließen da nur so dem Gesamtorganismus optimal geholfen werden
kann. Unter Umständen ist eine Zahnextraktion eine unvermeidliche
Maßnahme, sie erfordert dann aber für den Gesamterfolg regelmäßige
Gebißregulierungen .
Aufgrund des unterschiedlichen Verhaltens der Zähne bezüglich
Wachstum, nachschieben und Abnutzung in den unterschiedlichen
Lebensaltern des Pferdes, hat die Zahnbehandlung unter Berücksichtigung
der jeweiligen Gegebenheiten bei einem 3-jährigen Pferd anders als bei
einem 12-jährigen und wiederum anders bei einem 25-jährigen zu erfolgen.
Ich habe in diesem Kapitel versucht die Gesamtbedeutung der Zähne für
den Organismus zu beleuchten. Es war nicht mein Anliegen eine komplette
Zahnheilkunde zu vermitteln, vielmehr wollte ich Dinge anführen die sich
in den Standardlehrbüchern nicht finden um eine Erweiterung der
Sichtweise zu erleichtern. Ich hoffe, daß mir dies in Ansätzen gelungen ist.
Alle Angaben erfolgten nach bestem Wissen und sorgfältiger Recherche
sollten sich trotzdem Fehler eingeschlichen haben bitte ich dies zu
entschuldigen.
Heidenheim im März 2016 Markus Steiner www.dr-markus-steiner.de

Das Pferdemaul als ECIWO System

Mund-Akupunktur
Sehr wenige Humanakupunkteure sind auf Mundakupunktur spezialisiert. Jochen Gleditsch, ein Arzt, Zahnarzt und Akupunkteur aus Deutschland, ist meines Wissens nach, ist einer der führenden Experten dieser Methode. Er hat Mundzonen kartografiert und aufgezeigt, dass bestimmte Zähne bestimmten Prozessen zugeordnet werden können.
Um dieses spezielle Thema angehen zu können, ist es wichtig, die Zähne numerisch zu definieren. Zu diesem Zweck wurde das menschliche Zahnschema verwendet.

MENSCHLICHES GEBISS	RECHTS	LINKS
Oberkiefer	(Incicivus) 11 to 18	(Incicivus) 21 to 28
Unterkiefer	(Incicivus) 41 to 48	(Incicivus) 31 to 38

Die Zahnformel bei Pferden ist die gleiche, nur mit dreistelligen Zahlen.

PFERDEGEBISS	RECHTS	LINKS
Oberkiefer	(Incicivus) 101 to 111	(Incicivus) 201 to 211
Unterkiefer	(Incicivus) 401 to 411	(Incicivus) 301 to 311

Alle Zähne mit den Nummern 01-03 sind Incicivi, 04 sind Canini, 05 die Wolfszähne, 06-08 Prämolaren und 09-11 sind Molaren.

Nun betrachten wir die Beziehung der einzelnen Zähne zu den Prozessen, beginnend mit dem menschlichen Gebiss (nach Jochen Gleditsch).

PROZESS	ZAHN
NI-BL	11, 12, 21, 22, 31, 32, 41, 42
LE-GB	13, 23, 33, 43
LU-LE	14, 15, 24, 25, 36, 37, 46, 47
MI-MA	16, 17, 26, 27, 34, 35, 44, 45
HE-DÜ	18, 28, 38, 48

Die Incivisi gehören zu NI, die Canini zu LE, die Prämolaren im Unterkiefer und die Molaren des Oberkiefers zu MI. Und die Prämolaren des Oberkiefers und die Molaren im Unterkiefer zu LU. Alle Weisheitszähne gehören ins Feuerelement, im Besonderen zu HE.

All dies ist bei den Pferden anders. Hier muss man sich erneut klar werden, dass wir nicht direkt vom Menschen auf die tierischen Strukturen schließen können und wir untersuchen müssen, welche fundamentalen Prozesse sich in den einzelnen Zähnen und Kieferteilen wiederfindet.
Wenn beispielsweise Zahnwachstum ausbleibt (am Beginn des leeren Bereiches (Lanen)) sehen wir MI-Fülle (Qi Fülle, eine Prozessinbalance mit exzessiver MI Funktion); Erdphase verursacht Zerfall. Wenn die Zähne wieder anfangen sich zu entwickeln, arbeitet die Holzphase (Holz bringt Wachstum). Die Nase des Pferdes ist viel höher entwickelt als die des Menschen, also können wir dort auch eine dominantere Metalphase erwarten, im Gegensatz zum Menschen.

Wir können die Prozesse mit den Pferdezähnen wie folgt vergleichen (nach Thoresen):

PROZESS	ZAHN
NI-BL	107 und weiter caudal in allen Kieferteilen
LE-GB	105, 106, 205, 206
	305, 306, 405, 406
MI-MA	104, 204, 304, 404
LU-DI	101, 102, 103, 201, 202, 203
	301, 302, 303, 401, 402, 403
HE-DÜ	Möglicherweise der mittlere Abschnitt der Leiste

Es ist interessant, dass der Bereich, in welchem das Reitgebiss im Pferdemaul liegt zum LE-Prozess gehört. Dieses könnte ein möglicher Grund sein, warum Pferde so häufig LE-Störungen haben. Es ist zusätzlich auffällig, dass Pferde mit chronischen Schmerzen, speziell mit Kolikneigung, oft eine Stimulation der Incivisi suchen, welche zum Metallprozess gehören.

Die generellen Effekte der Kommandopunkte
Die Prozesse in Beziehung zu den anatomischen Strukturen

Es ist wichtig zu wissen, dass die Kommandopunkte zu den Prozessen gehören und nicht zu den Organen.

Es ist leicht vorstellbar, dass der Körper aus Organen besteht und die Prozesse diesen zugeordnet sind. Dem ist aber nicht so. Viele Beispiele zeigen das Gegenteil; dass ein Prozess gar keinem Organ zugeordnet ist, oder dass ein Prozess zu einem Organ gehört, welches bei anderen Spezies von einem anderen Prozess beeinflusst wird.

Bei Hunden stehen Wasserhaushalt und –verteilung der unter Einfluss der Niere, Bei Pferden zusätzlich unter der des Dickdarms. Magenprobleme bei Menschen werden häufig in Verbindung zur Milz gesehen, bei Pferden häufig zur Lunge.

Wir müssen die Prozesse in Relation zu ihrem Einfluss im Körper sehen und nicht ihre Verbindung zu den Organen. Bei Bäumen agieren auch alle Prozesse, in jeder Zelle, ohne dass Organe zu finden wären, die die Aufgaben der Prozesse umsetzen würden.

Beim Menschen und bei Hunden wird die Nahrung im Magen "aufbewahrt", bei Pferden im Dickdarm und bei Kühen im Oesophagus.

Die Kommandopunkte stimulieren oder regulieren also die Prozesse und nicht die Organe.

Der Nutzen der Kommandopunkte spielt den Prozessen zu, die sich in den Symptomen zeigen.

Um dieses zu verdeutlichen, möchte ich ein Beispiel anführen:

- Ein Hund hat einen schmerzhaften Muskel auf der lateralen Seite seines Hinterbeins. Dieses Symptom zeigt sich im Verlauf des Gallenblasenmeridians und lässt auf eine Fülle im GB-Meridian schliessen. Demzufolge ist wahrscheinlich der Lungenmeridian in Leere (Kontrolleur über den Ko-Zyklus). Aus diesem Grund würden wir nun den Lungenmeridian stimulieren. Aber welchen Kommandopunkt würden wir verwenden? Das Symptom wird sowohl von Holz (Muskelspannung) als auch von Metall (Schmerz) beeinflusst. Wenn wir uns für die Muskelspannung als wichtigstes Symptom entscheiden, werden wir den Holz-Kommandopunkt

64

nutzen, steht für uns der Schmerz im Vordergrund nehmen wir den Metall-Kommandopunkt.

Andere Themen der Akupunktur

Punktstimulation.

Es gibt viele Methoden zur Stimulation von Akupunkturpunkten.
Die Wichtigsten sind:

1) Nadel-AP
2) Thermostimulation / Moxibustion
3) Injektions-AP
4) Implantate
5) Blistern
6) Elektrostimulation
7) Laserstimulation
8) Magnetstimulation
9) Licht verschiedenster Quellen
10) Massage

Zur Darstellung der Möglichkeiten nach ihrer Effektivität, können wir uns nach der Auflistung oben richten.
Bei wenigen Ausnahmen kann die Thermostimulation die effektivste Methode sein. Andere Punkte können effektiver auf AP-Injektion oder LaserAP reagieren. Nach meiner Erfahrung gibt es keine Punkte die am besten auf Magnetstimulation reagieren. Bei Tieren hat die Massage von APpunkten den geringsten Effekt.

1) Nadel-AP. Bei der Akupunktur mit Nadeln, sollte man Einmalnadeln benutzen um jegliche Übertragung von infektiösen Keimen auszuschließen. Seirin-Einmalnadeln 0,3 mm breit und 30 mm lang sind sehr gut. Die Nadel wird direkt in den APpunkt gestochen und verleibt dort für 10-20 Minuten.

2) Thermostimulation / Moxibustion: Thermostimulation ist eine sehr effektive Möglichkeit, wenn wir Hitze als oberflächlichen oder tieferen

Blister bei Entzündungen einsetzen wollen. Die Methode ist auch sehr effektiv um chronische Entzündungen in einen akuten Zustand zurückzuführen. Die Heilung setzt dann schnell ein. Diese Methode transportiert Hitze zu den ausgewählten Punkten auf direktem oder indirektem Weg. Man kann eine Moxazigarre, eine Zigarette, ein Weihrauchstab oder ein brennendes Streichholz an oder über den Punkten halten. Alternativ wäre auch eine Stimulation mit Elektro-/ Thermo -/ Infrarotgeräten, oder Laser mit höherer Leistung möglich. In China behandeln einige Therapeuten die APpunkte mit einer glühenden Nadel.

3) Injektions-AP. Prinzipiell können sehr verschiedene Substanzen zur Injektionsakupunktur verwendet werden. Viele amerikanische Kollegen arbeiten mit InjektionsAP. Sie verwenden Vitamin B6 zum Sedieren (Beruhigen) und Vitamin B 12 zum Aktivieren (Stimulieren). Ebenso verwenden sie hypotone Salzlösung (<0.9% NaCl) wenn der Punkt sediert werden soll und hypertone Salzlösung (>0.9% NaCl) zur Stimulation eines Punktes. Man kann auch eine reizende (blasenbildende) Lösung injizieren oder eine reizende Paste oberflächlich auftragen, in Kombination mit manueller AP oder Thermostimulation. Diese Methode verwende ich öfter, wenn ich einen maximalen Effekt erzielen möchte.

Hömöo-AP ist eine weitere medizinische Modalität; zur Injektion erprobter homöopathischer Mittel in die dazugehörigen Akupunkturpunkte. (Siehe: Beziehungen zwischen AP und Homöopathie auf Seite XXX).

4) Implantate. Die Verwendung von Implantaten zur Stimulation von AP-Punkten ist Tierärzten vorbehalten, weil die Implantation als operativer Eingriff (Operation) betrachtet wird. Diese Methode bringt eine Operation mit sich, in welcher ein Fremdkörper in einen Akupunkturpunkt implantiert wird und dort als Dauerstimulation verbleibt.

Meist werden Materialien wie Edelstahl, Silber und Gold verwendet. Ich habe diese Methode häufig angewendet, besonders bei Hunden mit Hüftdysplasie (HD), welchen ich ein Stück Golddraht in LE3 implantiert habe. Ich verwendete Goldimplantate speziell bei Hunden, deren Besitzer weit weg wohnten, so konnten sich die Besitzer lange Wege zu manuellen APsitzungen sparen. Weil die Ergebnisse ebenso gut wie bei normaler AP waren, ging ich dazu über mehr oder weniger allen Hunden mit HD Gold zu implantieren. Die Ergebnisse waren sehr gut. Es ist aber sehr wichtig zu

68

wissen, dass die Operationen irreversible sind und der Therapeut sich absolut sicher in der Punktewahl sein muss. Aus diesem Grund sollte diese Methode nur bei langanhaltenden chronischen Fällen angewendet werden, die sich unter konservativer Therapie nicht verbessert hatten.

Die Geschichte der Goldimplantation wurde von Dr. Grady Young (TA) begründet, welcher das Einbringen von Goldkügelchen zur Behandlung von Epilepsie anwendete. Er implantierte die Kügelchen im Bereich des Kopfes und des Nackens. Der nächste, der Goldimplantate benutzte war Dr. Terry Durkes (TA), der 1975 begann Goldkügelchen zur Behandlung von degenerativen Erkrankungen des Muskel- und Skelettsystems zum implantieren. Ich begann 1988 mit der Goldimplantation bei Hunden mit HD und bei Menschen mit Femurkopfnekrose, Coxarthrose und Hüftdysplasie.

Viele Kollegen implantieren die Goldkügelchen im Bereich der Degeneration, des Schmerzes oder der pathologischen Veränderung (Kothbauer, Klitsgaard, Kasper). Ich hingegen habe die Goldimplantation immer im Kommandopunkt des Meridians angewendet, der in Leere war. Diese Methode ist weitaus schneller, kostengünstiger und bedarf keiner Narkose des Hundes und ist weniger invasiv, als die tiefe Implantation um die schmerzhaften Bereiche oder um die Gelenke herum.
Selbst der Humanorthopäde Primar Helmut Liertzer (welcher 1998 als erster Implantationen beim Menschen durchgeführt haben sollte – ich habe das bereits 1995 getan) wurde dafür kritisiert, Gold in die Bereiche zu implantieren, die er behandelt hat. Das wäre zu verhindern gewesen, wenn er meine Methode angewendet hätte.

5) Blistern.
Diese Methode ist einfach. Man bringt einen Tropfen blasenbildender Lösung auf den Punkt. Wir können hier 10% Jodäther als reizende Lösung verwenden.
In Österreich wurde diese Methode zur Erhöhung der Fruchtbarkeit bei Rindern angewendet. Der Besamungstechniker plazierte 1 Tropfen Jodlösung auf BL 22-BL23 während der Besamung; mit dem Ergebnis, dass mehr Kälber geboren wurden (Kothbauer, persönliche Aufzeichnungen). Diese Methode ist hilfreich, wenn wir eine mildere oder

69

präventive Behandlung haben möchten. Es können auch andere Blister benutzt werden: Campher Öl, Tigerbalsam, Senfpuder in Öl oder andere Substanzen, die eine lokale Irritation hervorrufen. "Blue lotion" aus dem Pferdebedarfshandel kann alternativ genutzt werden

Tiefere Blisterung ist eine interessante Methode um die Durchblutung anzuregen. Eine Mischung welche sorgfältig zusammengestellt und geprüft wurde, wird über einen Zeitraum von 45 Minuten als Infusion direkt ins Blut gegeben. Sie weitet das gesamte Blutsystem und transportiert Blut in alle Bereiche des Körpers. Diese Behandlung wurde in den USA getestet und ich habe sie häufig mit guten Ergebnissen angewendet.

#

1000 ml. 0.9% (abgekochte*) Salzlösung
2000 iu Heparin
3000 mg EDTA
7500 mg Vitamin C
10 ml Vitamin B Komplex
4000 mg MgCl
10 ml Ca Boroglukonat / Mg Sulfatlösung
(Stärke wie man bei hypokalzämisch-nachgeburtlicher Paralyse verwendet)
Diese Mischung wird über 45 Minuten infundiert,
gefolgt von eine Injektion von 10 ml Pyridoxin

#

Reitztherapie ist eine weitere Form des Blisterns. Es werden ausgewählte Bereiche oder Hautareale so irritiert, dass andere pathologische Irritationen überwunden oder geheilt werden. Die Hintergründe hinter dieser Therapie können folgende sein:

1) *Führe eine chronische Infektion zurück in eine Akute über eine reizende lokale Anwendung*

70

2) *Erhöhe die Durchblutung bei einer existierenden Infektion mit Hilfe von lokal applizierten Reizsalben.*

3) *Stimuliere einzelne Organe mit Hilfe von Reizsalben, welche auf die Reflexzonen der jeweiligen Organe aufgetragen werden (z.B. Rücken-Shu-Punkte).*

4) *Stimuliere einzelne Organe oder generell die physiologische Organfuktionen mit Hilfe von irritierenden Substanzen (z.B. bakterielle Substanzen, welche das Immunsystem irritieren).*

Salben oder andere Hilfsmittel können dazu benutzt werden, bestimmt Hautareale zu stimulieren um die Durchblutung zu erhöhen: **Campher, Eukalyptus, Terpentin, Rosmarin, Wintergrün, Menthol, Senf, Pfefferwurzel. Man hat einen stärkeren Effekt beim Applizieren von Zeder öl, Cantharis, Cayennepfeffer, Capsiacin und Croton.**

Das Wirkprinzip der Blister, wie sie heute benutzt werden, ist den Blutfluss im Bereich der Gelenke zu verbessern bzw. eine chronische Entzündung in eine akute zu überführen. Meistens ist die Schmerzlinderung durch die Methode nur kurzfristig, wenn man nicht die zugrundeliegende Prozessinbalance ebenfalls behandelt.

Ein altes, sehr bewährtes Rezept, welches sehr wirksam ist (nicht zu stark, aber auch nicht zu mild), wurde früher in Deutschland viel angewendet:

#
Chloroformii....................5.0g
Methylisalicylic............25.0g
Mucilaginis Tylose..........50.0g
Aqua dest. ....ad 100.0g
#

6) Elektrostimulation (Elektro–AP, EAP). Für diese Methode benötigen wir elektrische Stimulation durch variable Spannungen und Frequenzen

(Zyklen / Sekunde, oder Hz). Dieses Gerät kann an Nadeln angeschlossen werden, oder an die Elektroden, welche auf der Haut angebracht werden. EAP Stimulation hat einen stärkeren Effekt auf die Punkte als normale AP. Bipolare Geräte erzeugen positive und negative Ladungen an derselben Elektrode. Sie sind sicherer als monopolare Geräte, welche bei unsachgemäßem Gebrauch elektrolytische Läsionen am Punkt hervorrufen können. Zusätzlich dürfen die Elektroden einer Polarität nicht über der Medianen kreuzen (thorakal / cervical); Stimulation in diesen Bereichen über die Wirbelsäule hinweg, können bei disponierten Individuen einen Herzblock verursachen.

7) Laser. Low Level Laser bis zur Laserklasse 3b haben verschiedenste Möglichkeiten. Sie können bei Traumen, Hämatomen, chronisch-verzögerter oder überschießender Wundheilung, nicht bakteriellen Infektionen (Sehnenzerrung), Entzündungen von Sehnen, Schleimbeuteln, Knochenhäuten, hot splints, etc.
Genau so werden sie auch zur Stimulation von Akupunkten benutzt, speziell die, die nah an der Hautoberfläche liegen, Ohrpunkte oder Punkte an den distalen Extremitäten. Es ist wichtig den Punkt zu säubern und die Haare zu entfernen. Die Effektivität des Lasers hängt von der der Kraft und der Penetrationstiefe des Laserstrahls durch die Haut ab. Dieses Licht ähnelt dem normalen Licht, in der Hinsicht, dass Haare und Dreck es blockieren.

Es ist wichtig, dass der Punkt durch die richtige Frequenz stimuliert wird. Einige Laser haben die Möglichkeit Frequenzen zu wechseln. Die Frequenzen, die Nogier empfohlen hat, zeigen gute Ergebnisse, in den Fällen, in denen ich sie benutzt habe.

- 2,5 Hz für Störungen im Zellstoffwechsel
- 5 Hz für Verdauungsstörungen
- 10 Hz für Verletzungen der Gliedmaßen.
- 20 Hz für Rückenprobleme
- 40 Hz für autonome / unterbewusste Hirnprozesse
- 80 Hz für bewusste Gehirnprozesse
- 160 Hz für psychische Störungen

72

In letzter Zeit werden Laser immer häufiger in der Akupunktur verwendet. Laser ist eine „Lichtquelle" welche monochromes, polarisiertes Licht erzeugt (alle Lichtwellen haben die gleiche Wellenlänge und vibrieren rhythmisch). Laserlicht kann das Gewebe im Akupunkt stimulieren und als Ersatz für Nadeln dienen.

Es wurden Experimente durchgeführt um herauszufinden, wie Laser die Körperwärme beeinflussen können. Es wurden Temperaturmessungen an 21 Probanden vor und nach einer Laserbehandlung vorgenommen. Sie hielten sich dabei in einem auf 35,4°C klimatisiertem Raum auf. Es wurde LU05 gelasert. Auf der rechten Seite wurde keine Temperaturveränderung festgestellt, nach der Behandlung von LU05. Jedoch ist die Temperatur auf der rechten Seite angestiegen. Wir haben keine theoretische Erklärung dafür, aber zweifelsfrei hatte eine asymmetrische Störung stattgefunden, aufgrund des einseitigen Effekts (Dr. Prof. Birger Kaada, Stavanger, Norway).

Um die Veränderungen durch Laserstrahlung bei MA36 zu beobachten, wurden 30 Probanden getestet. Die Kontrollgruppe umfasste 14 Personen, die eine Placebo Behandlung erhielten. Der Placebo Punkt wurde 1,5 cm entfernt vom korrekten Punkt und Meridian entfernt gewählt. Die Stimulation erreichte die Haut nicht richtig. Es wurden Urinproben genommen. Die Messungen umfasste die Urinmenge und ihren Gehalt an Steroiden, Mineralien, Phosphaten, jeweils vor und nach der Laserbehandlung. Im Vergleich zur Kontrollgruppe wurde ein Absinken aller Parameter außer Kalzium beobachtet. Folgerichtig beeinflusst die Behandlung von MA36 den Körper (Kaada).

8) Magnetstimulation. Magnetstimulation wird durch eine längerfristige Befestigung von kleinen, starken Therapiemagneten auf den relevanten Akupunkten. Wir können Pflaster oder starken Klebstoff zum Befestigen benutzen. Diese Methode ist hilfreich bei Sehnenerkrankungen; in diesem Fall können die Magneten in den Wickeln eines Verbandes angebracht werden.

9) Licht verschiedenster Quellen. Ich habe über die Jahre verschiedenste Arten von Licht ausprobiert, das effektivste (oftmals stärker als Nadeln) ist "Singlet Oxygen Light."

Diese Lichtart ist vielen Lesern wahrscheinlich unbekannt. Ich werde dieses Phänomen detaillierter erklären:

Das Prinzip ist einfach und in der Natur zu finden. In einer Aktivierungskammer wird der Sauerstoff zu Singulettsauerstoff umgewandelt, in einem Prozess der Photosensiblisierung genannt wird. Die hier zusammen wirkenden Stoffe sind:

- Licht
- Sauerstoff
- ein passender Photosensitiser.

Dies geschieht auch, wenn die Sonne auf die Blätter von Pflanzen und Bäumen scheint (Chlorophyll ist ein Photosensibilisator) und Singulett-Sauerstoff an der Oberfläche der Blätter gebildet wird.

Singulett-Sauerstoff hat eine deutliche höhere Energie im Vergleich zu Sauerstoff im Grundzustand und ist eine sehr aggressive Substanz. Singulett-Sauerstoff (SO) wirkt wie ein freies Radikal und kann Zellschäden verursachen. Folglich stufen viele Experten SO als gefährliche Sauerstoffmoleküle ein. Was vielen Menschen jedoch nicht bewusst ist, dass die Lebensdauer von Singulett-Sauerstoff äußerst kurz ist. An der Luft unter Normalbedingungen ist es nur ein wenige Hundertstel einer Sekunde, in Wasser ist es nur eine zwei Millionstel Sekunde haltbar. Wir gehen davon aus, dass in einer Luft mit hoher Luftfeuchtigkeit sich die SO-Lebensdauer nahe diesem Beispiels befindet, aber auch in Luft mit einer normalen oder niedrigen Luftfeuchtigkeit die Lebensdauer ist so kurz ist, dass kein Singulett-Sauerstoff die Apparatur verlassen kann. Einem schwedischen Wissenschaftler, Tony van der Valk (TvdV) ist es gelungen zu zeigen, dass in den Aktivierungskammern der Ausrüstung, in welcher der Singulett-Sauerstoff wirklich gebildet wurde, wegen der kurzen Lebensdauer schliesslich nur sehr geringe Mengen gefunden werden konnten. Diese Untersuchungen wurden an der Universität von Helsinki (1993) und an der Heinrich- Heine-Universität Düsseldorf (1995) durchgeführt. Wenn der Singulett-Sauerstoff wieder in seinen Grundzustand zurückkehrt, wird zusätzliche Energie freigesetzt.

74

Bisher war es noch nicht möglich diese Energie zu messen, aber sie scheint mächtige informative Eigenschaften in Bezug auf biologische Systeme zu haben. Eines der auffälligsten Effekte ist, dass bei einer Behandlung von Abwässern, welche mit vielen Bakterien, wie E-Coli verunreinigt sind, sich eine dramatische Abnahme der Bakterienzahl nach 5 Minuten der Behandlung zeigte.

Bei einer Behandlung mit aktiviertem Licht wurde der Rückgang von 3500 auf 270 Bakterien pro 100 ml dokumentiert. TvdV hat auch festgestellt, dass Pflanzen so, mit geringerem Bedarf an Düngemitteln und Pestiziden, schneller und höher wachsen. Diese Energie kann mit feuchter Luft auch direkt als Lichtphotonen, zum Beispiel über einen Lichtwellenleiter, transportiert werden. In diesem Fall haben wir keine Übertragung durch andere Medien. Dies minimiert Verluste und hat vermutlich eine größere Wirkung. Es gibt fünf verschiedene Singulett-Zustände, aber die wichtigste scheint die zu sein, die ihre Energie mit einer Licht-Wellenlänge von 634,3 nm-Licht freisetzt. Gibt es Studien, die zeigen, dass diese Energie durch die Schwingungen der Sauerstoff-Wasserstoff-Bindung eines Wassermoleküls absorbiert werden. Diese Schwingungen haben eine Spitze bei einer Wellenlänge von 628 nm. Dies ist wahrscheinlich der Grund, warum die Lebensdauer des Singulett-Sauerstoffs im Wasser so kurz ist.
Eine Untersuchung, die in Finnland mit 10 Hochleistungssportlern (Langstreckenläufer) durchgeführt wurde, zeigten nach zwei Behandlungswochen (insgesamt 10 Behandlungen von 20 Minuten) mit aktivierter Luft unter anderem folgende Ergebnisse:

- Das Blut nahm 7% mehr Sauerstoff auf
- Die Energieproduktion erhöhte sich um 8%
- Der Milchsäureanteil im Blut war nach Belastung um 8% niedriger

Diese Ergebnisse waren statistisch signifikant bis sehr signifikant.

In einer weiteren Untersuchung in Stockholm mit 10 gesunden Probanden, stellte TvdV nach nur 2 Wochen Inhalation (6 Behandlungen von jeweils 20 Minuten) folgende Ergebnisse fest:

- Gesamt-Antioxidantien Status (die Kapazität des Blutplasmas , die Produktion von freien Radikalen zu kompensieren) erhöhte sich um 20%
- Gesamt-Serumcholesterin verringerte sich um 10%
- Gesamt-Serumtriglyceride sanken um 25%

Alle Ergebnisse waren statistisch signifikant.

Eine Reihe von Untersuchungen werden derzeit bei namhaften Institutionen und Universitätskliniken mit sehr interessanten Ergebnissen durchgeführt, vor allem die Abnahme der Produktion von freien Radikalen scheint dramatisch.
Die Wirkung auf den Menschen ist vor allem eine drastische Verringerung der Produktion von freien Radikalen. Nebeneffekte zu den oben bereits erwähnten, sind:

- Starke Schmerzreduktion.
- Normalisierung von physiologischen Prozessen im Körper.
- Schnellere Gewebsheilung.
- Heilung von Geschwüre und offene Wunden mit geringer oder keiner Narbenbildung.

In Schweden hat Dr. Anders Willstedt mehr als 600 Patienten mit Fibromyalgie mit sehr guten Ergebnissen behandelt. Die Patienten hatten eine starke Reduktion der Schmerzen. TvdV stellte auch fest, dass das SO-aktivierte Licht hat eine starke Wirkung auf lokale Schmerzen hat und den Heilungsprozess von Wunden und Geschwüren deutlich beschleunigt. Eine einfache Behandlung mit dem Gerät erhöhte nicht nur die Sauerstoffaufnahme und -verwertung (7% bei gesunden gut trainierten

76

Sportlern), sondern verringert auch die Produktion freier Radikale dramatisch.

10) Massage. Massage ist meiner Erfahrung nach, nicht zielführend in der professionellen Veterinärakupunktur. Massage gibt einen diffusen Impuls an den Punkten. Auf der anderen Seite rate ich zur normale Massage, um Spasmen in Muskeln zu reduzieren.

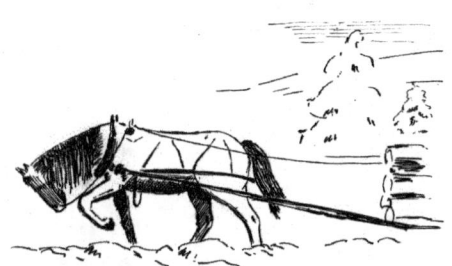

Akupunktur und Krebs

Aus ganzheitlicher Sicht sind die Prozesse, die einen Tumor kontrollieren, völlig normal, eigentlich sogar physiologisch. Die normale biologische Aktivität einer Zelle ist zu wachsen und sich zu vermehren. Bei vielen Tieren und Pflanzen setzt sich dieser Prozess lebenslang fort. Nur bei hoch entwickelten Tieren stoppt das Wachstum und die Zellteilung ab einem bestimmten Alter. Bei diesen Arten ist Krebs eine häufige Krankheit. Wenn Wachstumsprozesse sich während des gesamten Lebens abspielen, tritt Krebs (als unkontrollierter Prozess) in weit geringerem Maße auf. Die kontrollierenden Prozesse beginnen eine größere Rolle zu spielen, wenn das Wachstum im Begriff ist zu stoppen.
Sie behindern die körperliche Entwicklung. Diese kontrollierenden Prozesse zeigen sich um so stärker, je höher das Individuum entwickelt ist um ein Maximum bei den Säugetieren zu erreichen.

Wenn diese Prozesssteuerungen in ihrer Funktion versagen, gewinnen Wachstumsprozesse ihre Dominanz zurück und krebsartige Tumoren können entstehen. Viele Gründe erklären das Scheitern der Kontrollprozesse.
Ständig stehen die Prozesse unter Stress um alle zellulären und körperlichen Funktionen zu steuern.
Zusätzlich zu den externen Stressoren und Reize, die lebende Organismen nachteilig beeinflussen, schädigen Schocks, psychischer Druck, Lärm, visuelle Eindrücke, chemische Zusatzstoffe und elektromagnetische Einflüsse (Hochspannungsleitungen, Geopathie, etc). Diese Stressfaktoren können zu Belastungen führen, oder zum Verlust der Kraft der Prozesse und vor allem der Immunfunktion. Das Ziel jeder Krebstherapie muss es sein, dass der Patienten diese Kraft und ein intaktes Immunsystems zurückgewinnt, um die Steuerung der Prozesse wieder herzustellen. Dieses System ist entscheidend für eine gute Gesundheit. Viele Meditationsmethoden und eine variable vegetarische Ernährung helfen, diese Kontrolle wieder herzustellen. Wir dürfen die Versuche der konventionellen Medizin nicht unterschätzen, Methoden zu finden die die Krebszellen hemmen oder abtöten, auch wenn diese Verfahren in der Regel meist die Symptome mehr als die Ursache angreifen.

In der ganzheitlichen Medizin ist es sehr wichtig, die körpereigenen Kontrollprozesse zu stimulieren. Die Idee ist Wachstumsprozesse zu kontrollieren, denn entgleistes Wachstum ist das Grundproblem mit den Krebszellen. Wenn wir die falschen Prozesse tonisieren, können wir das Tumorwachstums durch diese Stimulation anregen. Meiner Meinung nach ist die Arbeit über die Ko-Zyklus (Kontrollzyklus)der beste Weg , um die Kontrollprozesse des Körpers zu stimulieren (Siehe auch Seite 00) .

Die Behandlung von Patienten mit Krebs

Zunächst müssen wir Diagnose der Meridiane machen, entweder über die Pulsdiagnose oder durch einfache Beobachtung, wo der Tumor entstanden ist.

Wenn ein Patient an Krebs leidet, ist es sehr wichtig, zu entscheiden, wo der Ort der Entartung ist. Diese zeigt den Meridian, der die Kontrolle verloren hat.

Nehmen wir Brustkrebs als Beispiel. Es manifestiert sich auf dem MA-Meridian. Wir müssen vor allem vermeiden, den MA-Meridian anzuregen, aber wir sollten LE, den Ko(Kontroll)-Meridian von MA (der Vater von MA, stimulieren. Dafür können wir den Ting-Punkt LE01 (Holz) oder Erdpunkt (LE03) nutzen. Noch besser ist die Stimulation des ECIWO Punktes auf dem Metacarpal- / Metatarsalknochen im Verlauf des infrage

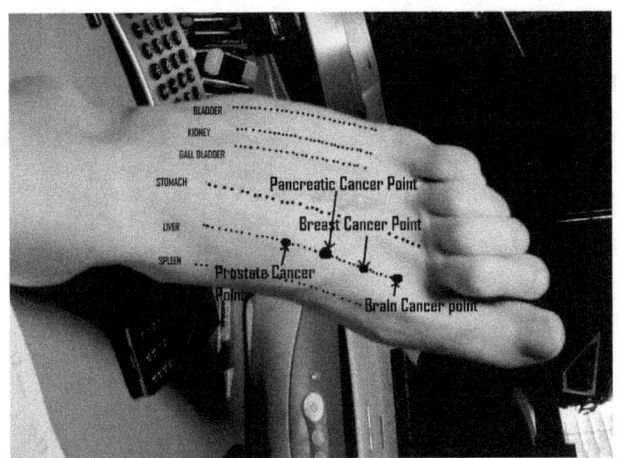

Darstellung der ECIWO - Systeme, die zur Stimulation des Körpers im Kampf gegen Krebs verwendet werden können.

Wir sollten ausschließlich den kontrollierenden Ko (Kontroll-) Meridian und nicht z.B. den Ko (Kontroll-) Punkt des Magen (Ma) stimulieren. Während der gesamten Behandlung sollten keine anderen Leitbahnen oder Prozesse stimuliert werden.
Die Kombination mit anderen Therapien (s.u.), die den Kontroll-Meridian stärken, ist möglich.

Ich habe diese Methode über viele Jahre angewendet und auch meiner Kollegen sind meinen Angaben gefolgt und haben es ebenfalls ausprobiert. Die Ergebnisse waren allesamt vielversprechend. Zwischen 0% und 90% (abhängig vom ursprünglich betroffenen Organ oder Gewebe) der bestätigten Krebsfälle verbesserten sich merklich. Die Verbesserung umfaßte Steigerung der Lebensqualität, besserer Schlaf, mehr Appetit und ein glänzenderes Fell. Insgesamt 0-90% (abhängig vom ursprünglich betroffenen Organ oder Gewebe) wurden von ihrer Krankheit komplett geheilt. Tumore verschwanden in diesen Fällen innerhalb weniger Wochen.

Zwei Beispiele:

- Der erste Patient, an dem ich diese Methode angewendet habe, war eine Dackel-Hündin. Sie hatte Gesäugekrebs (Magen, Erde) und vermutlich auch Lungen-Metastasen. Ich habe den ECIWO-Punkt auf dem Leber-Meridian behandelt. Innerhalb weniger Wochen waren die Tumore fast komplett verschwunden. Ratet, wer am meisten überrascht war: der Hund, der Besitzer oder ich?!
- Bei Leber-Tumoren dürfen wir ausschließlich den Lungen-Meridian (Metall kontrolliert Holz) stimulieren. Das aktiviert die Reaktionsfähigkeit, die Homöostase und das Immunsystem, so daß der Körper das tumoröse Geschehen selber unter Kontrolle bringen kann. Wenn wir das geschafft haben, schrumpft das Tumorgewebe innerhalb weniger Tage und verschwindet innerhalb weniger Monate. Bei ausreichender Fibrosierung bleibt das Gewebe erhalten, so wie dies auch für Narbengewebe gilt

Saure (säurehaltige, essigartige) Nahrung unterstützt unseren Behandlungsversuch aller Krebsarten, unabhängig davon, welche Leitbahn wir stimulieren möchten. Es scheint, daß eine saure Diät eine allgemein förderliche Wirkung auf den Ko- (Kontroll-) Prozess hat (Säure = Yang = Kontrolle). Nahrungsmittel wie saure Milch und Sauerkraut* sind oft in Diäten für Krebspatienten enthalten. In dieser Hinsicht ist es interessant, eine von Dr. Malchaire aus Liége entwickelte Methode zu diskutieren. Er nutzte ein System von Aminosäuren, um die Leitbahnen zu kontrollieren:

---

*   *Sauerkraut ist Weißkohl, der durch Milchsäurebakterien fermentiert wird. Dies ist anders als in Norwegen, wo der Kohl in Essig und Zucker eingelegt wird*

Übersicht der Aminosäuren, die verschiedene Leitbahnen stärken

Leber	Glycin, Isoleucin, Threonin und Methionin
Niere	Cystein, Tyrosin[**], Aspartamsäure und Leucin
Herz	Arginin, Tryptophan, Histidin und Glutamin
Lunge	Lysin, Phenylalanin, Valin und Prolin
Milz	Aspargin, Alanin, Glutaminsäure und Serin

Die oben erwähnten Aminosäuren haben einen direkt normalisierenden kontrollverstärkenden Effekt. Bei einem Lebertumor wären also Glycin, Isoleucin, Threonin und Methionin indiziert und können in einer Dosierung von 1g pro Tag dem Futter beigemischt werden. Die Aminosäuren können in jeder Apotheke gekauft werden.

[**]   *Verantwortlich für die Aggressivität bei Pit Bull Terriern*

Homöopathische Zubereitungen können begleitend zur Akupunktur-Behandlung verabreicht werden. Für jede Leitbahn gibt es ein homöopathische Hauptmittel.

Homöopathische Mittel zur unterstützenden Therapie von Organen oder leitbahnbezogenen Tumoren

Betroffener Meridian	Homöopathische Verschreibung
Lunge – Dickdarm (Metall)	Aurum metallicum D12
Leber – Gallenblase (Holz)	Carbo vegetabilis D12
Milz – Magen (Erde)	Stannum metallicum D6
Niere – Blase (Wasser)	Thuja **CM** oder Arsenicum album D30
Herz, Dünndarm, Perikard, 3facher Erwärmer	Phosphorus D12

Es ist schwer, über Krebs zu schreiben, eine Krankheit, die so viel Schmerz und Angst verursacht und mit so vielen Tabus belegt ist. Dennoch wäre es nachlässig, dieses Thema nicht anzusprechen, sehe ich doch täglich, wie ein kanzeröses Geschehen, maligne oder benigne, nach der korrrekten Behandlung innerhalb weniger Wochen komplett verschwinden kann. Auch wenn eine holistische Therapie den Krebs nicht aufzuhalten oder zu heilen vermag, so hilft sie vielen Patienten doch dabei, einen besseren psychologischen und spirituellen Status zu erreichen und die Lebensqualität für die verbleibenden Monate oder Jahre zu verbessern.

84

Zusammenfassung der Behandlung von Krebserkrankungen
1. Man behandelt nicht das kanzeröse Geschehen, sondern nur den defizitären Prozess, der die dem Tumorentstehung möglich gemacht hat
2. Es ist immer der Kontroll-Meridian (Vater), der gestärkt werden muß. Dieser Vater ist für;

       a) Herz, Perikard, Dünndarm und 3facher Erwärmer die Niere
       b) Milz und Magen die Leber
       c) Lunge und Dickdarm das Herz oder Perikard
       d) Niere und Blase die Milz oder Herz und Perikard
       e) Leber und Gallenblase die Lunge

3. Es ist auch möglich, oder sogar besser, den Punkt der Mitte (siehe Seite 00) zu behandeln. Dadurch kann man sicher sein, die Krebs-Information-Leere-Yin (oder Yang) Struktur nicht an einen anderen Ort oder in eine andere Person zu tranlozieren.
4. Behandle immer den Kontroll-Meridian (Vater), der bei der Entstehung des Tumors in Leere war
5. Man wähle den aktuellen ECIWO-Punkt, wie unter ECIWO-Biologie beschrieben (siehe S. 00)
6. Behandle diesen Punkt jeden Monat, bis der Tumor aufhört zu wachsen oder sogar komplett verschwunden ist

Von einem spirituellen Gesichtspunkt aus gesehen, wie in den Kapiteln beschrieben, die sich mit der Existenz dämonischer Geister beschäftigen, mag Krebs eine Überlappung von ahrimanischen und luziferischen Strukturen sein. Siehe untenstehende Abbildung.

Zwischenbericht klinischer Ergebnisse von Akupunkturbehandlungen bei Krebs (Notizen aus meinem Fallbuch)

Auf Nachfrage von Dr. med. Ottestad, leitender Chefarzt der Brustkrebsabteilung der Radium Klinik in Norwegen, habe ich akribisch alle menschlichen Patientenfälle in der Zeit von 22. April 2003 bis 26. Januar 2004 dokumentiert. Dabei wurden alle Ergebnisse berücksichtigt, um nicht ein besonders gutes Ergebnis vorzugeben. Diese Notizen sind die Basis der Tabellen 90 und 91.
Die menschlichen Patienten erhielten ihre Diagnose von ihrem Arzt und ich habe die Diagnose nicht angezweifelt. Alle Patienten blieben bis zum 31.12.2009 (oder bis sie starben) unter Beobachtung.
Wichtig zu erwähnen wäre noch, daß ich bei dieser Untersuchung das ECIWO-System noch nicht entdeckt hatte, also nur die Akupunkturpunkte genutzt wurden (außer bei Brustkrebs/Mammatumoren, bei denen ich ohne es zu wissen bereits den ECIWO-Punkt für die Brust/Mammae gefunden hatte).

Zusammenfassung meiner Behandlungsprotokolle und deren vorläufiger Ergebnisse bei Menschen

#	Krebstyp / Tumorbeschreibung / Malignität und Hinweis, ob maligne (M) oder benigne (B)	Patient, Geburtsjahr	Verwendete Akupunkturpunkte / Datum der ersten Behandlung / Beschreibung des Verlaufes und Angabe über positive (P), unklare (?) oder negative (N) Effekte
1.	Aggressives Mamma-Karzinom / maligne (M)	Frau, 1962	Leber-Brust ECIWO / **19.11.2002** / der Tumor wurde operativ und medikamentös behandelt, aber die Klinik gab die Behandlung auf und schickte die Patientin zum Sterben nach Hause. Mit monatlichen Behandlungen lebte die Frau weitere 4 Jahre und starb dann innerhalb weniger Wochen (P)
2.	Prostata-Krebs mit multiplen Knochenmetastasen /maligne (M)	Mann, 1942	He 9 + 3E 2 / September 2002 / nach dem Start der Akupunkturbehandlung „ruht" der

86

			Tumor. Die Situation ist stabil. **PSA=0.35**. Keine andere Behandlung durchgeführt (P)
3.	Leukämie / benigne (B)	Mann, 1944	Dü 18 + Lu 1 / 18.06.2003 / die Blutwerte sind seit Behandlungsbeginn stabil (P)
4.	Mamma-Karzinom / 6mm großer Tumor auf der linken Seite / maligne (M)	Frau, 1945	Leber-Brust ECIWO / 18.06.2003 / sie wurde nicht operiert und auch sonst nicht von der Klinik behandelt. Der Tumor verschwand und kann nicht mehr nachgewisesn werden (P)
5.	Gebärmutterhalskrebs Stufe IIIB / maligne (M)	Frau, 1958	3E 2 / 30.07.2003 / dignostiziert im Frühjahr 2002. Nach der Akupunkturbehandlung ist der Tumor vollständig verschwunden (P)
6.	Nieren-Karzinom / zunächst in der rechten Niere, dann Entwicklung von 6 Metastasen in der Leber / maligne (M)	Mann, 1922	He 9 / 17.09.2003 / nach zwei Behandlungen erschien der Patient nicht mehr und ich erfuhr später, daß er verstorben war (N)
7.	Melanosarkom / laterale Seite des Armes / maligne (M)	Frau, 1932	He 9 (da der Tumor auf dem Dickdarm-Meridian lokalisiert war) / 01.10.2003 / der Patientin schien es besser und besser zu gehen, doch dann starb sie unerwartet am 14.01.2004 (N)
8.	Mamma-Karzinom / 20mm, Tumor in der linken Brust. Operiert am 10.02.1999. Dann Metastasen in der Leber und den Knochen. Jetzt auch mehrere Knoten in der rechten Brust / maligne (M)	Frau, 1957	Leber-Brust ECIWO / 28.10.2003 / sie wurde nicht operiert und erhielt im Krankenhaus keinerlei Behandlung nach der Entdeckung der Metastasen und dem Wiederauftreten des Brustkrebses. Alle Knoten begannen zu schrumpfen, kamen zum Stillstand und ruhen jetzt (P)
9.	Mamma-Karzinom / 18mm, Tumor auf der linken Seite / maligne (M)	Frau, 1964	Leber-Brust ECIWO / 24.11.2003 / sie wurde operiert und bekam zusätzliche Behandlung, um die Metastasen zu stoppen. Behandlung, um Metastasen zu verhindern
10.	Dysplasie des **glossa** Epithels / Zellveränderungen auf der	Frau, 1950	Niere 3 / 07.10.2003 / die Patientin erhielt keine andere Behandlung,

	Zunge / benigne (B)		die Zellveränderungen sind stabil (P)
11.	Karzinom des Colon / operiert / maligne (M)	Mann, 1930	He 9 / 22.10.2003 / Behandlung, um das Wiederauftreten oder die Metastasierung des Tumors zu verhindern (?)
12.	Mamma-Karzinom der linken Brust / ca. 1cm im Durchmesser /Maligen (M)	Frau, 1950	Leber-Brust ECIWO / 08.12.2003 / der Frau wurden in einem chirurgischen Eingriff der Tumor und 14 Lymphknoten entfernt. Die Behandlung zielte auf Prävention ab. Keine andere Behandlung nach der Operation (?)
13.	Chronische Myelo-Monozytische Leukämie / benigne (B)	Frau, 1947	Le 3 / 19.11.2003 / keine sichtbare Veränderung der Blutwerte nach dem Start der Akupunkturbehandlung (?)
14.	Chronische Diarrhoe nach vorheriger Bestrahlung des Krebses / dies ist keine Tumorbehandlung, sondern die Behandlung der Bestrahlungsfolgen	Frau, 1948	Pc 5 + Ni 3 / 19.11.2003 / die Diarrhoe verschwand nach 4 Wochen und 2 Behandlungen. Blieb seither unauffällig (P)
15.	Hirntumor / inoperabel / Hälfte benigne, Hälfte maligne (B+M)	Frau, 1964	3E 5 + Pc 8 / 22.12.2003 / seit Beginn der Behandlung ist die Patientin stabil (P)
16.	Mamma- Karzinom, aggressiver Typ, rechte Seite mit multiplen Metastasen / maligen (M)	Frau, 1960	Leber-Brust ECIWO / 18.06.2003 / sie wurde weder operiert noch sonst einer Behandlung unterzogen, da die Ärzte sie als unheilbar einstuften. Seit Beginn der Behandlung gab es kein Wachstum beim Tumor oder den Metastasen (P)
17.	Prostata-Karzinom / maligne (M)	Mann, 1954	Bl 40 / 15.01.2004 / operiert mit zusätzl. Kryotechnik, schwer zu beurteilen (?)
18.	Mamma- Karzinom, aggressiv. Operiert, aber Leber- und Knochen-Metastasen post OP / maligne (M)	Frau, 1945	Leber-Brust ECIWO / 26.01.2003 / nach Behandlungsbeginn stoppte das Tumorwachstum (P)

Zusammenfassung meiner Behandlungsprotokolle und deren vorläufige Ergebnisse bei Tieren

#	Krebstyp / Tumorbeschreibung / Malignität und Hinweis, ob maligne (M) oder benigne (B)	Patient, Geburtsjahr	Verwendete Akupunkturpunkte / Datum der ersten Behandlung / Beschreibung des Verlaufes und Angabe über positive (P), unklare (?) oder negative (N) Effekte
1.	Mamma-Karzinom / 10+8mm große Tumore auf beiden Seiten / maligne (M)	Chihuahua-Hündin, 1999	Leber-Mammae ECIWO / 22.04.2003 / die Tumore verschwanden fast komplett, kamen dann wieder unf sind jetzt stabil. Keine andere Behandlung (P)
2.	Perianal-Tumor / 12cm Durchmesser / benigen (B)	Chihuahua-Hündin, 1999	Ren Mai (KG) 23 / Frühling 2002 / der Tumor blieb 1 Jahr stabil, wuchs im Herbst 2003 wieder, die Hündin wurde im November 2003 euthanasiert. Keine andere Behandlung
3.	Osteosarkom der linken Vorderpfote / 11cm² / maligne (M)	Mischling, 1994	He 9 / November 2002 / im April 2003 war der Tumor vollständig verschwunden. Keine andere Behandlung
4.	Karzinom des Bauch-Endothels mit Metastasen in verschiedenen Organen / maligne (M)	Riesenschnauzer-Rüde, 1989	Mi 6 / 01.04.2003 / in den ersten 3 Monaten schien alles besser zu werden, aber dann starb der hund plötzlich im August. Keine andere Behandlung (N)
5.	Mamma-Tumor, 1,1cm Durchmesser / benigne (B)	Englisch Setter-Hündin, 1996	Leber-Mammae ECIWO / 17.07.2003 / nach einem Jahr war der Tumor verschwunden. Keine andere Behandlung (P)
6.	Mamma-Tumore (2), 1,4cm und 1,1cm Durchmesser / benigne (B)	Englisch Setter-Hündin, 1998	Leber-Mammae ECIWO / 17.07.2003 / nach einem Jahr waren die Tumore auf 0,3 und 0,2mm geschrumpft. Keine andere Behandlung (P)
7.	Plattenepithelkarzinom / 4cm, rechte Vorderpfote / maligne (M)	Riesenschnauzer-Rüde, 1994	Ni 1 / 15.07.2003 / das Karzinom wurde operiert, bevor der Hund vorgestellt wurde, aber es hatte schon ins rechte Hinterbein und

			die rechte Achsel gestreut / Nach der Behandlung war der Tumor um 60% geschrumpft. Es gab keine andere Behandlung. (P)
8.	Seminom / linker Hoden, 7,5cm Durchmesser / benigne (B)	Golden Retriever-Rüde, 1988	Lu 11 / 17.06.2003 / das Tumorwachstum wurde gestoppt und ist seitdem stabil. Es gab keine andere Behandlung. (P)
9.	Chondrosarkom / linke Seite des Abdomen, 12x12cm / maligne (M)	Mischlings-Rüde, 1995	Lu 11 + Lu 1 / 22.07.2003 / nach jeder Behandlung schrumpfte der Tumor um 20% innerhalb einer Woche, wuchs dann aber wieder an. Dieser Verlauf zeigte sich nach jeder Behandlung. Die Größe des Tumors beträgt jetzt 17x20cm (?P)
10.	Lymphosarkom / Wurde lange Zeit mit Kortison behandelt / maligne (M)	Norwegischer Bracken-Rüde, 1996	Le 3 / 10.09.2003 / 2 Tage nach der ersten Behandlung ging es dem Hund akut schlechter, wurde vom Besitzer eingeschläfert (N)
11.	Mamma-Karzinom / Mehrere Knoten auf beiden Seiten, Größe zwischen 5 mm und 20 mm / maligne (M)	Islandhund-Hündin, 2001	Leber-Mammae ECIWO / 30.09.2003 / Sie wurde nicht operiert und erhielt keine andere Behandlung. Die Tumore verschwanden fast vollständig und können nicht mehr nachgewiesen werden. (P)
12.	Maligner Tumor des Mesenchym im Knie (Sarkom) / 10cm Durchmesser / maligne (M)	Mischlings-Rüde, 1999	Lu 11 / 10.10.2013 / Das Tumorwachstum stoppte nach der ersten Behandlung und scheint stabil zu sein (P)
13.	Plattenepithelkarzinom über dem Sitzbein / 5 x 4cm / maligne (M)	Großpudel-Hündin, 1992	Mi 1 + He 9 / 28.10.2003 / Nach dem Beginn der Behandlung schrumpfte der Tumor auf 1,9 x 1,9cm. Keine andere Behandlung oder Medikamente wurden angewendet. (P)
14.	Mastozytom / maligne (M)	English-Setter-Rüde, 1997	He 9 / 20.12.2003 / Nach Beginn der Behandlung verkleinerte sich der Tumor um ca. 70% (P)
15.	Mamma-Karzinom auf der linken Seite, wurde operiert trotz Metastasen. Entwicklung neuer Knoten auf der rechten Seite /	Tibetanische-Tempel-Hündin, 1991	Leber-Mammae ECIWO bilateral / 20.01.2003 / Seit Behandlungsbeginn ist der Tumor geringgradig gerschrumpft

90

maligne (M)			

Eregnisse

Zusammenfassung meiner Behandlungsprotokolle und deren
Zwischenergebnisse von 34 Patienten (Alle Patienten eines Jahres)

Klinische (Zwischen-)Ergebnisse	Anzahl der Fälle
Menschen	18
Hunde	15
Pferde	1
Summe benigner Tumore	8
Summe maligner Tumore	26
Verringertes Wachstum benigner Tumore	2
Verringertes Wachstum maligner Tumore	12
Vollständiges Verschwinden sichtbarer benigner Tumore	2
Vollständiges Verschwinden sichtbarer maligner Tumore	4
Ingesamt positive Entwicklung bei benignen Tumoren	4
Insgesamt negative Entwicklung bei benignen Tumoren	1
Insgesamt positive Entwicklung bei malignen Tumoren	18
Insgesamt negative Entwicklung bei malignen Tumoren	5
Anzahl unklarer Ergebnisse aufgrund intensiver Behandlung im Krankenhaus oder operativer und vollständiger Entfernung des Tumors	6
Anzahl von Patienten, die im Behandlungszeitraum verstarben	5

Veränderungen des Blutbildes nach der beschrieben Behandlung.
Identifizierung und Isolierung von körpereignen pharmakologisch
bioaktiven Peptiden und ihr vorläufiger Einsatz gegen Brustkrebs.

Mit der Hilfe von Sergio Manzetti habe ich 12 bioaktive Peptide mit
starker anti-kanzerogener Wirkung gefunden und nachgewiesen. Aus dem
Blut einer Patientin mit Brustkrebs, die mit Akupunktur behandelt wurde,
wurden die Peptide isoliert, resynthetisiert gegen verschiedene Brustkrebs-
Zelltypen, einem Dickdarmkrebs-Zelltyp, einem Prostatakrebs-Zelltyp und

91

einer gesunden Zell-Kontrollgruppe getestet. Der Effekt der Peptide resultierte nach 96 Stunden zu 100% im Zelltod des häufigsten Brustkrebs-Zelltyps MCF7. Die Zeitspanne bis zum Zelltod war vergleichbar zu Medikamenten wie Tamoxifen und Doxorubicin. Im Unterschied zu Tamoxifen und Doxorubicin, die hochtoxisch sind und 87% der gesunden Zell-Kontrollgruppe auslöschten, schienen die Peptide das Wachstum der gesunden Zellen geringfügig zu stimulieren (induzieren, nicht schädigen). Die Peptide wurden kürzlich an den verbreiteten MCF7-Zelllinien im Versuch mit Nacktmäusen getestet und schienen dabei das Signal für den Zell-Tod auszulösen. Die Beziehungen zwischen den Zell- und den Tierversuchen zeigt, dass die Peptide einen zell-tötenden Effekt auf MCF7 haben, allerdings vor dem Immunsystem eines mehrzelligen Organsimus geschützt werden müssen. Die Schutzfunktion der PEG-Modulation wird derzeit an Mäusen getestet und wird - wie auch von anderen Studien mit PEG erwartet – die Halbwertszeit von Peptiden im Blutkreislauf verlängern und dabei wie ein pharmakoaktiver Stoff stärkere Zelltod-Signale auslösen.

Ergebnisse

Beispiel-Ergebnisse und Peptide, die im Patienten gefunden wurden

Der Akupunkturreiz brachte bei den Patienten einige Beispiele, bei denen Beispiel A vor der Akupunktur nur halb so viele Peptide aufwies, wie Beispiel B nach der Akupunktur.

Dies weist nicht nur den schnellen Effekt auf Veränderungen im Blut nach nur 60 Sekunden Akupunkturreiz hin, sondern auch auf die Unzahl von möglichen Peptiden, die für die innere Antwort auf die Akupunktur verantwortlich sind. Der Schlüssel zum Isolationsprozess war die fortlaufende Auswahl kritischer Faktoren, die nicht nur statistisch wahrscheinlich im Beispiel der erkrankten Frau vorkamen, sondern auch zu den bekannten Faktoren, wie zum Beispiel Tumornekrose und Wachstumsfaktor in Beziehung stehen. Aus den 70-100 Peptiden, die als Ergebnis aus den zwei unterschiedlichen Identifikationsmethoden resultierten, wurden 12 aufgrund Ihrer statistischen Wahrscheinlichkeit, im Blut vorhanden zu sein, ausgewählt. Die Wahrscheinlichkeit reichte bei 11 von 95%-90% und 72% bei einem einzigen Peptid.

Das gemeinsame Leitmotiv aller gefundenen Peptide war, daß es Protein-Fragmente waren, was zu der Annahme führt, dass es einen Mechanismus gibt der aus den zirkulierenden Peptiden potenziell „medizinisch" wirkenden generiert.

Viele der gefundenen Peptide zeigten sich als zugehörig zu Proteinen, die den Zellzyklus regulieren. Die Proteine, die am Zellzyklus beteiligt sind, regulieren das Zellwachstum und spielen eine Schlüsselrolle bei der Aufrechterhaltung und Kontrolle der körpereigenen Anpassung an innere und äußere Veränderungen. Tabelle 94 stellt den Ursprung der 12 Peptide dar.

Liste der Eltern-Proteine der 12 Peptide, die von den behandelten Patienten während der Behandlung im Blut nachgewiesen wurden

Protein	Statistische Wahrscheinlichkeit	Funktion
Kette C, Hömoglobin Thionville Alpha-Ketten Mutation *(H. sapiens)*	95%	Sauerstoff-Transporter
Kette A Deoxy Hämoglobin *(H.sapiens)*	93%	Sauerstoff-Transporter
Glutamyl Prolyl tRna Synthetase *(R. norwegicus)*	95%	Aminosäure-Synthese
Zink Finger, SWIM domain enthaltend *(H.sapiens)*	95%	Bildet Nucleoprotein Komplex in Apoptose, möglicherweise beteiligt am proteasome-Ub Weg
Golgin 45 (JEM-1) Leucine zipper nuclear factor *(H.sapiens)*	93%	DNA-bindendes Protein, zuerst bei Leukämiefällen gefunden, Rolle bei der Zellreifung
Unbenanntes Protein-Erzeugnis *(H.sapiens)*	77%	Leber-verborgener Proteaase Inhibitor, Antichymotrypsin-ähnlich
KIAA0476 Protein *(H.sapiens)*	95%	Unbekanntre Faktor, zuerst entdeckt in Hirngewebe
Geflügelte Helix	95%	Möglicherweise an Chromatin-

domain-containing isoform B *(H.sapiens)*		Interaktionen beteiligt
Unbenanntes Protein-Erzeugnis *(H.sapiens)*	82%	mRNA von NT2 neuronale Vorläuferzellen treated 2-weeks mitotic inhibitor after 5-weeks retinoic acid (RA) induction (unpublished)
Regulations Protein *(R.norvegicus)*	95%	Neuartiges mitogenetisches Regulationsgen, welches Transcription in Zellen unterdrückt wird
Laminin gamma 1 *(M.musculus)*	94%	Ein neuartiges transmembranes Protein mit einer starken und entwicklungsregulierten Expression im Nervensystem
Kette A, Nmr Structure Of The Nalp 1 P Apoptosis related *(H.sapiens)*	93%	Apoptose Einleiter, neues Mitglied der Todes Domain Superfamilie seit 2003

94

Effekt von Zytostatika auf Krebszellen

Die 12 Peptide wurden an den Molecular Imaging Laboratories in Ann
Arbor, MI, USA getestet. Der Effekt der Peptide zielte auf den am
häufigsten vorkommenden Brustkrebs-Zelltyp MCF7. Diese MCF7-
Zelllinie stammt von einer Brustkrebspatientin mit Lungen- und
Knochenmetastasen und wird häufig für kommerzielle und experimentelle
Medikamententests verwendet. Die Peptide wurden im Biomedical
Genomic Centre der University of Minnesota synthetisiert und an das MIR
zum Testen verschifft. In den MIR Labors wurden alle Peptide zusammen
zu gleichen Dosen in eine Mischung gebracht, um den
Akupunkturstimulus zu simulieren und dann für den Einsatz auf den Zell-
Platten vorbereitet.
Der zelltötende Effekt der Peptide wurde bereits in den ersten 24 Stunden
beobachtet (wie auch schon in Ergebnissen früherer Tests an der University
of Massachusetts beobachtet) und ist damit schneller als das übliche
Medikament Tamoxifen. Nach 96 Stunden täglicher Dosen waren die
Brustkrebszellen zu 100% ausgelöscht (siehe Grafik 1). Den Effekt der
Peptid-Mischung habe ich mit IC 50 bis 70 angegeben. Diese Zahl stellt
seine Stärke dar. Der Effekt kann als hyperbolische Kurve dargestellt
werden, bei der die höchste Konzentration den schnellsten Effekt auf den
Krebszell-Tod hat.

In vitro zeigt sich ein anderer positiver Aspekt, nämlich daß die 12 Peptide
gesunde Zell-Linien verschonen. Die Peptide wurden an der University of
Nottingham an gesunden Zell-Linien getestet und zeigten keinen negativen
Einfluß auf deren Wachstum (siehe Grafik 2). Während die Peptid-
Mischung 100% des Brustkrebs-Zelltyps MCF7 abtötet, schützt es
gleichzeitig die gesunden Zellen. Das potenzielle Medikament wirkt daher
selektiv und vielleicht wegen seines Ursprungs aus dem Körper, als
Ergebnis eines Akupunkturstimulus.

Zytostatika-Effekte im Mäuse-Versuch

In einem Pilot-Projekt wurden die 12 Peptide im September 2008 in den
Molecular Imaging Laboratories an Mäusen mit implantiertem MCF7-
Tumor getestet. Die chemische Struktur der Peptide lag bei diesem
Experiment in natürlicher und ungeschützter Form vor, was die übliche

Form für einen Effektivitäts-Test darstellt. Sobald die Ergebnisse der Peptide in natürlicher Form ausgewertet sind, kann deren Effekt eventuell durch Zugabe chemischer Schutz-Substanzen erhöht werden.

Die Mäuse erhielten drei Injektionen, 20 mg/kg, 40 mg/kg und 80 mg/kg. Der Effekt war bei täglichen Injektionen über einen Zeitraum von 21 Tagen sichtbar. Die höchste Dosis bewirkte die stärkste Krebswachstums-Verzögerung, die mittlere Dosis hatte eine weniger starke Wachstums-Hemmung und die niedrigste Dosis hatte den schwächsten Anti-Krebs-Effekt. Die Ergebnisse zeigen, dass die Peptide einen anhaltenden und dosisabhängigen Effekt bei Mäusen haben. Zusätzlich zeigen die Ergebnisse, dass die Peptide am stärksten über das Blut wirken und nicht wenn sie direkt in den Tumor injiziert werden. Jedoch muss die Wirksamkeit dieses Effektes verstärkt werden und die Zirkulationsdauer verlängert werden. Die Methode der Wahl ist die Technik der sogenannten PEG-Ligation. Unser Lieferant, Cresalus Inc, Kentucky, USA, hat Anfang Februar die Synthese von 240 mg PEG geschützten Peptiden fertig gestellt. Die Molecular Imaging Labratories haben Mitte Februar begonnen, die PEG Peptide an Mäusen zu testen. Die Ergebnisse werden Anfang März 2009 erwartet.

Diskussion

Wie in der westlichen Medizin und Wissenschaft bekannt, ist ein kanzeröses Geschehen ein unkontrollierter Zustand im Zell-Zyklus und zeigt eine vorranschreitende Entstehung einer unabhängigen Einheit - eines Tumors. Gründe für diesen Mangel an Kontrolle liegen speziell auf genetischer, proteomischer und zellulärer Ebene. Jede dieser Ebenen wird beispielhaft in der Literatur beschrieben. Auf genetischer Ebene bewirken Mutationen des p53 Promotors die fehlerhafte Expression des p53 Produktes und führen so zu einem unkontrollierten Übergang zwischen G- und S-Phasen. Auf der proteomischen Ebene ergibt die Mutation des p53 Gens ein fehlerhaftes Protein, welches unwirksam an den Supressor bindet und damit die S-Phase der Zelle auszubremsen. Jüngste Hinweise legen außerdem nahe, daß Krebs auf zellulärer Ebene durch Onko-Viren wie die humane T-Zell-Leukämie / Lymphotrophes Virus Typ 1 ausgelöst wird. Richtig angewendet von Menschen, die in die Prinzipien der traditionellen chinesischen Medizin ausgebildet sind, hat diese Vorgehensweise – wenn

96

überhaupt – nur wenige nachteilige Effekte. Diese beruhen auf den folgenden Prinzipien:

(a) Die normale biologische Aktivität von Körperzellen besteht im Wachstum und der Teilung in einer geordneten und kontrollierten Weise. Für viele Tiere und Pflanzen dauert dieser Prozess ein Leben lang an. Nur bei hoch entwickelten Tieren stoppt das Wachstum und die Zellteilung in einem bestimmten Alter. Bei diesen Spezies wird Krebs gleichmaßen eine 'normale' Krankheit.

(b) Holistische Ärzte schätzen den Kontroll-Prozess (KP) – welcher das Wachstum und Lebensdauer von Tumor-Zellen kontrolliert oder limitiert - als völlig normal und essentiell für die Gesundheit ein. Wenn der Wachstums-Prozess das ganze Leben kontrolliert andauert, tritt Krebs (unkontrollierter Prozess) weniger häufig auf. Der KP bekommt einen höheren Stellenwert, wenn das Wachstum nahezu zum Erliegen kommt. Sie hemmen die weitere körperliche Entwicklung. Je höher eine Spezies auf dem Phylogenetischer Baum ist, desto wichtiger sind normal funktionierende KP; deren Bedeutung ist bei Säugetieren am größten. Wenn die Funktion der KP versagt, gewinnen Wachstums-Prozesse wieder die Vorherrschaft; die Zellen überdauern ihre normale Lebenszeit und kanzeröses Geschehen entsteht.

(c) Viele Gründe erklären die fehlerhafte Funktion der KP's. Konstanter Verschleiß und der Versuch sich Tag für Tag an externe und interne Veränderungen anzupassen, stressen die KP's in allen zellulären und körperlichen Funktionen permanent. Zu den externen Stressoren und Stimuli, welche lebende Organismen negativ beeinflussen, gehören Schock, psychische Belastungen, Lärmbelastung, visuelle Eindrücke, elektromagnetische Einflüsse (Hochspannungsleitungen, geopathische Felder etc.). Diese Stress-Faktoren können zu einer Belastung oder reduzierten Leistungsfähigkeit der KP's und insbesondere der normalen Funktion des Immunsystems führen.

(d) Das Ziel einer effektiven Krebs-Therapie und -Prävention muss es sein, den Patienten zu helfen, die Leistungsfähigkeit der KP's zu unterstützen oder die verlorene Funktion – besonders des Immunsystems - wiederherzustellen. In der Prävention oder der Begrenzung immun-mediierter Krankheiten einschließlich Autoimmum-Krankheiten und Krebs

97

ist das Immun-System der kritische Faktor für eine gute Gesundheit. Viele Methoden von Meditation bis hin zu mehr oder weniger vegetarischer Ernährung wurden entwickelt, um die essentielle Funktion der KP's wiederherzustellen. Aber nach meiner Erfahrung ist die effektivste Methode von allen, den Ko-Zyklus (als körper-eigenen Prozess) zu benutzen, um die Kontrolle wiederherzustellen.

Somit ist es das primäre Ziel und wichtigste Aufgabe der holistischen Medizin die körper-eigenen Kontroll-Mechanismen zu stärken

- *Die Idee ist es, Zell-Wachstum und -Lebenspanne unter Kontrolle zu bringen. Andernfalls laufen sie aus dem 'Ruder', was das Hauptproblem bei Krebs-Zellen ist.*
- *Wenn wir den falschen Prozess anregen - also den Nähr-Zyklus - können wir die Funktionsstörung verschlimmern, indem wir das Tumor-Wachstum anregen.*

Aus der Zusammenfassung der Ergebnisse ist es unmöglich, sichere Behauptungen aufzustellen, da die Anzahl der Patienten zu gering ist und zusätzliche Faktoren zu unvorhersehbar und zu unkontrollierbar sind.

Einige der Einzelergebnisse sind jedoch erstaunlich und unerwartet, daß sie von der medizinischen Gemeinschaft nicht unbeachtet bleiben dürfen. Das Gesamtergebnis zeigt, dass es einen Versuch wert ist, die beschriebene Methode anzuwenden und daß es weiterer Forschung bedarf.

Eine Beobachtung ist besonders interessant: Während der genannten Zeitspanne habe ich fünf Hunde mit Mamma-Tumoren unterschiedlicher Malignität und zwei Frauen mit einem sehr aggressiven Typ Mamma-Karzinom behandelt. Alle diese Patienten erhielten keine zusätzliche Behandlung außer Akupunktur. In allen sieben Fällen war die Entwicklung des Tumors positiv und der Krebs verschwand.

98

Aber leider hat die gute und heilende Wirkung dieser beschriebenen Krebsbehandlung nur 30 Jahre angehalten. Im Jahr 2014 begann der Effekt zu sinken.

Ich werde versuchen zu beschreiben, was passiert ist, und wie ich versuchte, mit dieser neuen Situation umzugehen.

Wie die krebserregende pathologische Struktur (hier genannt "Dämon") sich durch Translokation verteidigen oder gestärkt werden kann , wenn sie gesehen, bedroht oder therapeutisch angegriffen wird.

Beispielhaft durch die Behandlung von Krebs in Bezug auf die Ahrimanischen und Luciferischen Dämonen.

Eine Beschreibung der Ursachen von Krebs, die Explosion dieser Krankheit heute, warum es so schwer zu heilen ist und meine (sehr) persönliche Erfahrungen bei der Behandlung von Krebs.

Alle unsere Krankheiten werden durch die Zusammenarbeit von ahrimanischen ("Die Zwillinge") und luciferischen Dämonen, die unseren Körper bewohnen, verursacht oder bewirkt.
Bei den meisten Krankheiten gibt es einen gewissen und individuellen Abstand zwischen den beiden Dämonen. Je stärker und weniger krank die spezifische Person oder Patient ist, desto weiter sind die beiden Arten von Dämonen getrennt. Bei gesunden, jungen Menschen können sie 20 cm auseinander liegen, bei gesunden Pferden 80 cm.
Bei Krebs ist die Zusammenarbeit dieser Dämonen ganz besonders, da sie sich eng zusammengeschlossen haben; Es gibt fast keinen Abstand zwischen ihnen.
Dieser Abstand zwischen den Ahrimanischen und den Luciferischen Dämonen macht es sehr schwer zu heilen, da sie sich zusammengeschlossen haben. So ist es viel einfacher für sie zu bleiben oder wenn sie transloziert werden, ist das auch ein Problem für sie. Dies ist der Fluch unserer heutigen Zeit, was zur Explosion von Krebs führt, wie wir sehen, eine Zunahme in allen Ländern der Welt.

Die Zeit, in denen wir leben, machen es den Dämonen leichter, sich in der beschriebenen Weise zu vereinen und als solche die Zusammenarbeit der luziferischen und ahrimanischen Kräfte zu fördern. Unser ganzer Zeitgeist/Bewusstsein oder viel Mangel an Zeitgeist/Bewusstsein bringt sie näher zusammen, mehr als je zuvor.

Also, was ist es in der modernen Mentalität und spirituellen Komposition der menschlichen Seele von heute, das dies geschehen kann, diese verbesserte "Freundschaft" zwischen Ahriman und Luzifer?

Die Liebe zu unserem materiellen Besitz und der Mangel an Demut und Glauben an die spirituelle Welt (öffnet sich nach Ahriman), kombiniert mit Gier und Lust auf Geld und Hass auf die spirituelle Welt (öffnet Luzifer), so dass so, die enge Kooperation der beiden Gegner möglich wird.

Das gilt für die gesamte Zivilisation. Nicht unbedingt für einzelne Personen.

1983 erkannte ich, dass Krebs völlig anders, als alle anderen Krankheiten behandelt werden musste.

Die meisten Krankheiten können behandelt werden, indem sie einen der beiden Dämonen ansprechen: entweder durch Schwächung oder gegen den Luciferischen Dämon (übermäßige und symptomatische Behandlung) oder durch Schwächung oder gegen den Ahrimanischen Dämon (mangelhafte Behandlung).

Beide Methoden sind mehr oder weniger symptomatisch, oft nur Verschiebung der Pathologie zu anderen Orten oder zu anderen Entitäten, Menschen oder Tieren.

Die Methode der Schwächung (ich dachte, ich schwäche den Dämon, jetzt verstehe ich, dass ich ihn verlagert habe), wurde der Ahrimanische Dämon durch die Stärkung der mangelhaften Organfunktion erreicht und damit den Ahrimanischen Dämon herausgedrängt und damit das Ausstoßen und Verstärken des Kontrolle über den Luciferischen Dämon. Dies wurde durch das, was ich in zahlreichen Artikeln und in meinem Buch über alternative Veterinärmedizin als die "kontrollierende" Behandlung beschrieben habe, erreicht.

Im Jahr 1984 habe ich zuerst die "Behandlungsmethode" auf einem Dackel angewendet. Der Hund hatte Mamma Krebs (mehrere Tumoren entlang der

100

Brustwarze Linie) und hatte begonnen, Dyspnoe (schwerer Atem) zu entwickeln - es hatte wahrscheinlich mehrere Lungenmetastasen. Mit Akupunktur behandelte ich den Punkt, der als LE03 (Leber drei) bezeichnet wurde, der das Leberorgan stärkt und als solcher den "Griff" des Ahrimanischen Dämons, der an der Leber liegt, schwächt und die Kontrolle über den luziferischen Dämon, der sich auf die Mamma bezieht.

In ein paar Wochen waren die Tumoren fast ganz verschwunden Der Hund starb mehrere Jahre später an einem Nierenmangel.

Im Jahr 1995 habe ich zum ersten Mal ein Pferd mit der gleichen Methode behandelt. Das Pferd hatte eine Equines Sarkoid. Das Ergebnis war sehr vielversprechend; Das Sarkoid verschwand innerhalb von 6 Wochen, und dies wurde in der Zeitschrift der Norwegischen Veterinär-Gesellschaft "Norsk Veterinærtidsskrift" veröffentlicht.

Seit 1984 habe ich mehr als 1000 Patienten mit allen Arten von Krebs, sowohl Tieren als auch Menschen behandelt.
Die Ergebnisse waren besonders bei Mammakarzinomen (85%), auch bei Melanosarkom (80%). Ergebnisse bei Lymphosarkomen und Hirntumoren sind mäßig gut (70%). Allerdings waren meine Ergebnisse in Leberkrebs und Bauchspeicheldrüsenkrebs mittelmäßig; Die Heilungsrate ist "nur" 60% bei den wenigen Patienten, die ich behandelt habe.

Als ich anfing, die Krankheit bringenden Dämonen, mit meinen spirituellen Augen zu „sehen", verstand ich mehr und mehr die Notwendigkeit, die beschriebene Translokation zu verhindern.

Dies geschah durch das Verstehen von Christus, dem Punkt der Mitte und der Wichtigkeit, die Gegner nicht direkt zu bekämpfen, sondern sie durch Liebe zu verwandeln, wie in meinem Buch "7-fold way to therapy" beschrieben.

Im Jahr 2014 habe ich dann versucht, mit beiden Methoden zu experimentieren, vor allem in der Krebsbehandlung.

Dann ist etwas ganz Unerwartetes passiert.

In der Krebstherapie hat die kontrollierende Behandlung, für mich genau 30 Jahre Wirkung gezeigt. Dann, in der Zeit des Frühlings 2014, als ich versuchte, die Dämonen an der Translokation zu hindern, hörte es allmählich auf zu wirken, oder zumindest die Wirkung reduzierte sich wesentlich. Es gab noch eine Wirkung, das Wachstum der Tumore sank, aber die echte Heilung, die vorher gesehen wurde, war verloren. Fünf meiner engsten Schüler berichteten das gleiche; Die Krebs-Behandlungsmethode hörte allmählich auf, zu wirken zu Beginn des Jahres 2014, auch wenn sowohl ich als auch meine Schüler nur das bewährte Protokoll anwendeten (nicht versucht, die Translokation durch die Anwendung des Mittepunktes zu verhindern).

Die Methode hörte sogar auf, auch für meine Schüler zu arbeiten, die sich meiner Versuche nicht bewusst waren, um die Translokation zu verhindern.

Das geschah nicht mit denen meiner Schüler, die die Methode durch das Lesen meiner Artikel gelernt hatten, nur denen, die es direkt von mir gelernt hatten.

Es war sehr verwirrend für mich, was war los? Warum ist das passiert? Ich habe niemandem von dieser Veränderung erzählt, da ich es zuerst nicht geglaubt habe, zumal die Behandlung aller anderen Krankheiten sowohl durch die kontrollierende-Methode als auch durch den Punkt der Mitte weiterhin sehr gut funktionierte, sogar noch besser nachdem ich die Mittepunkt Therapie eingeführt habe .

Die Ergebnisse nach der Verwendung der Mitte-Punkt-Methode war eigentlich viel besser als die Ergebnisse, die ich vorher hatte. Es war nur in der Krebsbchandlung, dass ich diese Abnahme in der Wirkung beobachten konnte.

Zuerst dachte ich, es wäre nur eine Zeit von schlechten Ergebnissen, die zufällig auftauchte und dass die guten Ergebnisse wieder kommen würden, aber das taten sie nicht. Sie sind jetzt seit zweieinhalb Jahren weg.

Einige wichtigen Fragen sind also zu beantworten:

1. Warum hat sich die Wirksamkeit sowohl der Ko Zyklus- als auch der Mitte-Punkt-Methode geändert, hörte auf oder hörte völlig auf, wenn ich anfing, die Translokation zu behindern (oder war es ein anderes Ereignis, das diese Veränderung verursacht hat in 2013 und 2014)?

2. Warum hat die Wirksamkeit der Ko Zyklus- und Mitte-Punkt-Methode für die meisten meiner "persönlichen" Studenten aufgehört, aber nicht für meine "nicht-persönlichen" Studenten?

Ich werde versuchen, einige mögliche Antworten zu geben, obwohl ich die Antwort nicht kenne.

a. Die Dämonen werden sich nicht transformieren. Bei gewöhnlichen Krankheiten waren sie nicht stark genug, um dem Mittepunkt standzuhalten, aber die Dämonen bei Krebs hatten die Kraft, dies zu tun.
b. Meine Fähigkeit, die Dämonen zu "sehen", brachte eine Möglichkeit für die stärksten Dämonen hervor, besonders bei Krankheiten, bei denen sich die Luziferischen und die Ahrimanischen Dämonen zusammenschließen, sich zu verändern oder zu verlagern, wie in der Quantenphysik beschrieben (wenn ein Elementarteilchen gesehen wird ändert es sich radikal).
c. Dass ich akzeptiert habe, dass manche Leute mit meiner Methode Geld verdienen dürfen. Das lud einen sehr starker Ahrimanischen Dämon ein.
d. Der Effekt trat bei meinen Schülern auf, weil wir "vebunden" sind, wie auch in der Quantenphysik beschrieben. Diese Verbindung galt nur für meine persönlichen Studenten, nicht für die, die ich nie getroffen hatte.
e. Es hat mit einigen Veränderungen in der Welt zu tun. Die Welt hat sich in einer Weise verändert, die die stärksten Dämonen stärkt , nicht die schwächeren.
f. Ich beendete mein persönliches Karma, wie in meinem Buch "Die verborgenen Mysterien von Atlantis" beschrieben, und dieses Karma schliesst die Arbeit ein, die ich als Therapeut und Lehrer in der Pulsdiagnose gemacht habe.

In letzter Zeit habe ich begonnen, eine andere Erklärung zu sehen, die in der Quantenphysik gefunden wurde. Ich habe früher argumentiert, dass die Gesetze in der Quantenphysik die gleichen sind wie die Gesetze, die die elementaren oder spirituellen Welten regieren.

In der Quantenphysik gibt es zwei wichtige Gesetze:

1. Das von Werner Heisenberg vorgeschlagene Gesetz der "Unschärfe"

1 In dieser Zeit wurde der Klage zwischen "unserer" Welt und der ahrimanischen und luziferischen Welt durch den "großen Partikelbeschleuniger" in Cern, Schweiz, geschmückt. Der Large Hadron Collider (LHC) ist der weltweit größte und leistungsstärkste Partikelbeschleuniger. Er startete am 10. September 2008 und bleibt die neueste Ergänzung des CERN-Beschleuniger-Komplexes. Der LHC besteht aus einem 27-Kilometer-Ring von supraleitenden Magneten mit einer Anzahl von Beschleunigungsstrukturen, um die Energie der Partikel auf dem Weg zu steigern.

2 Das Prinzip der Unschärfe ist eine der berühmtesten (und vermutlich missverstandenen) Ideen in der Physik. Es sagt uns, dass es eine Unschärfe in der Natur gibt, eine fundamentale Grenze für das, was wir über das Verhalten der Quantenteilchen und damit die kleinsten Teilchen der Natur wissen können. Von diesen Teilchen, ist es möglich Wahrscheinlichkeiten zu berechnen, wo die Dinge sind und wie sie sich verhalten werden. Im Gegensatz zu Isaac Newtons Uhrwerk-Universum, wo es klare Gesetze über die Bewegung gibt und die Vorhersage einfach ist, wenn Sie die Ausgangsbedingungen kennen, verkörpert das Prinzip der Unschärfe ein Maß an Unschärfe in der Quantentheorie. Werner Heisenbergs einfache Idee sagt uns, warum Atome nicht implodieren, wie die Sonne scheint und, dass das Vakuum des Raumes nicht wirklich leer ist. Eine frühe Veröffentlichung des Prinzips der Unschärfe erschien in einem 1927 veröffentlichten Papier von Heisenberg einem deutschem Physiker, der damals in Niels Bohrs Institut in Kopenhagen arbeitete, mit dem Titel "On the Perceptual Content of Quantum Theoretical Kinematics and Mechanics". Die bekanntere Form der Gleichung kam ein paar Jahre später, als er seine Gedanken in späteren Vorlesungen und Papieren weiter verfeinert hatte.

3 Quantenverschränkung ist ein physikalisches Phänomen, das auftritt, wenn Paare oder Gruppen von Teilchen in einer Weise erzeugt oder interagieren, dass der Quantenzustand jedes Teilchens nicht unabhängig von den anderen beschrieben werden kann, auch wenn die Teilchen durch einen großen Abstand voneinander getrennt sind. Der Quantenzustand muss für das System als Ganzes beschrieben werden. Messungen von physikalischen Eigenschaften wie Position, Impuls, Spin und Polarisation, die an verschränkten Partikeln durchgeführt werden, sind in geeigneter Weise korreliert. Wenn zum Beispiel ein Paar von Teilchen so erzeugt wird, daß ihre Gesamtdrehzahl als null bekannt ist und ein Teilchen auf einer bestimmten Achse im Uhrzeigersinn gedreht wird, wird der Spin des anderen Teilchens, der auf derselben Achse gemessen wird, gegen den Uhrzeigersinn gefunden, wie es aufgrund ihrer Verflechtung zu erwarten ist. Dieses Verhalten führt jedoch zu paradoxen Effekten: Jede Messung einer Eigenschaft eines Teilchens kann auf dieses Teilchen einwirken (z.B. durch Zusammenbrechen einer Anzahl von überlagerten Zuständen) und wird die ursprüngliche Quanteneigenschaft um eine unbekannte Menge ändern; Und im Falle von verschränkten Teilchen wird eine solche Messung auf dem System als Ganzes liegen. Es scheint also, dass ein Teilchen eines verschränkten Paares "weiß", welche Messung auf der anderen Seite durchgeführt wurde, und mit welchem Ergebnis, obwohl es keine bekannten Mittel gibt, um solche Informationen zwischen den Teilchen zu kommunizieren, die zum Zeitpunkt der Messung sind, auch wenn die Teilchen durch beliebig große Entfernungen getrennt werden.

104

4 Beschrieben in dem Buch "Hat das Rätsel von Krebs eine Lösung?", Veröffentlicht auf Amazon von Finn Thoresen.

2. Das Gesetz der "Verstrickung".

Diese beiden Gesetze beschreiben tatsächlich alle erstaunlichen Veränderungen, die ich in meiner Krebstherapie beobachtet habe.

Als ich anfing, die Elemente zu sehen (in der Physik, die Elementarteilchen genannt), änderten sie sich und konnten mich vermeiden.
Weiterhin bin ich mit den meisten meiner Studenten "verstrickt", damit das auch mit ihnen geschehen wird.

Und darüber hinaus können wir darüber nachdenken, warum die Verbreitung des Wissens über diese Methode wirksam gestoppt wurde, jedes Mal, wenn die Möglichkeit entstanden ist, die Effizienz der Methode offiziell zu beweisen?

Meine persönlichen Gedanken zu diesen Fragen sind wie folgt: Anfang 2014 begann ich, das Phänomen der Translokation zu verstehen und wie es verhindert werden könnte. Ich änderte mein Protokoll der Therapie, so dass die Dämonen nicht nur umziehen sollten, sondern auch mit Transformation konfrontiert wurden. Anscheinend ist es nicht offensichtlich, dass sie in das Licht wechseln wollen. Ich musste irgendeine Art von Willen verwenden, um die Dämonen des Krebses zu verwandeln, obwohl in anderen Krankheiten die Liebe genug war.

Ich verstehe jetzt, dass die Dämonen versuchen, sich zu verteidigen, um als Dämonen zu überleben, auch wenn sie tatsächlich umgewandelt werden wollen.
Und warum müssen sie sich selbst verteidigen? Ist es denn, weil ich zu stark oder gefährlich für sie wegen der neuen Art der Behandlung von Krankheiten zusammen mit meiner "neuen" Verbindung zu Christus zu werden begann? Oder ist es, weil ich sie mit meinen spirituellen Augen "gesehen" habe und damit sie entkommen können? Oder ist es so, dass die Vervollständigung meines 40.000 Jahre alten Karma zu Ende war? Oder ist es, das Geld in diesem Projekt eine Rollen spielen durfte?

Oder eine Kombination dieser Faktoren.

Früher habe ich entweder die Fülle oder den Mangel behandelt. So wurden die Dämonen einfach translokiert, es war nicht so "gefährlich" für sie. Dann, als ich diese Translokation mehr und mehr erkannte und begann, den Punkt der Mitte zu behandeln, um die Dämonen in Licht zu verwandeln,

---

5 Hier war ich mit einem Rätsel konfrontiert. Bei "gewöhnlichen" Krankheiten ist mein Eindruck, dass die Dämonen sich in Licht umwandeln wollen. Bei Krebs ist das anders. Hier scheint es, dass die Dämonen nicht in das Licht wechseln wollen, sondern versuchen, eine solche Umwandlung zu vermeiden. Dieses Phänomen kann auch gesehen werden, wie die Krebsdämonen sich auf Sonnenlicht beziehen. Mehrere Untersuchungen zeigen, dass das zu viel Sitzen in der Sonne Krebs erzeugen kann, andere retrospektive Untersuchungen zeigen, dass Menschen, die in der Sonne arbeiten, weniger Krebs haben. Das scheint ein Widerspruch zu sein. Eine mögliche Antwort auf diesen Widerspruch beruht darauf, wie sich die ätherische Energie oder der Körper auf den Willen beziehen, arbeiten oder nicht arbeiten. Das hat mit der Beziehung zwischen dem bewegten Äther, in dem der Wille gegenwärtig ist, und dem stationären Äther, in dem der Wille nicht vorhanden ist, zu tun. Wenn der Wille fehlt, dann wird die Kreuzung der Ahrimanischen und der Luziferischen Dämonen erleichtert, und dies kann zu Krebs führen. Wenn dem Willen der Dämonen nicht der Wille des Menschen entgegengewirkt wird, kann der Wille der Dämonischen Mächte Krebs erzeugen.

haben sie versucht, meine Behandlung zu vermeiden. Sie versuchten, Wege zu finden, um der Behandlung zu widerstehen.
Bei "normalen" Krankheiten können die Dämonen die Umwandlungsbehandlung nicht verhindern, aber bei Krebs führt die enge Zusammenarbeit der luziferischen und der ahrimanischen Dämonen zu einer größeren Stärke der beiden Dämonen und sie können so die Umwandlung verhindern.

Ein belgischer Kollege schrieb mir diese Post am 3. Juli, nachdem ich mehrere Kollegen gefragt hatte, ob sie in den letzten zwei Jahren eine Änderung der Wirkung in der Krebsbehandlung festgestellt hatten. Dieser belgische Kollege hatte keine Kenntnis von oder Glauben an Dämonen, doch schrieb er diese Antwort.

106

"Hallo, so weit wie deine Frage zur Krebsbehandlung meine
Beobachtungen betrifft: Ich erinnere mich nicht, ob sich die Dinge vor
zwei Jahren geändert haben, aber ich habe einen allgemeinen Unterschied
in der Reaktion der Patienten bemerkt.
Wo der Ansatz schien einfach, direkt und effektiv, es scheint, als ob es jetzt
anders ist. Ich kann mich auf einen Magenkrebs in einem Labrador-Hund
vor 10 Jahren als Beispiel beziehen. Eine Nadel einmal im Monat
reduzierte den Tumor von der Größe eines Basketballs zu einem Ping-Pong
Ball. Es blieb in diesem Zustand, bis der Hund zwei Jahre später starb.
Testen vor jeder Behandlung zeigte den gleichen Meridian / Organ-
Komplex beteiligt und als Folge der gleiche Akupunkturpunkt wurde auf
jeder Sitzung genadelt. Ich habe bemerkt, dass es nicht mehr so ist.
Vielleicht ist es mit der Lokalisation der Tumoren zu tun, die einen
Unterschied macht, oder vielleicht bin ich es, aber was ich merke ist, dass
der Tumor / Krebs versucht, "zu entkommen" dem Behandlungsprotokoll.
Zum Beispiel, im vergangenen September begann ich eine Katze mit einem
Osteosarkom zu behandeln, mit dem Punkt MA 1 (Akupunkturpunkt)
rechts . Getestet vor der Behandlung Magen Meridian / Organ-Komplex
nur. Der Besitzer ist ein Kollege / Freund und wollte nicht einen Monat für
die nächste Sitzung warten, also sah ich die Katze eine Woche später für
einen Check-up. Dieses Mal der Tumor schien die gleiche in Form und
Lage, aber .... es zeigte einen anderen Meridian beteiligt bei der Prüfung
vor der Behandlung. Ich fand eine Reaktion in GB (Meridian) jetzt und
nichts in MA (Meridian) mehr. Der Tumor versuchte, den Magen-Meridian
zu entkommen und in die GB01-Position (Akupunkturpunkt) zu gehen, so
dass die Behandlung eine Anpassung der Strategie erforderte. Während der
letzten Sitzung letzte Woche verlagerte er sich in den DÜ (Meridian). Ich
habe das schon seit einiger Zeit bei einigen anderen Gelegenheiten
gesehen, und selbst wenn die Tumoren unter Kontrolle bleiben, scheint es
mir, dass die Reaktion auf die Behandlung nicht in der gleichen Weise ist,
wie es in den letzten Jahren der Fall war. Ich weiß nicht, was deine
Beobachtungen sind und warum du die Frage stellst, aber ich hoffe, dass
meine Beobachtungen Dir helfen können.

Es ist, als ob er Dämonen beschreibt.

Wie kann es sein, dass mein "Sehen" und das Wissen über den Krebs,
durch Dämonen verursacht, und durch meinen Gebrauch des Mittepunktes,

der es mir ermöglicht, sie zu verändern, das Verhalten der Dämonen in Belgien zu ändern? Oder warum sollte es nicht, ist diese Verschränkung wie in der Quantenphysik beschrieben?
Kann es sein, dass mein Wissen mit all meinen Schülern interferieren wird?

So tiefe Fragen ....

Ein guter Arzt von mir aus Stockholm schlug folgendes vor.
Heute werden 25% der Bevölkerung an Krebs sterben, weil wir unser Leben leben, so dass Ahriman und Luzifer in unseren Körper eintreten können. Wir lassen Liebe und Gier nach Geld zusammen mit dem Mangel an religiöser Demut zu, damit öffnen wir uns unseren Gegnern.

Dies wird Krebs erzeugen.

Der Krebs selbst ist also die Heilung dieser Bedingung. Die Krankheit, wie alle anderen Krankheiten, ist ein Symptom und eine Heilung für eine tieferes und spirituelles Ungleichheit.
Ich kann noch diejenigen heilen, mit denen ich ein persönliches Karma habe. Das ist in meinem Schicksal. Aber wenn meine Methoden mannigfaltig verwendet werden sollen, würde es nicht die tieferen Ursache der Krankheit selbst heilen, die die Kombination von Gier und Atheismus sind. Das muss zuerst angesprochen und auf spirituelle Weise gelöst werden.
Bevor dies angesprochen und gelöst wird, wird die Behandlung von Krebs aufhören zu wirken.
Zuerst müssen wir uns des Angriffes der Gegner bewusst werden, sonst werden wir nicht in der Lage sein, Krebspatienten zu heilen, außer denen, mit denen wir noch ein persönliches Karma haben.

Ein weiteres Kollege kommentierte das folgende am 2. Juli 2016.

"Der Mittepunkt ist der Grund für jede Behandlung, die mit dem Mistel, dem Viscum Album, Iscador, Viscum-Wala gemacht wurde. Natürlich habe ich die Tendenz, Wala-Medikamente zu empfehlen. Sie wurden durch die Orientierung von Rudolf Steiner geschaffen, um das immunologisches System zu stärken - und bei Menschen, wie wir alle ein "Ich" haben, ist der

108

wichtigste Punkt jeder Behandlung, um die Kräfte Christi zu stärken. Oft geht es nicht darum, ohne die Krankheit zu leben, noch ist es unerträglich mit der Krankheit zu leben. Lernt, wie man mit der Krankheit lebt und damit umgehen kann. Jedenfalls war Steiner sehr klar, dass alle Forschungen auf Viscum auf einem tiefen Weg passieren mussten, wie es ihm zufolge mit Viscum die Notwendigkeit einer chirurgischen Operation durch Krebs verschwinden würde. Ärztliche Freunde von mir, das wird nie passieren. Es gibt nicht genug Geld, um Untersuchungen unter anthroposophischer Führung durchzuführen, und die allopathischen Labore dominieren das Gesundheitsforschungsfeld so, dass alle Formen der Heilung außerhalb ihrer Zustimmung ersticken. Je mehr sie die gesundheitlichen Entscheidungen in alle Richtungen kontrollieren (WHO, State Controls of Medicaments and Diseases), desto entfernter ist die Möglichkeit, genügend Geld zu sammeln, um gute Forschung mit guten Ergebnissen zu erzielen, die allen Gesundheitsgemeinschaften und der Bevölkerung im Allgemeinen zugänglich sind. Leider ist das die harte Realität. Es gibt einige Forschung, die jetzt geschieht, aber ich habe persönliche Gründe zu glauben, dass es immer einen Verlust darstellen wird und die institutionalisierte Macht nicht offen für Verlust ist.

Vielen Dank, Ihr Feedback ist nur ein herrlicher Süßwasserstrom. Wenn du 63 Jahre alt oder mehr bist, wage ich zu sagen, dass dein Karma überwunden ist und es sei denn, du schaffst einen neuen Behandlungsstrom, dein "Ich" werde nicht mehr der Spender der Heilkräfte oder der Träger sein - wie du auch deutlich siehst. Es ist notwendig, eine neue und noch innovativere Art zu schaffen, um zu heilen ".

Ein Kollege aus Mexiko schrieb mir diese Mail:

Lieber. Am Anfang, nachdem Sie mir die Methode beigebracht haben, waren meine Ergebnisse großartig. Fast alle Krebsarten wurden geheilt. Dann, vor etwa zwei Jahren habe ich angefangen, gemischte Ergebnisse zu erleben, nicht immer die besten (Remission).
Dies verbesserte sich ein wenig, als ich den Akupunkturpunkt durch Pulsresonanz (nach Nogier) auf die entsprechenden Karpal- oder Tarsalbereiche auswählte, wie Sie in Ihrem Buch beschrieben haben. Aber nach einer Weile begannen die Ergebnisse wieder schlechter zu werden.

Ich bin neugierig auf deine persönlichen Erfahrungen. Ich schicke Ihnen Grüße aus regnerischer Mexiko-Stadt.

Ein Kollege aus Deutschland schrieb mir diese Mail:

Lieber, danke für deine Nachricht. Im Jahr 2014 diskutierten wir viel über die ahrimanischen und luciferischen Anteile im Puls. Neue Dinge entstanden in unserem Bewusstsein. Wir können das nicht in unseren Therapien vernachlässigen. Die wenigen Krebspatienten, die ich behandelt habe, kann ich jetzt nur behandeln, indem ich den positiven, den ausgeglichenen Prozess im Patienten selbst suche und diese Christus-Energie im Inneren des Patienten verstärke. Es ist nur ein Zeichen für den Patienten, wo die Heilung "gespeichert" in seinem "Körper" ist. Machen Sie ihn auf die "gute Energie" aufmerksam. Nicht gegen Dämonenkämpfen, nur Verstärkung der Liebe. Liebe ist der einzige Weg zu heilen, denke ich. Ich werde Ärzte fragen, die ich treffe, was sie beobachtet haben. In Liebe, M.

In diesem Stadium finde ich es wichtig zu betonen, dass die Wirkung der Krebsbehandlung, wenn sie auf einer spirituellen Grundlage basiert, überhaupt nicht stabil ist oder erwartet wird, stabil zu sein. Ich habe durch mein Leben gesehen, dass die Wirkung mit mehreren Faktoren variiert, von denen die wichtigsten sind:

1. Die geographische Lage sowohl des Therapeuten als auch des Patienten.
2. Die Richtungen der Berge, wenn sie sich Ost-West oder Nord-Süd befinden.
3. Die Struktur des Ätherkörpers des Patienten.
4. Wie viel hat der Patient meditiert.
5. Die Erkenntnis des Therapeuten, besonders die spirituelle Erkenntnis der Dämonischen Ursachen der Krankheit.
6. Das Karma des Therapeuten und des Patienten.
7. Das Karma oder die Stärke der Krankheit selbst, das ist der Dämon (s), der die Krankheit verursacht.
8. Die Liebe und Empathie zwischen dem Therapeuten und dem Patienten.

110

Alle diese Faktoren beeinflussen die Fähigkeit der Dämonen, der Behandlung zu widerstehen.

Beispiele

1. Der persönliche Arzt von Dalai Lama hatte hervorragende Ergebnisse mit seinen Patienten zu Hause in Tibet. In Norwegen hatte er meines Wissens überhaupt keine Ergebnisse mit seinen norwegischen Patienten (Himalaya und die norwegischen Berge sind nicht parallel ausgerichtet, sondern entgegengesetzt).
2. Ich habe seit einigen Jahren keine Ergebnisse bei der Behandlung von "Herpes Zoster" . Nachdem ich einen Vortrag von Rudolf Steiner über die spirituellen Ursachen und den Ursprung dieser Krankheit gelesen hatte, hatte ich für genau drei Jahre hervorragende Ergebnisse, wonach ich keine Ergebnisse mehr hatte.
3. Bei der Behandlung von Krebs mit meiner 5-Sterne-Kontrollmethode hatte ich bemerkenswert bessere Ergebnisse bei der Behandlung von Patienten aus der Schweiz als Patienten aus Norwegen (wie Punkt 1.).
4. Ich hatte hervorragende Ergebnisse bei der Behandlung von Brustkrebs bei Hunden und Menschen von 1984 bis 2014. Dann verschwanden die Ergebnisse oder veränderten sich deutlich im "Dunst" der Dämonen.
5. Rudolf Steiner berichtete, dass die Wirkung, die Dr. Wilhelm Heinrich Schüssler mit seinen Zellsalzen hatte, nur einige Jahre dauern würde, dann würden die Effekte verschwinden. Meiner Meinung nach hat Steiner nicht gesagt, warum das so war oder warum es so passieren würde.

Nach dem Denken durch all diese Punkte habe ich beschlossen, meine Behandlung zu ändern, aber wie?

Dann ist etwas Unerwartetes passiert. Mit Hilfe des Schicksals hielt ich in New Yorker Hochland ein Seminar und wurde gebeten, die Teilnehmer des Kurses zu behandeln. Ich habe mich entschlossen, nach dem anatomischen Mittelpunkt zu behandeln, der Christuspunkt. 25 Teilnehmer lagen am Abend des 5. November 2016 auf dem Boden, und ich behandelte sie alle auf den einzelnen Mittelpunkt zwischen Luzifer und Ahriman. Die Nadelung dauerte 20 Minuten. Dann setzte ich mich zurück, um zuzusehen. Die Nadel, die auf den Magen zwischen den Gegnern gelegt wurde, schien die Gegend von "freier" ätherischer Kraft zu verlassen, die nicht von Ahriman oder Luzifer dominiert wurde. Dieser Bereich wurde aktiviert, wurde rhythmisch und oszillierend. Nach einiger Zeit wurden die ahrimanischen Dämonen mehr lichtgefüllt und begannen, von allen Teilnehmern zu schwimmen und begannen, um und über die ganze Gruppe zu umkreisen. Das Kreisen wurde mehr und mehr leuchtend nach oben in einem männlichen Strom. Im Licht erschien das Gesicht eines Engels ... oder ein Erzengel. Einer der Teilnehmer sah Michael. Ich ging in die Mitte des Wirbels und fühlte mich göttlich.

---

6 GA 312, Elfter Vortrag, Dornach, 31. März 1920, Seite 212.

Die Nadeln des Mittleren Punktes verursachte eine Oszillation im ätherischen Körper zwischen den ahrimanischen und den luziferischen pathologischen Strukturen. Diese Oszillation bei den verschiedenen Patienten begann, eine sympathische Resonanz zwischen den verschiedenen Mitgliedern der Gruppe zu machen, und die Resonanz vervielfachte die Kraft der Behandlung in einem sehr hohen Grade, so daß die ganze Gruppe in die Wirkung der Behandlung hineingezogen wurde Jene, wo die ahrimanischen und die luziferischen Dämonen fest miteinander verbunden waren, wie sie in Krebs sind. Was ich bei einzelnen Patienten nicht hätte machen können, wurde durch die ganze Gruppe gemacht.

Die Wirkung in einer Gruppe war völlig anders als bei der Behandlung von Einzelpersonen. Dies hat mich wie ein Licht vom Himmel getroffen. Natürlich hatte die Zusammenarbeit der Dämonen sie stark gemacht, so stark, dass sie dem einzelnen Patienten und der Behandlung standhalten konnten. Die Macht der Gruppe, konnten sie nicht standhalten. Die

Zusammenarbeit des Guten in jedem und jedem der Patienten war dann in der Lage, das Böse in das Licht umzuwandeln.

Dieser beschriebene Effekt war in der Morgendämmerung und in der Dämmerung stärker, da die Ätherkräfte in diesen Zeiten immer stärker sind.
Patienten, die Ost-West liegen, fühlten sich auch stärker als jene, die Nord-Süd liegen.
Ich habe immer ein besseres Ergebnis bei der Behandlung von Krebs bei Patienten aus Gebieten der Welt, wo die Berge nach Osten-West (Alpen, Himalaya) ausgerichtet sind, als diejenigen, die aus Gebieten, wo die Berge sind nach Nord-Süd (Norwegen, USA) ausgerichtet sind.

Der Unterschied in der Gruppentherapie machte mir klar, dass die Gegner versucht, die geistige oder energetische Medizin in ihre eigenen Regionen zu treiben, indem sie Menschen trennen.

Die Beschränkungsmethode, die ich zuerst ausprobiert habe, lag dem konventionellen Denken zugrunde, ein Therapeut und ein Patient . Die ahrimanischen Kräfte versuchen, das Reich der Heilmethoden und des Heilungsprozesses zu überholen, indem sie jede Behandlung individualisieren, wie es in der modernen Medizin gemacht wird; Spezialisierte und individuelle Behandlung des Immunsystems. So können die Gegner die Behandlung vermeiden, sie können sogar Macht und Energie durch eine solche Methode gewinnen.

Dies ist bekannt durch Gruppen aus den dunkleren Bruderschaften, wo schwarze Magie auf der Grundlage der stehlenden Äther-Energie für einzelne Individuen durch verschiedene Arten von Behandlungen, Verfahren oder Rituale durchgeführt wird. In meinem Leben habe ich mit zwei solcher Gruppen getroffen. Es war die Thule-Gruppe in Deutschland und die Damanhur-Gruppe in Italien.

Ich besuchte die Thule-Gruppe in Deutschland vor einigen Jahren. Sie organisierten und betrieben eine ziemlich große Schule in Skandinavien, wo die alternativen, energetischen Heilkunst gelehrt wurden, wie Akupunktur, Zonen-Therapie und Homöopathie. Ich fragte einen Professor in dieser Schule um die Erlaubnis, ihn in Deutschland zu besuchen, und das habe ich. Am ersten Tag des Besuches erkannte ich, dass die meisten

Patienten in seiner Klinik alte oder jüngere Nazis waren, und ich hatte ein wenig Angst. Die interessantesten und beängstigendsten passierten aber am letzten Tag des Besuchs. Der Professor, den ich besuchte, lud mich zu einem privaten Abendessen in seinem Haus ein, und bei der Ankunft war ich mit einem riesigen Gemälde von Christus am Kreuz konfrontiert und hing mit den Füßen hoch. Während des Abendessens sah ich mit meinen spirituellen Augen, dass ein gewisses kleines Foto an der Wand negative Energie gegenüber dem Professor pulsierte. Als ich ihm sagte, dass er das Bild umdrehen sollte, ist er in der nächsten Sekunde auf den Boden gefallen. Ich beeilte mich und begann ihn wiederzubeleben. Nach einiger Zeit wachte er auf, und als er überzeugt war, dass ich sein Leben gerettet hatte, erzählte er mir dann die wahre Geschichte der Tätigkeit der Thule-Gruppe. Diese Gruppe war Meister in der "Kunst" der schwarzen Magie, und für jede Heilung, die ihre Schüler taten, ein gewisser Teil der Energie, oder lassen Sie uns lieber sagen, die Dämonen, die transloziert wurden, wurden von den Führern dieser Gruppe für ihre eigenen dunklen Zwecke verwendet.

Viele Jahre später kam die Darmanhur-Gruppe nach Norwegen, um spezielle Steinlabyrinthe zu bauen. Sie gingen ganz offen mit der Tatsache um, dass alle, die in diese Labyrinthe gingen, Energie oder Elemente in den "Selfic" Tempelraum in Norditalien übertragen würden, um von ihren Führern in ihren Taten benutzt zu werden, was auch immer das sein könnte.

Dies ist eine der vielen Möglichkeiten, die die Gegner versuchen, die Kontrolle über die ätherischen Kräfte und Mächte in ihrem Kampf gegen alles Gute zu gewinnen.

Ein anderer Weg ist, für die ahrimanischen Kräfte zusätzlich zur Individualisierung der Behandlung ist es zu mechanisieren, um die Kontrolle zu beherrschen, wie die Maschinen in ihrer Herrschaft sind.

Dies kann gekämpft oder bekämpft werden, indem man Christus in die Mitte einer Gruppe von menschlichen Patienten stellt. Die Gruppentherapie, die auf der Christ-Mittelpunkttherapie basiert, zeigte mir, dass dies der richtige Weg sein könnte.

114

"Wo zwei oder drei in meinem Namen versammelt sind, da bin ich in ihrer Mitte."

Nach Rudolf Steiner werden wir mehr und mehr mit der Technik verschmolzen, und das wird von den Gegnern genutzt, um Zugang und Kontrolle über die gesamte menschliche Evolution zu erhalten. Durch die Verwendung des sozialen Elementes der Gruppenbehandlung in Verbindung mit der Abwesenheit von Maschinen, wobei nur eine einzige Nadel in der gesunden Stelle des Körpers, nämlich der Christuspunkt, verwendet wird, können wir vorwärts gehen, um die katastrophale Zusammenarbeit zwischen Luzifer und Ahriman zu verhindern, welche die epidemische Welle von Krebs heutzutage verursachen.

Weiterhin können wir auf diese Weise die ganze medizinische Sphäre zur geistigen Weltanschauung verwandeln.

Der genaue Mittelpunkt, wo Luzifer und Ahriman sich in die Hand nehmen, kann man in der hölzernen Gestaltung von Rudolf Steiner, dem "Repräsentanten der Menschheit", sehen. Die Hände von Luzifer und Ahriman verbinden sich knapp unter dem Herzen Christi.

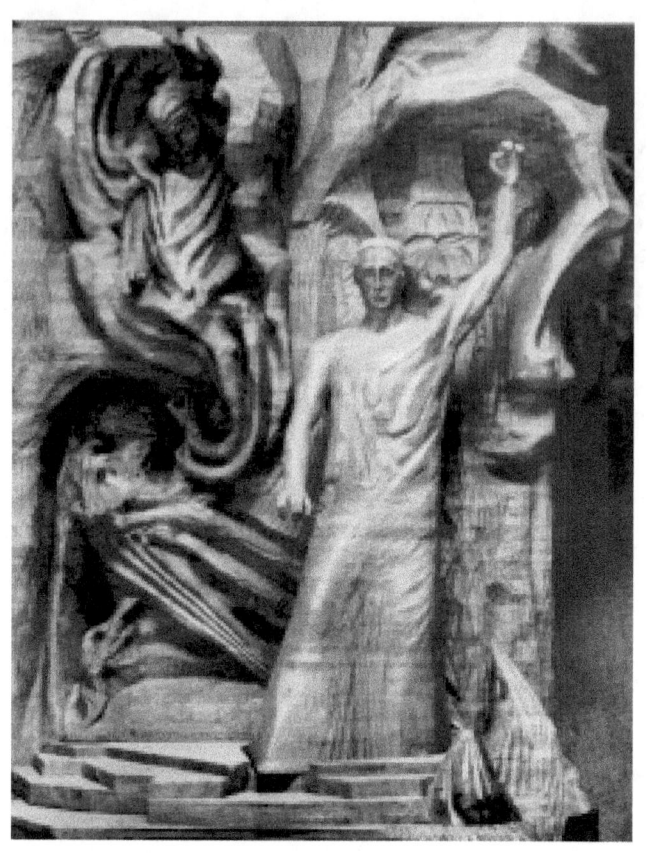

116

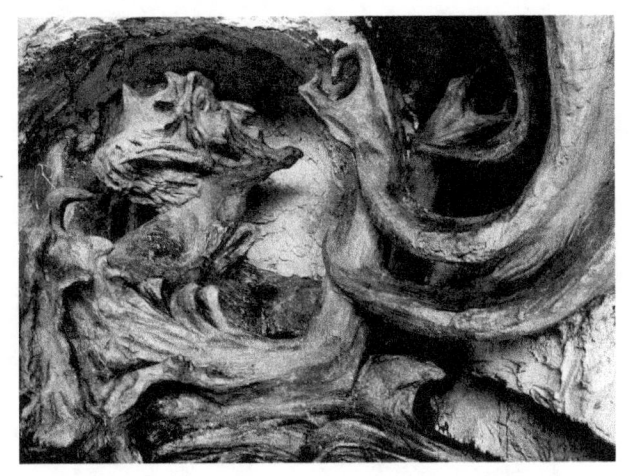

Akupunktur und das Immunsystem

Der Schulmedizin ist die Bedeutung des Immunsystems sehr bewusst. Einige Mediziner behaupten, dass die meisten Krankheiten mehr oder weniger aus der Inbalance des Immunsystems resultieren und zig Millionen Dollar werden nun in die Erforschung neuer Immun-Therapien investiert. Daran sehen wir, daß ein gut funktionierendes Immunsystem äußerst wichtig für die Gesundheit und das Wohlbefinden, und von großer Relevanz für die meisten Krankheiten ist. Besonders in der heutigen Zeit ist das Immunsystem von Tieren, Menschen und Pflanzen starken Belastungen ausgesetzt.

Die Beziehung und Akupunktur und Immunsystem ist sowohl interessant als auch wichtig. Viele Untersuchungen zeigen, dass Akupunktur das Immunsystem aktiviert. Es beeinflusst die unspezifische zelluläre (zellmediierte) und die humorale Immunität. Letztere hängt von verschiedenen Substanzen innerhalb des Blutes ab. Die Stimulation bestimmter Punkte aktiviert die weißen Blutkörperchen und macht sie schneller und aktiver in der Bekämpfung von Mikroben und Viren. Bei der schulmedizinischen Behandlung von Krebs schwächen zytotoxische Chemotherapie und Bestrahlung besonders das Immunsystem und können viele Nebenwirkungen einschließlich Leukopenie, Anämie, Schwäche, Übelkeit, Erbrechen und Inappetenz verursachen. Zahlreiche Experimente zeigen, daß die Akupunktur die meisten Funktionen des Immunsystems schnell normalisieren und viele Nebenwirkungen lindern kann. Zum Beispiel kann die Akupunktur die Wiederherstellung normaler Werte von roten und weißen Blutkörperchen sowie Hämoglobin beschleunigen. Einige Experimente haben die Geschwindigkeit gemessen, mit der die weißen Blutkörperchen Bakterien und Viren erreichen. Bei einem Vortrag in Tampere, Finnland, berichtete Prof. Pekka Pöntinen, daß eine halbe Stunde nach einer Akpunktur-Behandlung weiße Blutkörperchen doppelt so schnell die Bakterien erreichen als vor der Behandlung. Es ist nun weitgehend anerkannt, daß die Akupunktur das Immunsystem stimuliert.

Das Immunsystem spielt eine wichtige Rolle bei allen Formen von Allergien. Allergien entstehen, wenn das Immunsystem auf fremde Proteine und andere Allergene, die in den Körper gelangen, überreagiert. Beispiele hierfür sind Allergene in Pollen, Hausstaubmilben,

Nahrungsmitteln, Insektenstiche etc. bei empfindlichen Menschen. Wenn man Akupunktur anwendet, um das Immunsystem zu stabilisieren und normalisieren werden die allergischen Reaktionen oberflächlicher oder weniger ausgeprägt und verschwinden evtl., weil der Körper sie nicht länger braucht.

Das gleiche gilt für chronische Infektionen, die normalerweise ein Zeichen von Immun-Suppression sind. Die Akupunktur-Stimulation des Immunsystems hilft, die Infektion wieder zu erkennen und abzuwehren. Aus dieser Denkweise heraus kann man auch die anfängliche Verschlechterung erklären, die oft in Fällen einer immun-stimulierenden Therapie auftreten. Wir sind zu jeder Zeit Infektionen und Allergenen ausgesetzt, aber wenn das Immunsystem gestärkt wird, kann es den Kampf gegen chronische Infektionen mit neuer Kraft fortsetzen. Dann flackern sie als akute Infektionen mit vermehrter Eiterproduktion und entzündlichen Anzeichen wieder auf, bevor sie abklingen und verheilen. Dieses Konzept gilt in den meisten Fällen von Ekzemen, Halsbeschwerden, Ohrenbeschwerden und vieler anderer Krankheiten, in denen das Immunsystem eine größere oder kleinere Rolle spielt. Wenn das Immunsystem stimuliert wird, flackern alle chronischen Krankheiten, die das Immunsystem betreffen, kurzzeitig auf.

Wenn Tiere eine immun-stimulierende Therapie erhalten, erlangen sie für gewöhnlich ihren Appetit wieder, werden aktiver und glücklicher, ihr Fell wird glänzender und sie nehmen an Gewicht zu. Das Immunsystem hat einen starken Bezug zu Leber und Milz. Mit der Stimulation dieser Organe erhöhen wir Appetit und Lebensfreude. Neben den Punkten auf Leber- und Milz-Meridian gibt es auch immun-stimulierende Punkte auf dem Magen- und Dickdarm-Meridian. Diese Meridiane haben eine starke Beziehung zu Verdauung und Stoffwechsel.
Alle Typen von Tumoren und kanzerösen Erkrankungen stehen in enger Verbindung zum Immunsystem. Wenn der Körper eine Gewebswucherung oder die Entstehung eines Krebs-Geschwürs zulässt, rührt das üblicherweise daher, dass das Immunsystem nicht stark genug ist, es selbst zu zerstören. Aus diesem Grund ist ein intaktes und funktionierendes Immunsystem wichtig um Krebs zu verhindern und zu bekämpfen. Akupunktur hat einen präventiven und therapeutischen Effekt gegenüber diesen gefürchteten Krankheiten.

120

Akupunktur, sportliche Leistung und Ausdauer

Die Tatsache, dass Akupunktur die menschliche Leistung und Ausdauer steigern kann, ist seit langem bekannt. Dr. Birger Kaada hat dies wissenschaftlich dokumentiert. Er benutzt in seinen Experimenten ausschließlich die beiden Punkte Le 4 und Pc 6. Diese Punkte sind sehr wichtig für die allgemeine Ausdauer. Kanada bewies dies in seinen Experimenten an 21 freiwilligen Sportlern, an denen er den Effekt von TENS (transcutane elektrische Nervenstimulation) auf die physikalische Leistung ermittelte. Statt Nadeln oder Laser benutzte er Niedrig-Frequenz TENS (2 Hz) über 30 bis 45 Minuten, um eine elektrische Stimulation auf der Haut oberhalb der Punkte anzuwenden. Er testete die Leistung der Athleten beim Schwimmen, Laufen, Radfahren oder reiner muskulärer Ausdauer vor und nach TENS. Obwohl die individuellen Unterschiede sehr groß waren, stieg die allgemeine Leistung.

Niedrig-Frequenz TENS (2 Hz) verursacht einen ausgedehnten und verlängerten Anstieg der Haut-Temperatur, sowohl bei Patienten mit Durchblutungsstörungen als auch bei Gesunden. Dieser Temperaturanstieg tritt auch im Muskelgewebe auf, was in Tierversuchen bewiesen wurde (Birger Kaada).

Die Dauer des Effektes der TENS Stimulation wurde an Schwimmern getestet. Jede Person musste 10 mal 100 Meter schwimmen mit kurzen Pausen von nur 20 Sekunden zwischen jedem Versuch. Die Schwimmer, die während der gesamten 15- oder 30-minütigen Experimente eine TENS Stimulation erhielten, erbrachten bessere Leistungen (Birger Kaada). Wir sollten uns daran erinnern, dass Akupunktur und TENS Neurotransmitter und Hormone freisetzen. Dies kann die körperliche Leistung durch gestiegene Motivation, höhere Schmerztoleranz und verbesserter Sauerstoff-Versorgung der Muskulatur verbessern. Ich kenne keine Experimente, die den Effekt von Akupunktur oder TENS auf die Leistungsfähigkeit und Ausdauer von Tieren untersucht hat, aber es ist möglich, daß die Ergebnisse an Tieren ähnlich sind zu denen am Menschen. Viele Kollegen behaupten, dass Akupunktur die Ausdauer von Rennpferden und Arbeitshunden effektiv steigert. Aus diesem Grund darf die Akupunktur vier Tage vor einem Wettkampf nicht angewendet werden, da sie als Form des Dopings betrachtet wird.

121

Einige Experimente mit Rote-Beete-Saft-Mischung zeigten, daß er die Sauerstoff-Aufnahme bei Tieren in Wettkämpfen bis zu 20% gesteigert werden. Die Tests wurden durchgeführt an Nagern und Pferden und meine eigenen Experimente haben diese Aussagen bestätigt. Für eine bessere Ausdauer sollte diese Mischung einige Stunden vor dem Wettkampf gegeben werden. Die Mischung besteht aus:

- 1L Rote-Beete-Saft fermentiert mit Milchsäure
- 1 Esslöffel Ascorbinsäure
- 1 Teelöffel Eisensulfat

122

Akupunktur und Gelenk-Probleme bei Pferden

Akupunktur und die Beziehung zwischen Meridian-Störungen (Mangel), der Entstehung von Gelenk-Problemen und dem Zusammenhang zu diagnostischen (Gelenk-)Schmerzpunkten beim Pferd

Dies ist ein sehr kompliziertes und viel diskutiertes Thema innerhalb der Pferde-Akupunktur. Dr. William McCormic (DVM) hat gezeigt, daß die bekannten gelenk-bezogenen diagnostischen Schmerzpunkte nach Injektion eines Lokal-Anästhetikums in das Gelenk verschwanden. Obwohl diese Punkte auf verschiedenen Meridianen liegen, zeigt dies, daß sie nicht wegen einer möglichen Meridian-Schwäche empfindlich sind, sondern bloße Reflektionen eines schmerzhaften Gelenkes.
Daher kann eine Behandlung dieser Punkte nicht als kausale Behandlung des Gelenk-Problems betrachtet werden, da andere Probleme vor dem Gelenk-Problem aufgetreten sein müssen. Diese Beobachtung habe ich auch gemacht. Die schmerzhaften Punkte sind nur Spiegelungen einer Fülle-Situation und zeigen nichts über die primäre Ursache des Gelenk-Problems und nichts über den zugrundeliegenden Mangel. Aus meiner Sicht gibt es verschiedene Muster, denen ein Gelenk-Problem folgt:

- Ein Trauma, daß das Gelenk verletzt ohne tiefere Ursache
- Eine Meridian-Schwäche, die das Huf-Wachstum an einer bestimmten Stelle verringert (s. Seite 00), was zu einem unausbalanciertem Huf und in der Folge zu Gelenk-Problemen führt
- Eine Meridian-Schwäche, die dazu führt, daß das Pferd mehr Druck auf einen Bereich des Hufes ausübt, um das Meridian-System auszugleichen (s. Seite 00)
- Eine Meridian-Schwäche, die zu Muskelschmerzen führt mit der Folge unbalancierter Bewegung und daraus resultierender Gelenk-Probleme.

Behandelt man bei Punkt 2-4 (oder Kombinationen von 2-4) nur das Gelenk und / oder die schmerzhaften diagnostischen Punkte, wird die zugrundeliegende Ursache des Problems nicht beseitigt. Nur wenn man den

123

Meridian in Leere findet und behandelt, können wir das Pferd wirklich und ursächlich behandeln.

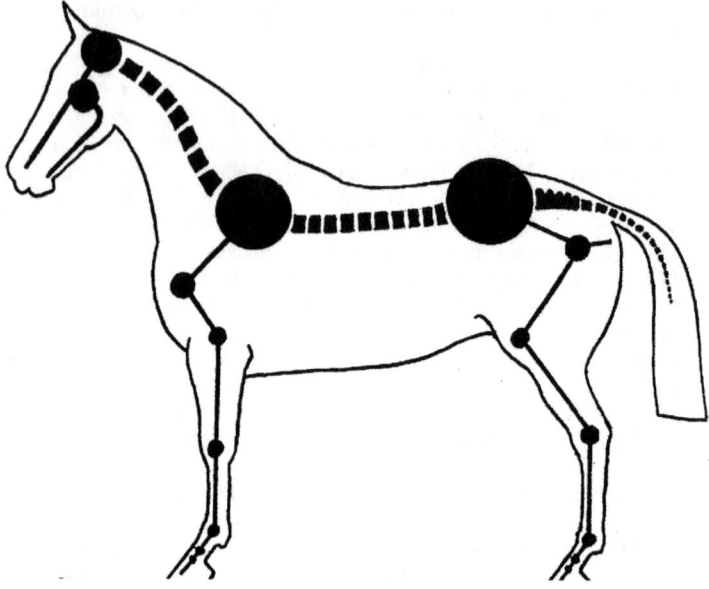

Lokalisation der häufigsten Ursachen von Gelenk-Problemen beim Pferd

Akupunktur und Hüftgelenks-Dysplasie bei Hunden

Entwicklung, Prävention und Behandlung von HD mit Akupunktur-Nadeln oder Gold-Implantaten

Die Hüftgelenks-Dysplasie (HD) ist eine ernsthafte, gefürchtete und weit verbreitete Erkrankung bei Hunden. Von 32.163 im Jahr 2006 in Deutschland untersuchten deutschen Schäferhunden hatten 21,9% eine HD entwickelt. Die Zahl der Labrador-Retriever war weniger alarmierend: Aber immer noch 14,6% von 44.009 untersuchten Hunden zeigten eine HD. HD im Anfangsstadium kann mittels Röntgen zwischen der 14'ten und 20'ten Lebenswoche entdeckt werden. Bereits dann zeigen sich kleine Unregelmäßigkeiten bei der Kalzifizierung des Hüftgelenks und bei der Entwicklung der intraartikulären Sehnen (Lig. accessorius). Bei Hunden mit diesen Unregelmäßigkeiten ist die Wahrscheinlichkeit, eine HD zu entwickeln, 90%.
Mit der Hilfe von Nadel-Akupunktur und Gold-Implantaten habe ich versucht, die Entwicklung bereits in diesem Stadium zu stoppen, konnte aber keine Veränderung im Röntgen feststellen. Bezüglich der symptomatischen Veränderungen hat eine so frühe Behandlung einen hohen Nutzen. Das rührt daher, daß der Schmerz selbst, der aus der pathologischen Veränderung des Gelenkes entsteht, viel mehr Komplikationen und Probleme macht, als die Veränderung des Hüftgelenks selbst. Wenn wir auf diese Weise den Schmerz des degenerierten Hüftgelenks stoppen können, vermeiden viele Probleme.

Wie kann die Entstehung der Hüftgelenks-Dysplasie beschrieben werden? Der erste Schritt dieser verhängnisvollen Entwicklung ist, soweit ich weiß, dieser:

- Das Acetabulum (Hüftgelenk) wird flacher. Dies führt zu????
- Der Hüftgelenks-Kopf wird nach außen gezwungen. Das führt beim Eindrehen dazu, daß das Knie und das Sprunggelenk auch nach außen gezwungen werden. In dieser Position wird der Druck auf der lateralen Seite des Knies stärker.
- Der laterale Teil der Gelenk-Kapsel und des Meniskus erfährt eine stärkere Belastung.
- Das führt zu stärkeren Schmerzen in der Bewegung. Der Hund wird

diesen Schmerz dadurch minimieren, daß er die Muskeln mehr anspannt, besonders den Muskulus multifidii. Das führt wiederrum zu?????

- Eine Blockade des Ilio-Sacral-Gelenks.
- So eine Blockade des Ilio-Sacral-Gelenks (besonders der rechten Seite, weil die meisten Hunde 'Rechtshänder' oder rechts-dominant sind) führt zu verschiedenen Belastungen auf alle Bandscheiben entlang der Wirbelsäule. Das führt zu einer Degeneration der Bandscheiben, welche im MRT darstellbar sind, und zu einer höheren Wahrscheinlichkeit für einen Bandscheibenvorfall.
- Die Rückenmuskulatur zieht sich als Reaktion auf den zunehmenden Schmerz zusammen, was in einer fortschreitenden Kalzifizierung der ganzen Wirbelsäule endet (Ankylose und Spondylose).
- Schlussendlich wird immer mehr Gewicht auf die Vorderpfoten verlagert, was zu einer Degeneration der Ellbogen führt.

Mit Hilfe der Akupunktur oder Gold-Implantaten können wir die Entwicklung von HD hin zu möglicher Ellbogen-Degeneration verhindern. Die Behandlung wird nicht die degenerative Veränderung des Hüftgelenks heilen, aber das Fortschreiten aufgehalten und die beschriebenen pathologischen Entwicklungen bezüglich des Schmerzes werden gestoppt.

Klinische Anwendung der Ohr-Akupunktur

Wir sind bisher nur kurz auf Ohr-Punkte im Kapitel über Diagnose eingegangen. Wie bereits erwähnt gibt es bei Ohr-Akupunktur zwei Formen:

- Topographische Ohr-Akupunktur
- Auriculomedizin

Der Hauptunterschied zwischen beiden Formen liegt darin, dass die topographische Methode eine 'Kochbuch'-Methode ist, welche Ohr-Karten

126

nutzt um die Punkte zu finden, wohingegen Auriculomedizin vom Körper abgegebene Signale zur Punktsuche nutzt. Auriculomedizin ist kausaler, als die topographische Ohr-Akupunktur.

Topographische Ohr-Akupunktur
Diese Methode ist die einfachste Form der Ohrpunkt-Therapie. Man verwendet eine mehr oder weniger detaillierte Karte oder Grafik der unterschiedlichen Reflex-Punkte des Ohrs. Für die Entscheidung, welcher Ohrpunkt behandelt wird, nutzt man die Diagnose oder wählt einfach Punkte für spezifische Gelenke oder Organe. Dann stimuliert man einfach den entsprechenden Ohrpunkt. Für Gelenkprobleme z.B. stimulieren wir einfach besonders reaktive Ohrpunkte, die zudem betroffenen Gelenk einen Bezug haben. Dies ist sehr effektiv. Ich hatte keinen besonders großen Erfolg in der Behandlung von Gelenk-Problemen bei Tieren, bis ich angefangen habe, Ohr-Akupunktur mit anderen Methoden wie Körper-Akupunktur und Homöopathie zu kombinieren. Wie schon gesagt, werden die Ohr-Punkte mit anderen Behandlungsmethoden kombiniert, um sie effektiver zu machen.

Auriculomedizin

Einfache Formen der Ohr-Akupunktur sind seit mehreren tausend Jahre bekannt. Von Indien und China aus breitete sie sich nach Ägypten und Nord-Afrika aus. In den frühen Jahres 20'ten Jahrhunderts gab es viele Franzosen – einschließlich Soldaten der Fremdenlegion – in den französischen Kolonien von Nord-Afrika. Einige dieser Menschen baten ortsansässige Heiler, ihre gesundheitlichen Probleme wie Rückenschmerzen zu behandeln.

Der französische Doktor Paul Nogiér begann die Entwicklung der Ohrpunkt-Therapie im Jahr 1952. Ihm war aufgefallen, daß einige Soldaten, die in Nord-Afrika gedient hatten, an bestimmten Stellen am Ohr Brandnarben hatten. Auf Nachfrage wurde ihm berichtet, daß die ortsansässigen Mediziner an diesen Stellen Hitze angewendet hatten, um Lumbago, Ischias-Syndrom und andere Rücken-Beschwerden zu behandeln. Nogiér begann zu forschen, ob es Reflex-Punkte für den ganzen Körper im Ohr gibt. Er stimulierte entfernte Regionen des Körpers von Freiwilligen mit Klemmen und Zangen und untersuchte die Haut des Ohrs auf sichtbare Veränderungen. Wenn er eine reflexartige Veränderung am Ohr entdeckte, markierte er den exakten relativen Punkt oder Zone. Auf diese Weise erstellte er eine peinlich genaue Karte der Haupt-Reflexzonen des Ohrs für Haupt-Körperpartien und -organe. Er entwickelte dies später zur Ohrpunkt-Therapie und Auriculomedizin weiter.

Das Ohr als umgedrehter Embryo

Nach einer langen Forschungsphase hatte Nogiér eine revolutionäre Idee, die viele Fragen beantwortete und die Ohrpunkt-Therapie weiterentwickelte. Er stellte sich das Ohr als das Bild eines auf dem Kopf stehenden Embryos vor. Diese ermöglichte eine komplette Abbildung der Körper-Reflexpunkte am Ohr. Das Konzept wurde auch von den chinesischen Therapeuten begeistert angenommen. Jedoch wurde die Auriculomedizin nicht weiter entwickelt bis Nogiér viele Jahre später ACR (Auriculo-Cardialer Reflex) oder noch korrekter VAS (Vasculär Auriculares Signal) beschrieb. Er entdeckte außerdem, wie verschiedene Farben und Frequenzen die Haut beeinflussen und sich in VAS manifestieren.

128

Die Ohrpunkt-Therapie (Nogiérs Name für diese Therapie, bevor er VAS und die Sensibilität der Haut für verschiedene Farben entdeckte) ist eine Reflextherapie, bei der man verschiedene Stimuli an Ohrpunkten anwendet, um vorhersagbare Organ-Effekte zu erzeugen. Dieser Stimulus kann über eine Nadel, Druck, Laser, Kälte oder Hitze usw. erzeugt werden. Diese Form der Therapie ist einfach und symptom-bezogen. Jedoch muß man wissen, daß Wegnehmen oder Unterdrücken von Symptomen eine ernsthafte Ursache haben kann und einer vollständigen Untersuchung bedarf bevor man symptomatisch therapiert.

Moderne Auriculomedizin unterscheidet sich erheblich von der Ohr-Akupunktur. Während die Auriculomedizin hauptsächlich auf den Prinzipien der Schulmedizin beruht, nutzt die Ohr-Akupunktur die Lehre von den Reflexen, wie bei der Fußreflexzonen-Therapie.

Nach seiner Entdeckung von VAS war die Auriculomedizin Nogiérs nächste Entwicklungsstufe. Diese Form der Therapie ist komplizierter, umfangreicher und aussagekräftiger hinsichtlich ihrer energetischen Ursachen. Obwohl sie auf den Prinzipien der Schulmedizin basiert, finden wir oft Übereinstimmungen zu den Gesetzmäßigkeiten der Akupunktur und auch die Pulsqualitäten normalisieren sich nach einer erfolgreichen Behandlung. Man kann diese Form der Therapie sehr einfach mit Homöopathie, Kräutern, Akupunktur und Reflexzonen-Therapie kombinieren. Das benötigte Equipment für eine komplette auriculo-medizinische Untersuchung und Behandlung besteht aus:

- Ein paar Hände, die so empfindsam wie möglich sein sollten
- Farbfilter
- Ein dünner Lichtstrahl (Stiftlampe, Lampe oder Laser)
- Einen Diagnosehammer mit einem schwarzen und weißen Kopf
- Nadeln

ACR / VAS

Die Pulsreaktion, von Nogiér ACS oder VAS genannt, ist ein essentieller Teil einer gründlichen Untersuchung in der Auriculomedizin und bei anderen Formen kontrollierten Akupunktur. Diese Pulsantwort ist ein Reflex von der Haut zum Herzen oder der arteriellen Blutzirkulation. Die Stimulation der Haut über einer reaktiven Stelle oder energielosen Struktur aktiviert eine autonome Reaktion oder Wahrnehmung, die einen spezielle VAS-Puls-Reaktion erzeugt.

Die Stelle, an der die VAS-Puls-Reaktion getastet wird, ist auf der radialen Arterie, direkt unterhalb des radialen Processus styloideus, zwischen der zweiten und dritten klassisch chinesischen Pulsposition (für Gb-Le bzw. Bl-Ni), wie im Kapitel über Pulsdiagnose beschrieben. Auf der korrekten VAS-Position kann man nicht den chinesischen He-Dü-Puls fühlen; dieser ist ca. 1,5 fingerbreit distal der korrekten VAS-Position. Bevor man die Untersuchung diagnostisch bei Patienten mit klinischen oder subklinischen Beschwerden einsetzt, sollte man sein Gespür für normale Pulse an verschiedenen gesunden Patienten schulen. VAS manifestiert sich in einer geänderten Pulsqualität. Allerdings kann sie nicht objektiv bewiesen werden, da es sich um einen subjektiven Parameter handelt.

Es braucht einige Zeit, bevor VAS auftritt. Die Anzahl der Pulsschläge bevor es auftaucht nennt man 'VAS-Latenzzeit'; normalerweise 1-20 Schläge. Die Dauer des VAS (Zeit, bis sich der Puls wieder normalisiert) nennt man 'VAS-Reaktionszeit' (reicht von 1-10 Schläge). Diese Zeiten haben diagnostischen Wert. Junge und starke Individuen (Qi-Exzess) haben eine kurze Latenzzeit (2-4 Schläge) und eine lange Reaktionszeit (8-10 Schläge). Alte und schwache Individuen (Qi-Schwäche) haben eine lange Latenzzeit (8-12 Schläge) und eine kurze Reaktionszeit. Wenn die Reaktionszeit lang ist (besonders in Verbindung mit einer kurzen Latenzzeit) ist die Prognose gut. Die Stimulation von effektiven Akupunktur-Punkten zeigt für gewöhnlich eine VAS-Reaktion.

Die 12 chinesischen Pulse spiegeln den Qi-Status ihrer in Beziehung stehenden Prozesse. Dabei zeigen sie die Anwesenheit und Art einer Prozess-Inbalance (Leere oder Fülle) in einem oder mehreren Meridianen. Im Gegensatz dazu gibt VAS die Lokalisation einer Schädigung anatomisch wieder. Chinesische- oder VAS-Puls-Qualitäten sind subjektive Phänomene. Es ist weder möglich, Veränderungen des Pulses objektiv zu prüfen, noch diese Veränderungen mit objektiven Pathologien in Beziehung zu setzen. Daher mag diese Form der Diagnose basierend auf den Pulsen wie Wünschelrutengehen erscheinen. Siehe Seite XY.

130

Die Farbfilter

Farbfilter werden eingesetzt, um reaktive Ohr-Punkte einfacher zu lokalisieren. Ein Farbfilter gibt dem Körper die Aufforderung, bestimmte Informationen preiszugeben oder auszuwählen. Es verstärkt die Rückmeldung vom Ohr sodaß wir die Punkte besser finden können. Platzieren wir den Filter auf dem Kopf wird die Sensitivität reduziert, platzieren wir ihn auf dem Körper erhöhen wir die Sensitivität.

- Filter A, 2,28 Hz, Nervensystem, Kodak Wratten 22, gelb
- Filter B, 4,56 Hz, Metabolismus, Kodak Wratten 25, rot
- Filter C, 9,125 Hz, Bewegung, Kodak Wratten 4, gelb
- Filter D, 18,25 Hz, Innere Organe, Kodak Wratten 23A, dunkles Pink
- Filter E, 36,50 Hz, Wirbelsäule, Kodak Wratten 44, petrol blau
- Filter F, 73 Hz, Emotionen, Kodak Wratten 98, dunkelblau
- Filter G, 146 Hz, Persönlichkeit, Kodak Wratten 30, magenta pink

Die Filter korrespondieren mit den sieben Körperzonen und verstärken deren Resonanz. Die Filter-Nummern beziehen sich auf die Kodak Wratten Farbfilter. Die sieben Hauptfarbfilter können in jedem Foto-Geschäft gekauft werden. Jeder Filter kann dann zurecht geschnitten werden, sodaß er in einem Diarahmen passt. Dieser Rahmen wird nach Belieben auf dem Körper des Patienten platziert. Wir müssen nur sicherstellen, daß Licht durch den Filter auf den Körper scheint. Bill Wagner, ein amerikanischer Tierarzt, der mit diesen Farben arbeitet, schiebt die Rahmen in einen Projektor und platziert das ganze Tier in die projizierte Farbe. Auf diese Weise braucht er sich keine Sorgen zu machen, ob der Rahmen noch an Ort und Stelle oder heruntergefallen ist. Wenn diese Farbrahmen benutzt werden, ist die Haut am Ohr empfindlicher auf die VAS-Puls-Methode. Normalerweise müssen wir die Haut sehr stark (mit einer Nadel) stimulieren, um eine VAS-Reaktion zu erhalten. Aber mit dem Farbfilter reicht es aus, die Haut dem Licht auszusetzen, um eine VAS-Reaktion hervorzurufen. Alles was wir benötigen ist eine starke konzentriere

Lichtquelle. Der Lichtstrahl sollte so dünn und konzentriert wie möglich sein. Eine Heine-Lampe ist sehr hilfreich dabei.

Behandlungs-Prozedere

1. physikalische Untersuchung des Ohres: „ziehen" oder „rollen" Sie das Ohr und achten auf Unregelmäßigkeiten. Es ist ein Zeichen von guter Gesundheit, wenn sich auf die Manipulation keine Punkte oder Flecken zeigen.

- Akute Störungen bedeuten normalerweise einen Qi-Exzess. Sie verursachen oft rote Punkte oder Flecken am Ohr. Bei solchen Inbalancen muß Qi gedämpft (sediert, beruhigt, reduziert) werden

- Chronische Störungen bedeuten normalerweise ein Qi-Defizit. Sie verursachen oft weiße Stellen oder Flecken am Ohr. Bei solchen Inbalancen muß Qi gestärkt (stimuliert, tonisiert) werden

2. Erfühlen Sie die Struktur des Ohres, ob es gesund, fest und ebenmäßig ist.

3. Finden Sie die richtige Position für Ihren eigenen VAS Puls und stellen Sie sicher, daß Sie die ganze Zeit Hautkontakt zum Tier haben. Plazieren Sie alle Filter auf der Stirn des Tieres und leiten Sie das Licht durch jede der 7 Farben, eine nach der anderen (Starten Sie mit Filter A (orange), während Sie Ihren eigenen VAS Puls fühlen. Eine Reaktion des VAS zeigt an, welcher Farbfilter später für die Diagnostik benutzt werden soll). Halten Sie das Licht nicht zu lange auf jede Farbe (max. 10 Pulsschläge am Anfang) und reduzieren Sie diese Zeit, wenn Sie mit dieser Methode vertrauter geworden sind. Im Falle von Erschöpfung kann VAS völlig fehlen. Je sensibler Sie werden, umso klarer wird VAS.

4. Legen Sie den ausgewählten Farbfilter (alle anderen werden entfernt) auf den Körper und suchen Sie das Ohr methodisch mit dem Licht ab, ohne eine Pause einzulegen. Markieren Sie die gefundenen Punkte auf einer Ohr-Karte oder mit einem geeigneten Stift direkt auf dem Ohr. Seien Sie sich bewußt, daß schon ein leichter Druck auf die Ohr-Punkte eine Qi- und VAS-Antwort hervorruft, so daß eine Ohrkarte vorzuziehen ist. Akpunktieren Sie die betreffenden Punkte.

132

5. Die Behandlungsdauer für gewöhnlich 15-30 Minuten, wobei alte Tiere für 30 Minuten werden sollten.

6. Die Behandlungen finden in drei- bis vierwöchigen Abständen statt (28-Tage Rhythmus bzw. Mondphase). Der Körper benötigt 3-4 Wochen für die Selbstheilung (optimaler Anpassungsprozess). Wird zu oft behandelt, findet der Körper nicht genügend Zeit für diesen Prozess.

Störungen, die mit Ohr-Akupunktur erfolgreich behandelt werden können

- Kreuzbandriss bei Menschen und Hunden: In diesem Fall sollten Sie einfach den Knie-Punkt nutzen. Oft wird nur eine Behandlung benötigt. Dominique Giniaux, ein französischer Tierarzt, heilt 80% dieser Patienten ohne Operation nur mit der Auriculomedizin.

- Rückenprobleme: Rückenschmerzen sprechen gut auf die Auriculomedizin an.

- Gelenk-Probleme: Gelenke sollten mit einer Kombination aus Ohrpunkten und anderen Therapien behandelt werden. Generell kann man sagen, daß die Ohr-Akupunktur besser bei physikalischen Beschwerden wirkt, während die Körper-Akupunktur besser bei funktionalen Störungen wirkt.

Prognose

Die Auriculomedizin ist eine der schnellsten Therapieformen, die wir haben. Wenn sich nach drei Behandlungen keine deutliche Veränderung (Verbesserung oder Verschlechterung) zeigt, sollte die Behandlung eingestellt und andere Therapieformen in Erwägung gezogen werden.

Kochbuch Akupunktur: Hilfreiche Akupunktur-Punkte für häufige Störungen (aus den Arbeiten von Dr. Phil Rogers, Dublin)

Obwohl die klassische Akupunktur in komplexen Fällen bessere Ergebnisse liefert als die Kochbuch-Akupunktur ist sie sehr hilfreich in einfachen und Erste-Hilfe-Fällen. Auf Basis von mehr als 55 Büchern und mehreren duzend Akupunktur-Magazinen hat Dr. Phil Rogers (1999) eine ausführliche Liste von Akupunktur-Empfehlungen für verschiedene Krankheiten und Organstörungen zusammengestellt. Einträge mit einem Sternchen * markieren neue Daten aus jüngeren Überarbeitungen. Ohrpunkte sind nicht enthalten. The Lokalisation jedes einzelnen Punktes finden Sie im Internet (http://homepage.tinet.ie/~progers/ptc.htm).

Areal oder diagnose	1	2	3	4	5	6	7	8	9	10
Abdomen und Rücken, seine Organe und Funktionen	Ma 36	Mi 06	KG 12	KG 04	Bl 23	Pc 06	Gb 34	KG 03	KG 06	Ma 25
Unteres Abdomen	Ma 36	L_13	Mi 06	Ma 25	KG 04	Di 11	Ma 37	KG 03	Mi 13	KG 06
Mittleres Abdomen, Nabelgegend	Mi 14	Ma 36	Ma 25	KG 06	KG 08	KG 07	Bl 23	Bl 25	Gb 34	KG 04
Oberes Abdomen, Epigrastrium, Hypochondrium	Ma 36	Pc 06	KG 12	Bl 21	Bl 51	Gb 34	Bl 23	Le 13	Le 01	Bl 18
Abdominelle Beschwerden*	Pc 06	Ma 36	KG 01	KG 08	Ma 37	Mi 09	KG 06	KG 12	Mi 06	Ma 25
Achilles Bereich, Ferse	Bl 60	Ni 03	Bl 57	Bl 61	Ni 04	Mi 06	OT0 1	Ma 36	Ma 41	Bl 40
Süchte	Ma 36	Mi 06	Di 04	Bl 13	Pc 06	KG 12	Bl 21	KG 06	Le 03	Gb 08
Allergie und allerg. Schock - alle Arten [s.o.; add from here in nose, head and gut disorders]	LG 26	Di 20	LG 20	Ma 25	Pc 09	Z_0 9	Z_0 3	KG 12	LG 23	Mi 06
Allergie [Lungen, Haut, Darm, Vasomotorenzentrum etc – alle Arten]	Di 04	Di 11	Ma 36	Pc 06	Ni 01	Mi 10	Gb 20	Bl 40	LG 14	Le 03
Amenorrhoe, Oligomenorrhoe and verspätete Menarche	KG 03	KG 04	Mi 06	Bl 23	Y_1 8	Bl 20	Bl 32	KG 06	Ma 36	Y_1 1

bei Frauen*

Analgesie, generelle Schmerzkontrolle	Di 04	Ma 36	Di 11	3E 05	OTO 5	Mi 06	Le 03	Gb 34	A_2 2	Gb 38
Andropathien (all headings)*	Bl 23	Bl 32	KG 04	Mi 06	KG 01	KG 03	LG 04	Ma 36	KG 02	Bl 31
Sprunggelenk, Tarsus	Bl 60	Ma 41	Ni 03	Gb 39	Gb 40	Mi 06	Bl 57	OTO 1	Ma 36	Mi 05
Anovulation*	KG 03	KG 04	Mi 06	Y_1 7	Y_1 8	Bl 23	KG 08	Gb 26	Bl 18	3E 05
Anus, Tenesmus, Prolaps, Hämorrhoiden	LG 01	Bl 57	LG 20	Bl 32	Mi 06	Bl 25	Bl 31	Bl 33	Bl 30	Bl 34
Arm, Humerus	Di 11	Di 15	Di 04	Dü 09	Dü 11	3E 06	Di 10	3E 08	Di 14	Pc 03
Arterien, Venen, Arteriosklerose, Ischämie	Ma 36	Gb 20	Bl 10	KG 06	Mi 06	LG 20	Gb 21	Le 03	LG 14	OTO 5
Axilla	He 01	Gb 40	Gb 42	Gb 22	Dü 09	Pc 01	Gb 38	Pc 05	Di 15	3E 12
Blase, unterer Ureter	Mi 06	KG 03	Bl 23	Bl 28	Bl 32	KG 04	Mi 09	KG 06	Bl 30	KG 02
Blut, körpereigene Abwehrkräfte, Hämorrhagie, Thymus etc	Bl 17	Ma 36	Bl 20	Di 04	Di 11	KG 04	LG 14	Mi 06	KG 06	Mi 10
Knochen, Gelenke (generell)	OTO 5	OTO 6	Ma 36	Di 04	OTO 1	Gb 34	Di 11	3E 05	Bl 11	Bl 23
Gehirn, seine Funktionen und seine Teile, Meningen, Polio, Konvulsionen, Gedächtnis, Tetanus, **KG A** etc	Di 04	Di 11	Ma 36	Gb 34	Ma 06	Di 15	Gb 20	Gb 30	Ma 04	LG 14
Gehirn, Meningen	Di 04	LG 15	Gb 20	Ma 36	LG 12	Di 11	Gb 34	Bl 64	Ni 01	LG 14
Bronchien, Lunge, Pneumonie, Asthma	Bl 13	KG 22	KG 17	LG 14	Lu 05	Bl 12	Pc 06	Di 04	Lu 07	Ma 36
Gesäß	Gb 30	Bl 36	OTO 1	Ma 36	Bl 23	Bl 54	Bl 37	OTO 5	Bl 40	Bl 60
Cervix, Vagina	Mi 06	Bl 33	Ni 12	KG 03	KG 04	Le 08	Ma 29	LG 02	Mi 09	KG 01
Erkältung	LG 14	Ma 36	Di 04	LG 16	Bl 40	He 06	Gb 25	Di 11	3E 04	Bl 12
Kinn	KG 24	Ma 04	Ma 05	KG 22	LG 27	Dü 10	Dü 07	Gb 05	Gb 21	LG 22
Blutdruck, -Zirkulation	Di 11	Ma 36	Le 03	Gb 20	Ma 09	Pc 06	Mi 06	Ni 01	KG 12	He 07
Klitoris, Vagina und Vulva*	Mi 06	KG 01	KG 03	LG 01	Mi 10	Bl 32	Le 03	Mi 09	Ma 30	Bl 23
Coccygeal Bereich	Bl 34	Bl 40	Dü 06	Bl 30	OTO 1	Bl 37	X_3 5	OTO 5	OTO 6	Bl 35
Konvulsionen, Epilepsie, Tetanus	LG 14	Ma 36	Di 04	LG 26	Ni 01	LG 20	Le 03	Di 11	Gb 20	Pc 06

135

Husten generell	Bl 13	Lu 05	Lu 07	Ma 40	KG 22	Lu 10	LG 12	Bl 12	KG 17	LG 14
KG A, Polio, Paralyse, Hemiplegie	Di 04	Di 11	Ma 36	Gb 34	Ma 06	Gb 30	Ma 04	Di 15	3E 05	Gb 39
Diaphragma	Bl 17	Pc 06	KG 12	Ma 36	KG 15	KG 17	Le 14	Gb 24	Ma 13	KG 22
Diarrhoe, Dysenterie, Verstopfung	Ma 25	Ma 36	KG 04	KG 12	Mi 06	3E 06	KG 06	Bl 25	KG 08	Mi 09
Dorsolumbale Wirbelsäule und Umgebung	Bl 40	Bl 23	**X_3 5**	Bl 60	**OT0 1**	Bl 37	Gb 30	LG 14	**OT0 5**	**OT0 6**
Dysmenorrhoe und Menorrhagie*	KG 04	Mi 06	Ma 29	Ma 36	Bl 23	Pc 06	Mi 10	Bl 20	KG 03	KG 06
Ohr, Gehör, Morbus Menière, Eustachische Röhre, Schläfenbein etc	3E 17	Gb 02	Dü 19	3E 21	3E 05	Gb 20	Di 04	3E 03	Ma 36	LG 20
Ejakulation*	Bl 23	Bl 32	KG 03	Bl 33	KG 04	Mi 06	Mi 09	Bl 27	KG 02	Ma 36
Ellbogen	Di 11	3E 05	Di 04	He 03	Lu 10	Di 10	**OT0 1**	Di 12	3E 10	Dü 07
Notfälle	LG 26	Ni 01	Ma 36	Pc 06	**A_0 1**	Di 04	Pc 09	LG 20	Lu 11	Di 11
Auge, Augenlid, Sehkraft etc	Bl 01	Di 04	Gb 20	Ma 01	**Z_0 9**	Bl 02	Ma 02	Gb 14	3E 23	Bl 18
Gesicht, Wangen	Di 04	Ma 06	Ma 04	Ma 07	Ma 02	Di 20	Bl 02	Gb 14	3E 17	Ma 03
Eileiter	Ma 29	Mi 06	Mi 09	KG 03	KG 04	KG 06	KG 30	Bl 30	Bl 31	Bl 32
Weibliche Unfruchtbarkeit, Sterilität*	Mi 06	KG 03	Bl 23	KG 08	Bl 23	Bl 26	Bl 32	**Y_1 8**	Ma 36	Bl 18
Fieber	LG 14	Di 11	Di 04	Pc 05	Bl 40	LG 13	**A_0 1**	Pc 09	Di 01	Lu 10
Finger	Di 04	**A_2 2**	Dü 03	Di 03	3E 05	Dü 04	Dü 07	Pc 07	Pc 06	3E 04
Erste Hilfe	LG 20	Ma 36	Pc 06	Gb 20	Le 03	LG 26	**Z_0 3**	Di 04	**Z_0 9**	Lu 14
Unterarm, Radius, Ulna	Di 11	He 03	Di 10	Di 04	Pc 06	He 07	Pc 03	3E 05	Dü 08	3E 09
Stirn, Stirnhöhle	Di 04	**Z_0 3**	Gb 14	Bl 02	LG 23	**Z_0 9**	Gb 20	Lu 07	Ma 44	LG 24
Gallenblase, Gallengänge, (Entzündung, Steine, Obstruktion etc)	Bl 19	Ma 36	Gb 34	**L_2 3**	Pc 06	LG 09	Gb 24	Le 03	Bl 18	Gb 40
Gangrän, Ischämie der Extremitäten	**OT0 2**	**OT0 5**	**A_2 2**	**L_0 8**	Di 11	He 03	Gb 34	Mi 09	Mi 06	Bl 43
Gastrointestinaltrakt	Ma 36	Ma 25	Pc 06	KG 12	KG 06	Mi 06	KG 04	Bl 21	3E 06	Bl 20
Weibliche Genitalien und Fortpflanzungsorgane	Mi 06	KG 04	LG 04	KG 06	Mi 10	KG 03	Gb 26	Bl 32	Le 03	Ma 36

136

Männliche Genitalien	Mi 06	KG 03	KG 04	Ma 29	Bl 32	Bl 33	Bl 34	Le 01	Bl 31	Le 04
Gynäkologie, Geburtshilfe, Brust (alle Arten)*	Mi 06	Ma 36	KG 03	KG 04	KG 06	Di 04	Bl 23	Bl 32	KG 17	Le 03
Haar, Haut: Alopezie, Kahlheit, Haarausfall, **Epilation**	Bl 16	Bl 40	Gb 20	**OT0 5**	Di 04	Bl 10	KG 12	Ma 36	Bl 43	KG 04
Hand, Handfläche	Di 04	Di 11	**A_2 2**	Dü 03	Pc 07	Di 03	Pc 08	Dü 04	3E 03	Pc 06
Kopf, Stirn, Sinusitis, Scheitel, Occiput, Schläfe, Kopfschmerzen etc	Di 04	Gb 20	**Z_0 9**	LG 20	Lu 07	**Z_0 3**	Bl 10	Di 20	Bl 02	Bl 60
Herz, Pericard	Pc 06	He 07	Bl 15	He 05	Pc 05	Ma 36	Bl 14	Pc 07	Pc 04	KG 17
Hüfte	Gb 30	Gb 34	Gb 29	Gb 31	Bl 40	Bl 60	**OT0 1**	Gb 39	Ma 36	Le 08
Immunität	Ma 36	Di 04	LG 14	Mi 06	Di 11	KG 04	Bl 18	Bl 19	Bl 23	KG 06
Verdauungsstörung, Inappetenz, Übelkeit, Erbrechen	Ma 36	Pc 06	KG 12	Ma 25	Mi 06	KG 06	Bl 21	Bl 20	Mi 04	Di 04
Infektionen: Malaria, TB, Cholera, Typhus, Herpes, Röteln, Windpocken etc	LG 14	Ma 36	Pc 05	Di 04	Dü 03	Di 11	LG 13	Pc 06	Mi 06	KG 12
Inguinalregion, Leiste	Le 01	Mi 11	Mi 12	Mi 13	Ma 30	Ni 11	Le 03	Le 04	Le 06	Mi 06
Niere, oberer Ureter	Bl 23	Bl 52	Ni 03	Mi 06	Mi 09	Ma 36	Bl 28	Gb 25	KG 03	KG 04
Knie, Kniekehle	Gb 34	Bl 40	**L_1 6**	Ma 35	Mi 09	Ma 36	Ma 34	Le 08	**OT0 1**	Gb 31
Bein, Wade	Bl 57	Gb 34	Ma 36	Mi 06	Bl 40	Gb 30	Bl . 60	Gb 39	Ma 32	Le 03
Leukorrhö, Leukorrhagie, Gonorrhö*	Mi 06	Bl 23	Bl 32	KG 02	KG 03	KG 04	KG 08	Gb 26	LG 04	Ma 36
Lippen, orale Muskeln	Ma 04	Ma 03	Di 04	Ma 06	KG 24	LG 26	Ma 07	Ma 44	Di 20	Di 03
Leber (Entzündung, Stein, Ikterus, Azetonämie etc)	Bl 18	Le 03	Bl 19	LG 09	Bl 20	Ma 36	Le 13	Gb 34	Bl 48	Mi 06
Lumbalregion (renal, iliosacral, lumbosacral), Lende, Lendenwirbelsäule	Bl 23	Bl 40	Gb 30	Bl 60	Gb 34	Bl 25	Bl 37	LG 04	Bl 57	Bl 31
Lendenwirbelsäule, Lenden-, Kreuzbein-Hüftbeschwerden*	Bl 23	Bl 40	KG 04	Gb 34	LG 04	Ma 36	**OT0 1**	**X_3 5**	Bl 24	Le 03
Lymphadenopathie	Ma 36	He 03	Bl 60	Mi 06	Gb 39	**OT0 2**	Ma 31	Pc 01	Di 01	Di 13

137

Bereich										
Männl. und weibl. Äußere Genitalien, Schambereich	KG 04	KG 03	Mi 06	Le 08	KG 07	Le 04	Le 12	KG 01	Le 02	Le 01
Männl. Unfruchtbarkeit Spermatopathien, Anomalien bezgl. Anzahl oder Qualität*	Bl 23	Bl 32	KG 04	Mi 06	Bl 33	KG 03	LG 04	Ni 03	KG 06	Ma 36
Weibliche Brust	KG 17	Dü 01	Ma 18	Gb 41	Ma 36	Ma 16	Mi 18	Di 04	Le 03	Gb 21
Unterkiefer	Ma 06	Ma 07	Di 04	KG 24	Ma 05	Ma 04	Ma 36	Le 03	3E 17	Ma 44
Mastopathie, Brustbeschwerden, Störungen der Milchbildung*	KG 17	**OT0 2**	Gb 21	Ma 18	Ma 36	Di 04	Gb 41	Dü 11	Le 03	3E 05
Oberkiefer	Di 04	Ma 02	Ma 07	Ma 03	Ma 06	Di 20	Ma 04	Dü 18	LG 26	Ma 44
Ober- und Unterkiefer	Ma 06	Ma 07	Di 04	Ma 02	Ma 04	Ma 03	KG 24	Ma 05	Di 20	Ma 44
Vergesslichkeit, Amnesie, Gedächtnisverlust	He 07	LG 11	Bl 15	Bl 43	He 03	LG 20	He 09	NL0 4	Ma 36	Pc 06
Menopause-Beschwerden*	Mi 06	KG 04	Pc 06	Ma 36	Bl 18	Bl 23	Mi 10	Di 04	LG 26	KG 02
Menopause: generelle Punkte für Wallungen und andere Beschwerden	Ma 36	Mi 06	KG 04	Di 04	Pc 06	Gb 21	KG 03	Mi 10	Le 14	Ma 05
Menstruationszyklus, Kontrazeption	Mi 06	KG 04	KG 03	KG 06	Mi 10	Ma 36	Bl 23	Le 03	Bl 32	Bl 33
Menstruation*	Mi 06	KG 04	KG 03	KG 06	Bl 23	Bl 32	Bl 33	Le 03	Mi 10	Ma 36
Mittelfuß, Fuß	Bl 60	Ni 03	Le 03	Mi 06	Bl 57	Ma 41	Gb 41	OT0 1	Ma 42	Gb 41
Mund	Di 04	Di 11	Ma 04	Ma 06	Pc 08	LG 12	LG 27	Di 07	**Z_2 0**	Ma 44
Muskeln, Sehnen, Weichtelgewebe generell	**OT0 5**	**OT0 1**	Gb 34	Ma 36	**OT0 6**	Di 04	Le 03	Di 11	Mi 06	**OT0 3**
Nacken und Halswirbelsäule	Gb 20	LG 14	Di 04	Bl 10	Dü 03	Di 11	**OT0 1**	Gb 21	Gb 39	Dü 15
Nase, Nasenloch, Nüstern, Nasennebenhöhlen, Geruchssinn	Di 04	Di 20	Gb 20	LG 23	Di 11	LG 14	**Z_0 3**	Bl 07	Di 19	Ma 02
Occiput	Gb 20	Bl 10	Dü 03	Bl 60	LG 15	Bl 65	Di 04	Lu 07	LG 20	**OT0 5**
Ödeme, Aszites, Flüssigkeitsansammlung.	Mi 09	KG 09	Ni 07	Bl 23	Ma 36	Bl 20	Ma 25	Ma 06	KG 05	KG 08
Ösophagus	Pc 06	Bl 17	Ma 36	Di 04	KG 17	Di 10	Bl 10	KG 12	KG 22	Bl 20

138

Ovarien	Mi 06	Ma 28	Ma 36	Ma 18	Ma 25	Ma 30	Ma 32	Bl 22	Bl 30	Bl 31
Ovarien und PID*	Mi 06	KG 03	KG 04	Bl 23	KG 06	Mi 10	Lu 07	Y_1 8	Bl 26	Gb 25
Schmerzen, Kolik, Spasmen des Abdomens oder seiner Organe, Peritonitis	Ma 36	KG 12	Mi 06	Pc 06	KG 04	Ma 25	KG 06	Bl 23	Bl 21	KG 03
Pankreas, Diabetes mellitus, Hypo- und Hyperglykämie	Ni 02	KG 12	Bl 23	Ma 36	Mi 06	KG 04	Bl 20	Bl 18	Bl 17	X_1 2
Entbidung	Mi 06	Di 04	Bl 67	Bl 60	Bl 32	Le 03	Bl 31	Ma 36	Mi 09	Bl 62
Entbindung oder Abort, vorher, während und danach*	Di 04	Mi 06	Ma 36	Bl 31	Bl 32	Bl 67	LG 26	Bl 34	KG 06	Le 03
Patella	Mi 09	Mi 10	Gb 33	OT0 1	OT0 5	Bl 40	Le 08	Bl 11	Ma 30	Mi 05
Beckengliedmaße, **Organe** und Funktionen	Gb 34	Ma 36	Gb 30	Mi 06	Bl 60	Bl 40	Bl 57	Gb 39	Gb 31	Ni 03
Penis	Ma 30	Mi 06	Mi 09	Le 01	KG 04	Bl 53	Bl 54	Le 02	Le 05	Ma 20
Penis, Urethra, Libido, männl. Impotenz, Erektionsprobleme*	Bl 23	Bl 32	KG 02	KG 04	Ma 36	Ni 12	Mi 06	KG 06	Le 08	Ni 07
Perineum	Bl 32	LG 01	Bl 31	Bl 30	Bl 33	Bl 34	Le 01	Le 10	Mi 06	Ma 36
Perineum*	Mi 06	Ma 36	Bl 30	KG 02	KG 04	LG 01	LG 20	Le 03	Ma 30	Bl 32
Pleura	Bl 42	Bl 47	Bl 43	Ni 23	Ma 12	Ni 22	Bl 13	Bl 11	Gb 22	Gb 44
Beschwerden nach der Geburt, Wochenbett	Mi 06	LG 20	KG 04	Y_1 6	KG 02	Le 01	KG 03	KG 07	Y_1 8	KG 06
Nach der Geburt, Uterus, Cerbix, Vagina	Mi 06	Y_1 6	KG 04	LG 20	KG 02	Y_1 8	Le 01	Ni 06	Le 08	KG 03
Schwangerschafts-beschwerden	Bl 67	Ma 36	Pc 06	Le 03	Mi 04	Mi 06	Bl 18	KG 17	KG 12	Ni 21
Schwangerschaft: **verboten**/ Abort	Mi 06	Di 04	Bl 67	Bl 60	Le 03	Bl 32	Ma 36	KG 04	KG 03	Bl 31
Prostata	Mi 06	KG 04	KG 03	Bl 23	Bl 28	Mi 09	Ma 29	Gb 34	KG 02	Mi 10
Prostata*	Bl 23	Bl 32	KG 01	Mi 06	Bl 30	KG 03	Ma 29	KG 04	LG 04	Bl 54
Psychische und mentale Beschwerden	He 07	Mi 06	Pc 06	Ma 36	Gb 20	Di 04	LG 20	Le 03	Bl 15	KG 12
Männl. Reproduktion (Impotenz, Spermatorrhoe etc)	Mi 06	KG 04	Bl 23	KG 03	KG 06	Bl 32	LG 04	Bl 33	Bl 31	Ma 36
Atemwege (Trachea, Bronchien, Lunge, Husten, Asthma,	Bl 13	LG 14	KG 22	Di 04	Lu 05	Lu 07	KG 17	Ma 40	Bl 12	Pc 06

Pneumonie, etc										
Salivation, Speicheldrüsen etc	Ma 40	Mi 04	Le 03	Di 04	Dü 05	Di 10	Ma 43	Bl 59	Gb 07	Gb 38
Schulter, Scapula, Schlüsselbein	Di 15	Di 11	3E 14	Dü 11	Dü 09	Di 04	OT0 1	Dü 10	OT0 5	Bl 11
Haut	Di 11	Di 04	Mi 10	Mi 06	Ma 36	Bl 40	LG 14	OT0 5	Bl 13	Gb 20
Dünndarm, Appendix, Caecum, Colon, Rektum	Ma 36	Ma 25	Bl 25	KG 04	L_1 3	KG 12	Bl 27	Pc 06	Mi 15	Ma 37
Rückenmark	Bl 11	LG 14	LG 04	Bl 60	LG 15	Ni 07	Bl 10	LG 20	Ma 36	Ni 08
Milz	Bl 20	Ma 36	Le 13	Bl 51	Mi 06	KG 12	Pc 06	X_1 6	Le 03	Bl 22
Magen und Duodenum	Ma 36	KG 12	Pc 06	Ma 25	Bl 13	KG 06	KG 06	Bl 20	Mi 04	Mi 06
Schweißabsonderung	Ni 07	Di 04	He 06	Dü 03	Mi 02	Le 02	Lu 08	Lu 10	Lu 11	LG 14
Tarsal, Metatarsale	Gb 41	OT0 1	Ma 41	OT0 5	Bl 59	Ni 06	Gb 40	Bl 60	Mi 05	Ni 03
Schläfe	Z_0 9	Gb 20	Gb 08	Gb 41	Di 04	3E 03	3E 05	3E 23	Gb 07	Lu 07
Temporomandibulargelenk, Masseter	Di 04	Ma 07	Ma 06	Gb 02	Ma 05	Dü 19	3E 17	Le 03	LG 26	3E 21
Hoden	Ni 08	Le 10	Mi 06	Mi 09	Bl 23	Bl 52	KG 03	KG 04	Ma 28	Ma 30
Schmerzende Hoden	Mi 06	Ni 08	Ni 12	Gb 34	Mi 04	Bl 23	KG 03	KG 04	Le 06	Bl 23
Hoden*	Mi 06	Bl 23	KG 04	Ma 29	Ma 36	Bl 32	KG 03	Ni 08	Ni 12	Ma 30
Oberschenkel, Femur	Gb 30	Gb 31	Gb 34	Le 08	Ma 36	Bl 23	Le 11	Bl 40	Bl 37	Mi 06
Schultergliedmaßen, its organs und Funktionen	Di 11	Di 15	3E 05	Di 04	Dü 03	3E 04	He 03	Pc 07	Di 10	OT0 5
Brustwirbelsäule, Rücken	LG 14	Bl 40	OT0 1	LG 12	OT0 5	LG 13	X_3 5	LG 09	Bl 60	OT0 6
Thorax und Rücken, seine Organe und Funktionen	Pc 06	Bl 13	Bl 17	Ma 36	Di 11	Di 04	LG 14	Gb 34	Gb 20	He 07
Thorax, Brust, Rippen, Sternum	Gb 34	Pc 06	3E 06	Bl 18	KG 17	Bl 17	Le 13	Bl 14	Le 14	Bl 15
Hals, Pharynx, Larynx, Tonsillen, Stimme	Di 04	Lu 11	KG 22	Di 11	Ma 44	Lu 10	KG 23	Pc 06	Di 18	Dü 17
Schilddrüse, Nebenschilddrüse	KG 22	Di 11	Di 04	Ma 09	Pc 06	Gb 20	Di 18	Bl 10	KG 23	LG 14
Tibia, Fibula	Ma 36	Gb 35	Gb 34	Gb 37	Bl 40	Le 03	Gb 36	Gb 30	Bl 62	Le 02
Zehen	L_0 8	Mi 04	Mi 06	Le 03	OT0 5	Ma 36	Gb 34	OT0 1	Bl 60	Mi 05
Zunge, Sprache	KG 23	LG 15	Di 04	He 05	3E 17	Di 11	3E 05	Ma 06	Gb 20	Z_2 1
Tonisierung	Ma 36	KG 06	KG 04	Bl 43	Bl 20	Pc 06	Bl 23	Di 04	Mi 06	Di 11

140

Zähne, Zahnfleisch	Di 04	Ma 06	Ma 07	Ma 44	Ma 05	KG 24	Dü 18	Di 03	Di 11	Ma 03
Zähne, unten	Ma 06	Di 04	Ma 05	Di 03	Ma 07	Ma 44	Ma 36	KG 24	3E 08	Di 11
Zähne, oben	Di 04	Ma 07	Ma 06	Ma 44	Dü 18	Di 20	Ma 02	Ma 36	LG 26	Dü 05
Trachea	KG 22	Ma 40	Di 04	Bl 13	Lu 02	LG 14	Bl 11	Lu 07	KG 17	Pc 06
Ureter	Bl 23	KG 07	Mi 06	KG 03	Ma 30	Ni 07	KG 04	KG 06	Le 03	Ma 29
Urethra	KG 04	KG 03	KG 07	Le 08	Mi 06	KG 01	Bl 23	Mi 09	Bl 32	Bl 28
Harnprobleme*	Bl 23	KG 04	KG 06	Mi 06	Bl 28	Bl 32	KG 06	Ma 36	KG 02	Mi 09
Harninkontinenz, - verhalt oder Harnabsatz während des Geschlechtsverkehrs*	KG 03	KG 04	Mi 06	Bl 23	Bl 28	Bl 32	KG 06	Ma 36	Mi 09	KG 02
Harnapparat und seine Funktionen	Mi 06	Bl 23	Bl 28	KG 03	KG 04	KG 06	Ni 03	Mi 09	KG 02	Bl 32
Urogenital-Apparat (generelle Beschwerden)	Mi 06	KG 04	Bl 23	KG 03	KG 06	Bl 28	Ni 03	Bl 32	Ma 36	Mi 09
Uterus und Cervix*	KG 03	KG 04	Mi 06	KG 06	Ma 30	Y_1 8	Bl 23	Mi 09	Mi 01	Bl 30
Uterus, Cervix	KG 04	LG 02	Mi 06	Mi 10	Bl 23	KG 03	KG 06	Ma 30	Bl 30	Bl 31
Vagina	Bl 30	Bl 31	Bl 32	Bl 33	Bl 34	LG 02	Mi 06	Mi 09	Mi 10	KG 02
Scheitelbereich	LG 20	Gb 20	Le 03	Ni 01	Di 04	Bl 07	LG 19	Bl 60	Gb 11	Dü 03
Taille, Flankenbereich	Gb 34	Gb 40	Bl 40	Gb 30	Gb 41	Ma 36	Bl 23	Gb 39	Le 02	Le 13
Handgelenk, Carpus	3E 04	3E 05	Di 04	Pc 07	Di 05	Lu 07	Dü 04	Pc 06	Di 11	**OT0 1**

Die Häufigkeit der Nennung für die Punkte aus der "Kochbuch"-Datenreihe oben sind in der Tabelle unten aufgeführt. Die Punkte sind nach absteigender Häufigkeit sortiert.

Punkt	Ma 36	Mi 06	Di 04	KG 04	Bl 23	KG 03	Pc 06	KG 06	Di 11	Le 03
Treffer	.570	.525	.418	.335	.304	.259	.241	.222	.222	.222
Punkt	Bl 32	Gb 34	LG 14	Mi 09	Gb 20	Bl 40	KG 12	Bl 60	**OT01**	**OT05**
Treffer	.190	.165	.146	.146	.139	.127	.127	.120	.120	.108
Punkt	LG 20	Mi 10	KG 02	Bl 31	Ma 06	Ma 25	3E 05	Bl 20	KG 17	Ma 30
Treffer	.101	.095	.089	.082	.082	.082	.082	.076	.076	.076
Punkt	Bl 18	Bl 30	Gb 30	Bl 33	LG 26	Lu 07	Ma 44	KG 22	Gb 39	LG 04
Treffer	.070	.070	.070	.063	.063	.063	.063	.057	.057	.057
Punkt	Ni 03	Le 08	Ma 04	Ma 07	Bl 10	Bl 13	Bl 28	Di 20	Le 01	Dü 03
Treffer	.057	.057	.057	.057	.051	.051	.051	.051	.051	.051
Punkt	Ma 29	Bl 57	KG 01	KG 08	**Y_18**	Bl 11	Bl 17	Bl 21	Bl 34	KG 24
Treffer	.051	.044	.044	.044	.044	.038	.038	.038	.038	.038
Punkt	Gb 21	Gb 41	He 03	He 07	Ni 01	Di 10	Di 15	Mi 04	Ma 02	Ma 05
Treffer	.038	.038	.038	.038	.038	.038	.038	.038	.038	.038
Punkt	**Z_09**	Bl 25	Bl 37	Bl 43	KG 07	Gb 40	Ni 07	Di 03	Le 02	Le 13
Treffer	.038	.032	.032	.032	.032	.032	.032	.032	.032	.032
Punkt	**OT06**	Pc 07	Ma 03	3E 17	**Z_03**	**A_22**	Bl 02	Bl 12	Bl 15	Bl 67
Treffer	.032	.032	.032	.032	.032	.025	.025	.025	.025	.025
Punkt	Gb 31	LG 01	LG 12	LG 15	Ni 08	Ni 12	Lu 05	Lu 10	Lu 11	Pc 05
Treffer	.025	.025	.025	.025	.025	.025	.025	.025	.025	.025
Punkt	Mi 05	Ma 40	Ma 41	3E 04	3E 06	**X_35**	Bl 19	Bl 54	KG 23	Gb 14
Treffer	.025	.025	.025	.025	.025	.025	.019	.019	.019	.019
Punkt	Gb 25	Gb 26	Gb 38	LG 02	LG 09	LG 13	LG 23	Le 04	Le 14	**OT02**
Treffer	.019	.019	.019	.019	.019	.019	.019	.019	.019	.019
Punkt	Pc 09	Dü 04	Dü 07	Dü 09	Dü 11	Dü 18	Ma 18	Ma 37	3E 03	**A_01**
Treffer	.019	.019	.019	.019	.019	.019	.019	.019	.019	.013
Punkt	Bl 07	Bl 14	Bl 22	Bl 26	Bl 27	Bl 51	Bl 52	Bl 59	Bl 62	KG 05
Treffer	.013	.013	.013	.013	.013	.013	.013	.013	.013	.013
Punkt	Gb 02	Gb 07	Gb 08	Gb 22	Gb 24	LG 27	He 05	He 06	Ni 06	Di 01
Treffer	.013	.013	.013	.013	.013	.013	.013	.013	.013	.013

142

Punkt	Di 18	Le 06	Le 10	L_08	L_13	Pc 01	Pc 03	Pc 08	Dü 05	Dü 10
Treffer	.013	.013	.013	.013	.013	.013	.013	.013	.013	.013
Punkt	Dü 19	Mi 13	Ma 09	Ma 28	Ma 32	3E 08	3E 21	3E 23	Y_16	Bl 01
Treffer	.013	.013	.013	.013	.013	.013	.013	.013	.013	.006
Punkt	Bl 16	Bl 24	Bl 35	Bl 36	Bl 42	Bl 47	Bl 48	Bl 53	Bl 61	Bl 64
Treffer	.006	.006	.006	.006	.006	.006	.006	.006	.006	.006
Punkt	Bl 65	KG 09	KG 13	KG 15	Gb 05	Gb 11	Gb 29	Gb 33	Gb 35	Gb 36
Treffer	.006	.006	.006	.006	.006	.006	.006	.006	.006	.006
Punkt	Gb 37	Gb 42	Gb 44	LG 11	LG 16	LG 19	LG 22	LG 24	He 01	He 09
Treffer	.006	.006	.006	.006	.006	.006	.006	.006	.006	.006
Punkt	Ni 02	Ni 04	Ni 11	Ni 21	Ni 22	Ni 23	Di 05	Di 07	Di 12	Di 13
Treffer	.006	.006	.006	.006	.006	.006	.006	.006	.006	.006
Punkt	Di 14	Di 19	Lu 02	Lu 08	Le 05	Le 11	Le 12	L_16	L_23	NL04
Treffer	.006	.006	.006	.006	.006	.006	.006	.006	.006	.006
Punkt	OT03	Pc 04	Dü 01	Dü 06	Dü 08	Dü 15	Dü 17	Mi 01	Mi 02	Mi 11
Treffer	.006	.006	.006	.006	.006	.006	.006	.006	.006	.006
Punkt	Mi 12	Mi 14	Mi 15	Mi 18	Ma 01	Ma 12	Ma 13	Ma 16	Ma 20	Ma 31
Treffer	.006	.006	.006	.006	.006	.006	.006	.006	.006	.006
Punkt	Ma 34	Ma 35	Ma 42	Ma 43	3E 09	3E 10	3E 12	3E 14	X_12	X_16
Treffer	.006	.006	.006	.006	.006	.006	.006	.006	.006	.006
Punkt	Y_11	Y_17	Z_20	Z_21						
Treffer	.006	.006	.006	.006						

Es ist klar, daß die am häufigsten genutzten Punkte in den ersten vier Reihen genannt sind.

Die meistgenutzten Punkte sind Ma 36, Mi 6, Di 4, KG 4, Bl 23, gefolgt von KG 3, Pc 6, KG 6, Di 11, und Le 3.

Entsprechend der Angaben sind die meistgenutzten Punkte jedes Meridians:

Lu 7	Di 4	Ma 36	Mi 6	He 3	Dü 3	Bl 23	Ni 3	Pc 6	3E 5	Gb 34	Le 03	LG 14	KG 04
.06	.41	.57	.52	.03	.05	.30	.05	.24	.08	.16	.22	.14	.33

144

Kapitel 5

Homöopathie

Homöopathische Konzepte, Theorien und Therapien waren Gegenstand von Diskussion, Untersuchung und Erprobung in vielen Kulturen, ob in China, Indien, Persien, Amerika oder Europa. Die Homöopathie ist eine ebenso viel diskutierte und wie umstrittene medizinische Therapieform. Der Grund dafür ist die Natur der homöopathischen Arzneimittel. In der Kräutertherapie geben wir verschiedene Pflanzen oder Kräuter, die pharmakologisch wirksame Stoffe enthalten. In der Akupunktur stimulieren wir bestimmte Punkte oder Nerven, wodurch messbar bestimmte körpereigene Stoffe oder Endorphine ausgeschüttet werden. Aber in der Homöopathie kann von einem materiellen Standpunkt aus, nichts chemisch gemessen werden, bis auf den Trägerstoff, der die potenzierten Heilmittel trägt. Eine wissenschaftliche Standard-Analyse der Laktose-Pillen, die die verdünnten und potenzierten homöopathischen Mittel tragen, ergibt keine nachweisbaren Verbindungen und Inhaltsstoffe - außer Laktose. (Mehr Details finden Sie im Kapitel über Potenzierung)

Geschichte der Homöopathie

Das Grundprinzip der Homöopathie nennt der Satz "Similia similibus curentur" ("Ähnliches werde durch Ähnliches geheilt" oder "Ähnliches heilt Ähnliches"). Genauer betrachtet, heilt ein homöopathisches Mittel eine Krankheit, deren Symptome jenen ähneln, die durch eine toxische Dosis dieses Mittels in einem gesunden Körper hervorgerufen würden. Dieses Prinzip ist seit der Antike bekannt; schon Philosophen und Heiler wie Hippokrates und Paracelsus äußerten die gleichen Ideen. Das Prinzip kommt, natürlich, von einem alten ganzheitlichen Konzept: Der Körper produziert Symptome, um ein Organ zu unterstützen, das nicht physiologisch arbeitet, oder um einen krankhaften Prozess zu beheben. *Christian Friederich Samuel Hahnemann* (1755-1843), ein deutscher Arzt, sammelte diese überlieferten Ideen und Theorien und entwickelte daraus systematisch ein ganzheitliches System der Therapie. Sein bahnbrechendes Buch "Das Organon" ist noch heute der Schlüssel für die homöopathische Lehre. Hahnemann nannte diese Theorie nach den griechischen Wörtern **homoios**, das man mit "ähnlich" oder "gleichwertig" übersetzt, und **pathos**, was Leiden oder Fehlfunktion bedeutet (Homöopathie wird in den europäischen Ländern unterschiedlich geschrieben, wie homøopati, homøopati, Homöopathie, homopati oder homeopati).

Zu Beginn seiner medizinischen Karriere wusste Hahnemann, dass die Symptome der Vergiftung einer Substanz denen ähnelten, die die gleiche Substanz in sehr niedrigen Dosen zu heilen vermochte. Anders ausgedrückt: Wenn man eine pathogene Substanz gering dosiert, wird daraus ein Heilmittel. Er experimentierte mit immer niedrigeren Dosierungen, also mit immer höheren Verdünnungen. Während dieser Versuche mit den verdünnten Substanzen und zunehmender Verwässerung entdeckte er zufällig das *Prinzip der Potenzierung*. Dies bedeutet, dass die Tinktur oder Substanz, die als Heilmittel vorbereitet werden soll, Schritt für Schritt immer weiter verdünnt und verschüttelt wird, bis die Konzentration gegen Null tendiert. Bei den höheren Verdünnungen (Potenzen) ist nach den Gesetzen der Physik kein einziges Molekül des Ausgangsmaterials mehr nachweisbar. Paradoxerweise aber - und ganz im Gegensatz zu dem, was man von den Gesetzen der konventionellen Pharmakologie erwartet - potenziert dieses Verfahren das Mittel: Seine therapeutische Wirkung wird mit zunehmender Verdünnung bzw. Potenzierung klarer, sauberer, leistungsfähiger und genauer.

Zwei Beispiele aus der klinischen Homöopathie

• Spät an einem Samstagabend griff ein 7-jähriger Junge nach einem glühenden Schürhaken und warf ihn, erschrocken vom Schmerz, auf den Herd, um den Teppich seiner Oma nicht zu beschädigen. Dabei zog er sich eine Verbrennung dritten Grades zu, drei Zentimeter lang, auf Daumen und Zeigefinger. Das Haus war viele Kilometer von der nächsten Apotheke entfernt, und die Großmutter hatte keine Brandsalbe oder schmerzstillenden Heilmittel jeglicher Art im Haus. Dieses Haus lag aber auf dem Land, und direkt vor der Küchentür wuchsen Brennnesseln. In den bewährten Indikationen der Homöopathie wird die Kleine Brennnessel (gemeine Brennnessel) für Verbrennungen empfohlen. Da nichts Besseres verfügbar war, stellte der Vater des Jungen, ein Tierarzt und Alternativ-Mediziner, einen

146

Brennessel-Extrakt mit Leitungswasser her. Er gab einen Tropfen Brennessel-Saft in ein Glas Wasser, verschüttelte die Lösung, und wiederholte die Prozedur fünf weitere Male. Von der so erhaltenen wässrigen Substanz gab er seinem Sohn eine Stunde lang alle zehn Minuten einen Löffel voll ein. Schon Sekunden nach dem ersten Löffel hörte der Junge auf zu schreien. Innerhalb von zwei, höchstens drei Tagen war die Läsion spurlos verschwunden. An den medizinischen Universitäten lehrt man, dass dies nicht möglich sei - die Verbrennung hätte eine Entzündung verursacht und zwei bis drei Wochen zur Heilung gebraucht. Aber das klinische Ergebnis war wie beschrieben - unglaublich. Man fragt sich, wer teure Analgetika, Antihistaminika oder Kortikosteroide kaufen würde, um Verbrennungen, Stiche, Nesselsucht oder andere Haut-Allergien zu behandeln, wenn nicht mehr notwendig ist, als mit einem Brennessel-Blatt aus dem nächstgelegenen Graben eine hausgemachte Verdünnung von Urtica urens zum Einnehmen herzustellen. Allerdings wirkt Urtica nicht immer so dramatisch wie in diesem Fall.

• Vor vielen Jahren brachte ein besorgter Vater sein kleines Mädchen zu mir. Das Kind kämpfte um sein Leben, seit es im Alter von vier Jahren konzentriertes NaOH (Natriumhydroxid) getrunken hatte - Ätznatron. Die Speiseröhre wurde stark beschädigt. Jetzt war sie trocken wie Pergament, leblos und völlig funktionslos. In den zwei oder drei Jahren, die seit dem Unfall vergangen waren, hatte das Mädchen zahllose Infektionen durchgemacht mit anschließender antibiotischer Behandlung. Alle ihre Speisen und Getränke mussten über eine implantierte Magensonde gegeben werden. In diesem Fall war die Ursache der Verletzung oder Krankheit offensichtlich, es war die ätzende Wirkung des NaOH. Also nahm ich etwas Ätznatron und potenzierte es **(siehe Seite 00),** stellte so ein isopathisches Heilmittel her. Die Kleine nahm zweimal täglich 5 Tropfen von diesem Mittel. Schon nach wenigen Tagen kamen Vitalität und Funktion der Speiseröhre zurück. Nach 3 Wochen wurde die Magensonde entfernt. Nach 2 Monaten war das Mädchen in der Lage, wieder normal zu essen und blieb fortan klinisch gesund. Dieser Fall ist natürlich ein Beispiel für die klinische Verwendung von Isopathie anstatt Homöopathie.

Die *Isopathie* ist eng mit dem **"Similia similibus curentur"** Paradigma der Homöopathie verwandt. Sie kann hervorragend bei der Behandlung von Vergiftungen mit einem *bekannten toxischen Agens*, bei der Entgiftung des Körpers von toxischen Schwermetallen und in der Therapie von Allergien mit bekannten Allergenen helfen. Dabei unterscheidet sich die Isopathie von der Homöopathie in einem entscheidenden Punkt: *In der Isopathie gibt man eine potenzierte Verdünnung der Zutat(en), die* **tatsächlich** *die Läsionen oder Beschwerden verursacht hat oder haben (iso = gleich, homeo = ähnlich).*

Ein Beispiel für klinische Isopathie

An einem heißem, sonnigen Tag verspürte eine Dame plötzlich starken Juckreiz am ganzen Körper. Sie hatte keine Ekzeme oder Dermatitis, außer dass an einigen Stellen Kratzspuren von ihren Nägeln sichtbar waren. Die Ärmste wusste nicht, wo sie sich am meisten kratzen sollte, weil ihr Körper von oben bis unten juckte. Auf Befragung stellte sich heraus, dass sie ihre Sonnenöl-Marke gewechselt und die neue Lotion erstmals an diesem Tag aufgetragen hatte. Eine einfache Verdünnung der verdächtigen Lotion (1 Tropfen Lotion auf eine Tasse Wasser, diese Mischung verschüttelt , dann aus der gewonnenen Lösung mit einem Tropfen auf einer Tasse Wasser wiederholt, das ganze 6 mal durchgeführt) wurde hergestellt. Die Dame wurde gebeten, alle 2 Minuten einen Teelöffel voll einzunehmen. Der Juckreiz verschwand innerhalb von 10 Minuten. Der Patientin wurde empfohlen, die neue Lotion in Zukunft zu vermeiden. Sie kaufte ihre ursprüngliche Sonnencreme am nächsten Tag und benutzte nur noch diese. Der Juckreiz kam nicht zurück. Ein weiteres, eng mit dem "Similia similibus curentur" Paradigma der Homöopathie verwandtes Heilverfahren ist die *Nosoden-Therapie*. Hier verwendet man eine potenzierte Verdünnung aus einer pathogenen mikrobiellen Kultur (zum Beispiel Staphylococcus aureus), einem Körpergewebe oder einer Flüssigkeit, Sekretion oder Exkretion, die das an der Entstehung der Erkrankung beteiligte infektiöse Agens enthält. Die verschüttelte Verdünnung des Materials wird als Nosode bezeichnet. So kann man Nosoden aus einem Tropfen von infiziertem Blut oder eitriger Milch herstellen, oder aus der Sekretion aus dem Auge, Nase, Rachen, Luftröhre oder der Vagina, wie auch aus einem Tropfen Serum eines Herpes Blister oder

einem Tropfen vom Durchfall, um die entsprechende Infektion an
Euter, Augen, Nase, Hals, Atmungstrakt, Fortpflanzungsorganen,
Herpes-infiziertem Gewebe oder Gastro-Intestinaltrakt zu behandeln.
Einige bezeichnen die Nosoden-Therapie als eine primitive Form der
"Impfung". Andere sehen in ihr viel mehr - die Rückgabe des
gesamten Informationsmusters des Körpers, einschließlich der
Krankheitserreger. Von diesem Informationsmuster sollte der Körper
sein eigenes Ungleichgewicht behandeln und korrigieren. Die
klinischen Ergebnisse der Nosoden-Therapie sind jedoch
unzuverlässig. Einige Therapeuten berichten von hervorragenden
Ergebnissen bei der Verwendung spezifischer Nosoden für
bestimmte Tiere. Wenn aber die gleiche Nosode in einer großen
Gruppe von Tieren, unabhängig von ihren individuellen
Eigenschaften verwendet wird, können die Ergebnisse schlecht sein.
So ergaben zum Beispiel vier unabhängige, kontrollierte klinische
Studien zur Prophylaxe von Mastitis bei Kühen in Irland und
England ähnliche Ergebnisse: Zwischen der mit Nosoden
behandelten Gruppe und der Kontrollgruppe gab es keine
statistischen Unterschiede in Milchzellgehalt, Milchleistung und
Mastitis Aufkommen (Phil Rogers, persönliche Mitteilung).

Homöopathische Verschreibung: Um das richtige homöopathische Mittel
zu verschreiben, muss man die *toxischen Symptome* von vielen Hunderten
verschiedener Substanzen kennen, um diese mit der *gesamten
Krankheitsgeschichte und dem Symptom-Bild* des Patienten zu vergleichen.
Hahnemanns Studien überzeugten ihn, dass nur multifaktorielle Ursachen
den Ursprung der Krankheit zu erklären vermochten. Er verstand die
Krankheit als Ergebnis von drei Faktoren: der physischen, psychischen und
vererbten Schwächen des Einzelnen. Ebenso seien externe Stressoren oder
Auslöser wie Wind, Kälte usw. zu berücksichtigen. Das symptomatische
Bild des Patienten sei die einzige Möglichkeit, das richtige Mittel zu finden
und damit die Heilung einzuleiten. Durch das Studium der *Veränderungen
der Symptome*, so Hahnemann, könne man den Ursprung der Krankheit
bestimmen und somit eine "logische Arzneimittel-Diagnose" stellen, auch
wenn die physiologische Ursache nicht bekannt ist. Wir haben diese Art
des Denkens im Abschnitt über Diagnose unter den Modifikationen
diskutiert.

Hahnemann entdeckte, dass Symptomen-Veränderungen durch Wärme, Kälte, Wind, Luftfeuchtigkeit und Zugluft usw. Hinweis auf die Entstehung der Symptome gab. Diese auslösenden Faktoren ähneln bemerkenswert denen in der TCM (Traditionelle Chinesische Medizin) beschriebenen äußeren Stressoren (Hitze, Feuchtigkeit, Trockenheit, Kälte, Wind, etc.). Allerdings interessierte sich Hahnemann nicht sehr für die Ursache einer Erkrankung, ob anatomisch oder physiologisch. Er entschied sich für Heilmittel, die *auf die Gesamtheit der Symptome* abgestimmt waren, und gab diese Mittel, um die Krankheit zu behandeln. So versäumte er das Verständnis für die grundlegenden Prozesse (die physiologischen Prozesse), zumindest in seinen Lehren.

Ein Beispiel:

Eines der ersten Mittel, die Hahnemann analysierte, war die *Rinde des China Baums*. Damals nutzte man die *Chinarinde* (bzw. den Extrakt daraus namens Chinin) um Malaria zu behandeln. Hahnemann nahm das Chinin in üblicher Dosis ein, was bei ihm - er reagierte sehr sensibel - nach wenigen Tagen Vergiftungssymptome verursachte. Er hatte Schüttelfrost, Herzklopfen, starken Puls, Müdigkeit und wiederkehrende Fieberanfälle. Alle diese Symptome waren denen der Malaria äußerst ähnlich: Ein Malaria-Erkrankter litt unter den gleichen Krankheitssymptomen, wie sie die Vergiftung durch Chinarinde hervorbrachte.

Danach testete Hahnemann mehr und mehr Heilmittel an sich selbst, seiner Familie, Freunden und Mitarbeitern. In diesen Arzneimittelprüfungen fand er Ähnlichkeiten zwischen den Vergiftungserscheinungen und den Indikationen für die Verwendung bei der Heilung von Krankheiten, und er wurde mehr und mehr davon überzeugt, *dass eine Substanz, die bestimmte Anzeichen und Symptome der Vergiftung bei einem gesunden Individuum auslöst, diese Erscheinungen an einem Patienten heilt, der unter einem ähnlichen Syndrom leidet.*

150

Die homöopathische Methode

Im all den Jahren, in denen Hahnemann forschte, und ebenso nach seinem Tod, wurden alle homöopathischen Mittel gründlich an verschiedensten Menschen untersucht in Bezug auf die Symptome, die sie verursachen. Die Ergebnisse dieser Arzneimittelprüfungen, also die gesammelten Symptome, sind als *Arzneimittelbilder* in einem großen Buch beschrieben, der **Homöopathischen Materia Medica**. Um homöopathische Mittel zu verwenden, müssen wir diese Symptomen-Sammlungen kennen. Bei der Beschäftigung mit einem Patienten gilt es, das Arzneimittelbild zu erkennen und so das richtige Mittel zu verschreiben.

Um diesen Prozess zu erleichtern, und damit wir uns nicht all die winzigen Details merken müssen, können wir ein weiteres Buch verwenden, das **Homöopathische Repertorium**. Hier sind die meisten Symptome alphabetisch indexiert. Zu jedem Symptom sind die in Frage kommenden Heilmittel aufgeführt. Wenn wir nun zum Beispiel fünf Symptome als relevant ansehen und China wird für alle fünf Symptome als passend genannt, dann prüfen wir anhand der Materia Medica, ob China auch insgesamt auf das vorliegende symptomatische Bild passt. Das Repertorium ist somit eine Hilfe, um uns der richtigen Lösung zu nähern, aber wir müssen die Gesamtheit der Symptome in der Materia Medica bestätigt finden. Heute sind Repertorien als Computer-Software mit dem gesamten homöopathischen Repertoire in einem benutzerfreundlichen Format erhältlich. Man gibt alle Symptome und Modalitäten ein und die Software liefert die Heilmittel mit der besten Übereinstimmung.

Die Schulmedizin akzeptiert inzwischen den therapeutischen Wert der Akupunktur. Leider ist dies nicht der Fall mit der Homöopathie. Die Gründe hierfür sind vielfältig, aber einer der wichtigsten ist, dass die Mittel in den üblichen Verdünnungen kein einziges Molekül der Ausgangssubstanz enthalten. Ein weiterer Grund ist, dass die klinische Wirkung der Homöopathie in Doppelblindstudien nicht zu verifizieren ist. Wir werden dies später noch genauer betrachten.

Homöopathen beschreiben die Wirkung der Mittel durch die "Informationsstruktur des Stoffes", eine Art "Resonanz" oder versteckte Information. Natürlich fällt es wissenschaftlich ausgerichteten Ärzten oder Forschern schwer, das zu begreifen oder gar zu bestätigen. Dass der Trägerstoff, sei es Wasser, Alkohol oder Laktose, die Informationen einer Pflanze oder eines Metalls transportieren kann ohne ein einziges nachweisbares Molekül, ist an sich schon unglaublich. Dass diese

"Informationen" mit dem Körper kommunizieren können und diesen veranlassen, Krankheiten wie Psoriasis, Depression oder rheumatoide Arthritis zu heilen, ist völlig absurd, so die Überzeugung der materiell eingestellten "wissenschaftlichen Ärzte". Ein Ende des intellektuellen Disputs ist nicht abzusehen, trotz der vielen Zeit und Energie, die für Erklärungsversuche aufgewendet wurden, wie die Verdünnungsmittel (wässrige oder alkoholische Träger oder Laktosebasis) diese "Informationsmuster" transportieren. Besonders schwierig ist natürlich zu verstehen, dass bei einigen Herstellungsverfahren der flüssige Träger komplett verdampft wird, um die Globuli oder Pillen herzustellen. (Interessant ist jedoch, dass viele Atomphysiker kein Problem damit haben, dieses Phänomen zu glauben).

Homöopathen und Wissenschaftler sind sich einig, dass eine kontinuierliche serielle Verdünnung einer Substanz seine physikalische oder chemische Konzentration schließlich auf Null reduziert. Homöopathische Experten jedoch behaupten, dass die Potenzierung (kräftige Schüttelschläge) zwischen jeder Verdünnung Tausende von kleinen Bläschen im Trägerstoff erzeugt und so die "Informationsmuster" bewahrt, die die therapeutische Wirkung des Mittels sichern. Sie geben an, dass die Potenzierung eine strukturelle Veränderung der Oberflächenspannung der Wassermoleküle in der Schicht zwischen Wasser und Blasen bewirkt. Auf diese Weise bewahrt der Trägerstoff auch ohne messbaren Wirkstoff die Informationsstruktur oder die therapeutische Kraft des Heilmittels. Nach dem Avogadro-Gesetz ist die Zahl der Moleküle in einem Gramm einer Substanz $6x10^{23}$. Wenn wir zum Beispiel jede Substanz 24 mal um 1:10 verdünnen (um eine Potenz von D24 herzustellen) ist die Konzentration $1x10^{-24}$. Theoretisch sind in dieser Verdünnung keine Moleküle der Ausgangssubstanz mehr messbar. In der Praxis ist es schon unmöglich, den Stoff in Verdünnungen wie D7 oder D8 nachzuweisen. Daher geht die Schulmedizin davon aus, dass in Potenzierungen höher als D6 eine toxische Wirkung nicht möglich ist. Zumindest können so homöopathische Mittel nicht aus Gründen der Toxizität oder mangelnder Sicherheit abgelehnt werden!

Studien über die biologische Wirkung von homöopathischen Arzneimitteln

Viele Studien haben versucht, die Effekte der potenzierten Substanzen zu untersuchen und zu erklären. Solche Studien fokussieren sich

152

hauptsächlich auf biologische Systeme. Viele zeigten eine gewisse Wirkung auf das Wachstum von Hefezellen, die Entgiftung bei Tieren und einigen anderen Prozessen. Es ist jedoch interessant, dass, wenn kritische und wissenschaftlich Gesinnte solche Studien wiederholten, die Ergebnisse nicht reproduzierbar waren. Es scheint, als müssten die Forscher *eine positive und erwartungsfrohe Einstellung* haben, um positive Ergebnisse zu erzielen. Dies zeigt, dass die psychische Verfassung der Prüfer wichtig ist; ähnliche Phänomene kennt man aus der quantenphysikalischen Forschung. *Auch hier scheinen die Ermittler die Ergebnisse zu beeinflussen.* **Die Absicht und der konzentrierte Wille** *der Prüfer - oder des klinischen Therapeuten - sind wichtig im Hinblick auf das Ergebnis.* Dies könnte auch erklären, warum die Homöopathie besser in der praktischen Klinik als in kritischen Doppelblindstudien zu funktionieren scheint.

Wenn wir sorgfältig Hahnemanns letzte Ausgabe seiner Schriften lesen [die 6. Auflage des "Organon der Heilkunst", beendet im Jahr 1842 (dem Jahr bevor Hahnemann starb) und veröffentlicht im Jahre 1921], finden wir starke Hinweise darauf, dass auch er sich der Bedeutung des Therapeuten und dessen Einstellung bewusst war.

In § 288 schreibt er: *"... durch den kräftigen Willen eines gutmeinenden Menschen auf einen Kranken, mittels Berührung und selbst ohne dieselbe, ja selbst in einiger Entfernung die Lebenskraft des gesunden mit dieser Kraft begabten Menschen in einen anderen Menschen dynamisch einströmt... und in dem Kranken die Lebenskraft einsetzt... Diese Art der Heilung ist eine der leistungsfähigsten. "*

Auch in § 265 finden wir eine sehr interessante Beobachtung von Dr. Samuel Hahnemann. Hier schreibt er: *"Es ist Gewissenssache für ihn, in jedem Falle untrüglich überzeugt zu seyn, daß der Kranke jederzeit die rechte Arznei einnehme, und deßhalb muß er die richtig gewählte Arznei dem Kranken aus seinen eigenen Händen geben, auch sie selbst zubereiten."* Er fügt hinzu: *"Um dieses wichtige Grundprincip meiner Lehre aufrecht zu erhalten, habe ich seit dem Beginne ihrer Entdeckung viele Verfolgungen erduldet".*

§. 265.

Es ist Gewissenssache für ihn, in jedem Falle untrüglich überzeugt zu seyn, daß der Kranke jederzeit die rechte Arznei einnehme, *und deßhalb muß er die* \ *richtig* ./ *gewählte Arznei* \ *dem Kranken* / , **aus seinen eignen Händen** \ ,[1271] / *geben, auch sie selbst*[1272] *zubereiten*[1273] *)*.[1274]

[1275] *I) Um dieses wichtige Grundprincip meiner Lehre aufrecht zu erhalten, habe ich seit dem Beginne ihrer Entdeckung viele Verfolgungen erduldet.*

Faksimile vom dem Buch Hahnemanns.

Was Hahnemann hier beschreibt, ähnelt sehr stark meiner Beschreibung der Heilung im Kapitel über "Antroposophische Medizin", Seite 00. Da Hahnemann keine Doppelblindstudien durchführte und zu seiner Zeit keine Maschinen seine Medikamente herstellten, konnte er sicher nicht abschätzen, dass diese beschriebene "Macht" einer der wichtigsten Faktoren bei jeder Heilung war (wie auch Rudolf Steiner im Jahre 1920 beschrieb).

Auch der diagnostische Teil der Homöopathie, d.h. wie und welche Heilmittel gewählt werden, ist sehr individuell. Es hängt ab von einer Übereinstimmung des Arzneimittelbildes mit dem genauen Symptom-Bild des Patienten. (Das gleiche gilt für die Akupunktur: Zwei Personen mit einer Erkältung bekommen nicht die gleiche Behandlung, weil beim einen klarer Schleim erscheint, beim anderen aber vielleicht eitriger gelber Schleim, und diese Unterschiede verändern die Auswahl der Akupunkturpunkte wie auch des homöopathischen Mittels). Daher ist es sehr schwierig, anhand von großen klinischen Studien die therapeutische

154

Wirkung der Homöopathie zu beweisen. Nur wenige Studien wurden veröffentlicht, die im Ergebnis überwiegend bezweifeln, dass Homöopathie wirkt.

Abgesehen von den Schwierigkeiten bei der Gestaltung und Umsetzung ist die Knappheit der klinischen homöopathischen Studien vor allem auf mangelnde Forschungsförderung zurückzuführen. Die Heilmittel-Kosten einer homöopathischen Behandlung betragen nur einen winzigen Bruchteil der Umsätze für andere ärztliche und tierärztliche Pharmazeutika. Dies würde sehr kleine Gewinne in der Branche erzeugen. Die milliardenschwere internationale Pharmaindustrie kann es einfach nicht wollen, der Homöopathie breite klinische Vorteile zuzugestehen, denn daraus ergäbe sich eine starke Erosion ihres lukrativen Marktes. Daher ist die Branche höchst unwillig, Experten-unabhängige homöopathische Studien zu finanzieren.

Veterinär Homöopathie

Die ersten veröffentlichten Berichte der homöopathischen Behandlung von Tieren stammen nicht von Tierärzten, sondern von Ärzten. Schon Hahnemann behandelte Tiere homöopathisch. In der Bibliothek der Universität Leipzig sind Dutzende von Handschriften zur Veterinärhomöopathie aus einem Zeitraum von über 100 Jahren archiviert. Dr. Lux (1773-1849), ein deutscher Tierarzt, war offizieller Gründer der Veterinärhomöopathie. Im Jahr 1833 veröffentlichte er die erste Abhandlung über das Thema. Mehr Tierärzte traten in seine Fußstapfen, vor allem in Deutschland.

Heute hat die Veterinärhomöopathie ihren größten Einsatz in Deutschland und Frankreich, wo es üblich ist, dass Tierärzte sie routinemäßig in ihrer Praxis verwenden. Studien haben gezeigt, dass in 25 Prozent aller in diesen Ländern durchgeführten Behandlungen Homöopathie zumindest Teil der Therapie ist. Sie wird in mehreren deutschen Veterinär-Schulen und in mindestens zwei Schulen in Frankreich (Nantes und Paris) unterrichtet. Auch in anderen europäischen Ländern sowie in den USA, Südamerika und Indien wird die Homöopathie immer mehr angewandt, sowohl bei Menschen als auch bei Tieren.

Zusammengefasst fehlt der Homöopathie in der medizinischen und veterinärmedizinischen Praxis ein "wissenschaftlich akzeptabler Beweis" für ihre Wirksamkeit. Es ist jedoch ein Verfahren, das - richtig angewandt -

aus Sicht der Anwender in der klinischen Praxis wirksamer ist als die meisten anderen Therapieformen. Dies ist ein Paradox - wie viele andere Aspekte des Lebens scheint es sich selbst zu widersprechen.

Kann die Vielzahl von homöopathischen Anwendern falsch liegen? Werden die Verantwortlichen der EMA (Europäische Arzneimittel-Agentur) es schaffen, die Homöopathie verbieten zu lassen, oder durch bürokratische Hürden die Hersteller homöopathischer Arzneimittel zur Einstellung der Produktion zu bewegen aufgrund der hohen Kosten für die Registrierung jedes Heilmittels? Nur die Zeit wird es verraten. Leider, denn niemand weiß, was geschieht, wenn die homöopathischen Mittel aufgegeben werden. Die Befürworter der EMA sind dabei, die ersten Schlachten mit dem Ziel des Verbotes der Homöopathie zu gewinnen. Die Europäische Union (EU) hat ihre Verwendung in Tieren, die zur Gewinnung von Lebensmitteln dienen, seit 1995 verboten (Einen besseren Beweis für die Wirkung der Homöopathie kann es nicht geben!), Finnland zog 1997 nach.

Die Methode
Die klassische Methode
Die diagnostischen und therapeutischen Verfahren in der *klassischen Homöopathie* sind einfach. Klassische Homöopathen beobachten so sorgfältig wie möglich die Anzeichen und Symptome, ihre *Gewichtung* (eindeutige Symptome) und *Modalitäten* (modifizierenden Faktoren). Sie wählen dann das Simile, nämlich das Heilmittel, das dem *Gesamt-Symptom-Bild* am meisten ähnelt.
Bei der Feststellung der Symptome muss man große Aufmerksamkeit auf die *Individualität der Symptome und deren Modalitäten (sie verändernde Faktoren)* richten. Schnupfen und Rückenschmerzen sind die häufigsten Symptome, aber keinesfalls hochwertig (weil nicht-spezifisch). Wir werden nicht das beste Heilmittel finden, wenn wir nur die häufigsten Symptome als Entscheidungsgrundlage heranziehen. Nur weil sie *verschiedene Charakteristika und Modalitäten* haben, sind die folgenden Arten von Schnupfen unterschiedlich und benötigen verschiedene Heilmittel:

• (a) Rhinitis, mit *grünen, wund machendem Schleim* (hautreizend), *schlimmer* morgens und *besser* am Abend;
• (b) Rhinitis, mit *klarem, nicht wund machendem, wässrigem Schleim*, (nicht hautreizend), *schlimmer* am Abend und am Morgen *besser*.

Ebenso zeigen die folgenden Arten von Rückenschmerzen unterschiedliche *Charakteristika* und *Modalitäten*. Ihre Behandlung erfordert daher auch verschiedene spezifische Heilmittel:

• (a) Rückenschmerzen, *schlimmer* beim Bücken. *Besserung durch Ruhe, Aufrichtung und durch das Essen von scharfen Speisen;*
• (b) Rückenschmerzen, *schlimmer* beim Hinlegen und *besser* beim Aufstehen.

Um das für jeden Patienten individuell das beste homöopathische Mittel zu wählen, müssen wir die *Charakteristika* und die *Modalitäten* der Symptome beachten. Nachdem wir so detailliert wie möglich die Symptome, ihre Gewichtung und ihre Modalitäten bestimmt haben, konsultieren wir die *Materia Medica*, um das Heilmittel zu finden, das diese Gesamt-Symptomatik am besten widerspiegelt.
Man benötigte schon ein fotografisches Gedächtnis, um sich alle Einzelheiten der Symptom-Muster von so vielen homöopathischen Mitteln einzuprägen. Nur wenige Menschen haben diese Gabe, die meisten von uns können sich derart viele spezifische Details nicht merken. Doch dafür gibt es ja das Repertorium. Um zum Beispiel einem Patienten mit einem Schnupfen zu helfen, durchsuchen wir das Repertorium nach "Erkältung" und hier die Unter-Rubriken, bis wir eine *"Erkältung mit grünem Schleim, schlimmer morgens, die Haut wundmachend, wie Säure"* finden.
Die Zahl der Heilmittel zur engeren Prüfung sinkt so deutlich, wie die Details der Suche (einschließlich der Modalitäten und charakteristischen Symptome) zunehmen. Wenn wir in unserer klinischen Beobachtung und der Befragung des Patienten sehr genau vorgehen, dann helfen uns die Rubriken, viele mögliche Mittel zu eliminieren. Schließlich sind nur ein oder zwei Heilsubstanzen übrig, die zu allen uns bekannten Symptomen passen. Dann untersuchen wir das vollständige Symptom-Bild dieser ein oder zwei Heilmittel in der *Materia Medica und stellen weitere Fragen.* Diese helfen uns, das Heilmittel einzugrenzen, das auf alle Symptome unseres Patienten passt, einschließlich der Verhaltensmerkmale. Eine perfekte Übereinstimmung der Patienten-Symptome mit dem

157

Arzneimittelbild indiziert uns *das* beste Therapeutikum für *diesen* Patienten zu *diesem Zeitpunkt*. Dieses Heilmittel, das **Simillimum**, verschreiben wir dann.

Diagnose auf Basis des Prozess-Ungleichgewichts

Wie bereits im Zusammenhang mit der Akupunktur erwähnt, kann man die Prozess-Ungleichgewichte in zwölf Grundfunktionen, die Meridian-Prozesse, zusammenfassen. Deshalb sollte es auch möglich sein, die verschiedenen homöopathischen Mittel auf diese zwölf Primärprozesse zu beziehen. Die klassische Homöopathie legt großen Wert auf die einzelnen Symptome und deren Kombinationen. So wie wir es in der Akupunktur praktizieren, legte Hahnemann das größte Gewicht auf die Ursachen in der internen oder externen Umwelt, die zu Veränderungen führen. Wir können die verschiedenen Prozess-Ungleichgewichte erkennen, wenn wir die Beziehung zwischen den Modalitäten (Faktoren, die Symptome verändern) und der TCM-Theorie (Meridian-Theorie, 5 Wandlungsphasen, der tägliche Energie-Kreislauf (Qi Uhr) etc.) analysieren. Im Folgenden werden wir versuchen, die Prozess-Ungleichgewichte der TCM im Symptomenbild

ÜBERSETZUNG	AKUPUNKTURPUNKT	ÜBERSETZUNG	AKUPUNKTURPUNKT
Bauchknoten	Fujie-MP14	Atrium des Shen	Shentang-BL44
Vom Glanz umgeben	Zhourong-MP20	Straße der Vorsehung	Shendao-LG11
Anemic's Inspiration	Pinxueling-X_32	Straße des Geistes	Lingdao-HE04
Bathing the Unclean	Zhouyu-X_14	Markt des Geistes	Lingxu-NI24
Blood pressure	Xueyadian-NX02	Göttliche Weihe	Shenfeng-NI23
Bezirk der Eingeweide	Fushe-MP13	Obdach der Gottheit	Shencang-NI25
Brain Clearing	Naoqing-NL04	Monument des Geistes, der Seele	Lingtai-LG10
Zugang zum Gehirn	Naohu-LG17	Spirit Treasure	Lingbao-L_42
Tränensammler	Chengqi-MA01	Spleen Heat Point	Pirexue-NX10
Helle, Glanz der Augäpfel	Jingming-BL01	Shu-Punkt Milz	Pishu-BL20
Gallbladder Point	Dannangxue-L_23	Sprain Point	Niushangxue-NA08
Shu-Punkt Gallenblase	Danshu-BL19	Spread Smile	Sanxiao-Z_17
Shu-Punkt Niere	Shenshu-BL23	Spring in the Foot	Quanshengzu-L_10
Grenze des Yang	Xiyangguan-GB33	Wohngrube	Juliao-GB29
Öffnung des Tales	Lougu-MP07	Stand Erect	Zieli-NL27
Lift and Support Point	Tituoxue-NY04	Stiff (Neck) One Half	Luolingwu-NA03
Lift Shoulder	Taijian-NA11	Stiff Neck	Luozhen-A_23
Shu Lumbalregion	Yaoshu-LG02	Stiff Neck	Luojing-Z_27
Grenze, Barriere des Yang	Yaoyangguan-LG03	Stomach Heat Point	Weirexue-NX07
Lung Heat Point	Feirexue-X_06	Stomach's Comfort	Weishu-NX14
Malaria Door	Nuemen-NA02	Stomach's Happiness	Weile-NY02
Tor des Schweigens	Yamen-LG15	Muskelstütze	Chengjin-BL56
Zufriedenes Alter	Yanglao-DÜ06	Empfang des Geistes	Chengling-GB18
Phlegm and Wheezing	Tanchuan-Y_02	Support Uterus	Weibao-Y_16
Logis der Energie	Qishe-MA11	Wende, Aufschwung des Yang	Feiyang-BL58
Qi Centre	Qizhong-Y_10	Hüftgrenze	Biguan-MA31
Eintritt der Atemenergie	Qihu-MA13	Tonsil	Biantao-Z_26
Qi Door	Qimen-Y_15	Toothache	Yatong-NA01
Punkt der Energie	Qixue-NI13	Tuberculosis Point	Jiehexue-NX06

159

Meer der Energie	Qihai-KG06	Ulcer Point	Kuiyangxue-NX13
Shu-Punkt des Meeres der Energie KG6	Qihaishu-BL24	Ulna and Radius	Chirao-A_36
Ansturm der Energie	Qichong-MA30	Vereinigung der gewölbten Muskulatur	Naohui-3E13
Qi Wheezing	Qichuan-X_09	Shu obere innere Armregion	Naoshu-DÜ10
Quiet Sleep_1	Anmian_1-NZ27	Upper Arm Upper	Naoshang-NA14
Raise Arm	Jubi-NA10	Rascher Fluss	Jimai-LE12
Rückfluss	Fuliu-NI07	Uterus Palace Point	Zigongxue-Y_18
Haus der Ideen, der Phantasie	Yishe-BL49	Lauf, Weg der Flüssigkeiten	Shuidao-MA28
Rigid Heel	Luodi, Genjin-NL09	Empfang der Düfte	Yingxiang-DI20
Sprung durch den (Lenden)Gürtel	Huantiao-GB30	Shu Mittlere Rückenregion	Baihuanshu-BL30
Ursprung des Shen	Benshen-GB13	Sitz des Willens	Zhishi-BL52
Zurückhalte der Flüssigkeit	Chengjiang-KG24	Pforte des Windes	Fengmen-BL12
Grausame Bezahlung	Lidui-MA45	Haus, Bezirk des Windes	Fengfu-LG16
"Ah ja" Schmerzäußerung bei Druckempfindlichkeit	Yixi-BL45	Ort des Windes	Fengshi-GB31
Angespannter Muskel	Jinsuo-LG08	Wind Pass	Fengguan-A_04
Flankenmuskel	Zhejin-GB23	Teich des Windes	Fengchi-GB20
Atemholen des Schädels	Luxi-3E19	Wind's Cliff	Fengyan-Z_28
Energieversorgung der Meridiane	Chimai-3E18	Woman's Knee	Nuxi-L_09
Göttlicher Bezirk	Shenting-LG24	Rinnenende	Ligou-LE05
Pforte des Geistes, Göttliches Tor	Shenmen-HE07	Unterstützung des Yang	Yangfu-GB38
Wohnstätte der Energie, Göttliches Haus	Shenque, Qizhong-KG08		

Shu = Zustimmungspunkt, Shen = Spiritualiät, Qi = Energie.

160

eines homöopathischen Falls zu erkennen. Dann werden wir in der Materia Medica das homöopathische Heilmittel suchen, das zu den gefundenen Prozess-Ungleichgewichten passt.

- In unserem Beispiel hat ein Patient eine schwere Kopf-Erkältung, mit grünem Schleim und verschwommener Sicht. Wenn sich die Symptome nachts um 2 Uhr verschlimmern, nach dem Genuss von Rotwein, hat diese Erkältung ihren Ursprung in einer Störung des Leber-Meridians. In diesem Fall müssen wir nicht ein individuelles und "schwieriges" Heilmittel finden. Stattdessen können wir ein allgemeines Tonikum zur Stimulierung des Leber-Meridians geben. Solche Mittel gibt es (s. Zusammenhänge zwischen Heilmitteln und grundlegenden Prozessen).

Die *klassische Homöopathie* legt großen Wert auf die Identifizierung der vielen einzelnen Symptome und ihrer Schwankungen. Anhand dieser Daten durchsuchen wir das Repertorium und schließlich die Materia Medica, um das Simillimum, das richtige Mittel zu finden. Ohne Zugang zu einer guten homöopathischen digitalen Datenbank (Repertorisierungs-Software) ist dies mühsam und dauert lange. Auch bringt uns dieser Aufwand nicht näher an das Verständnis der Krankheit.
Dennoch ist die Arbeit nicht umsonst. Mit diesen Daten können wir uns systematisch auf die Suche nach den fundamentalen Ungleichgewichten machen. Von der Akupunktur-Theorie ausgehend können wir die Störung dem oder den richtigen der 12 Meridiane zuordnen. Ich möchte ausdrücklich betonen, dass diese Art der Homöopathie nicht in irgendeiner Weise entgegengesetzt ist zu Hahnemanns Denken. So versucht auch der griechische Homöopath George Vithoulkas, die genaue Charakteristik jedes Heilmittel zu finden. Er sieht es als ein Ziel, jedes Mittel mit nur einem Satz, oder sogar einem einzigen Wort zu charakterisieren. Diese Merkmale lauten wie zum Beispiel "kalte Gier", "nach der Trennung Trauer", "warmer Wind", usw. Analog finden wir Verbindungen zu den chinesischen Namen für bestimmte Punkte, zum Beispiel:

Dosis und Stärke der homöopathischen Arzneimittel

Die Dosis eines Mittels kann von einem Tropfen oder einer Pille oder einer Tablette variieren, bis 10 Gramm. Das Mittel kann nur einmal gegeben werden, oder ein- bis zweimal täglich, einmal wöchentlich... Man verabreicht es in verschiedenen Stärken oder Potenzen: D6, D12, D30, D200, D1000, D10000, D100000, C6, C30, C200, oder 1 M, etc. Manchmal muss das Heilmittel zu einem besonderen Zeitpunkt benutzt werden. Zum Beispiel gibt man das homöopathische Kali. carb *innerhalb von 5 Minuten nach dem Vollmond*, um Tiere oder Menschen gegen Parasiten zu behandeln *(HINWEIS: "genau im Moment des Vollmondes" ist nicht sehr praktikabel, wenn man 100 Rinder oder Schafe behandeln muss !!)*

In der homöopathischen Verschreibung steht D für Dezimal. Das bedeutet, dass die Originalarznei oder -substanz im Verhältnis 1:10 verdünnt wird. Die Zahl gibt an, wie viele Male das Mittel verdünnt wird, und der Buchstabe benennt den Grad der Verdünnung: D = 10, C = 100, M = 1000 und LM = 50000. Zum Beispiel wird eine D6 Potenz sechsmal im Verhältnis 1:10 verdünnt und potenziert, was üblicherweise durch Schüttelschläge bei jedem Schritt des Verdünnungsprozesses passiert . Eine C12 Potenz bedeutet, dass das Heilmittel 12 mal im Verhältnis 1:100 verdünnt wird (und natürlich potenziert), in der LM6 Potenz wird das Heilmittel 6 mal verdünnt, jedes Mal wird einem Teil der Ausgangssubstanz 50000 Teile des Verdünnungsmittels zugefügt.

Die richtigen Punkte zu wählen, ist das wichtigste Kriterium bei der Akupunktur. In der Homöopathie gilt es, das richtige Mittel, das Simillimum, zu finden. Die Dosis ist in der Regel nicht so wichtig wie die Wahl des Simillimum. In dieser Hinsicht ist die homöopathische Dosis zweitrangig - wie die Dicke einer Akupunkturnadel wesentlich unwichtiger ist, als die richtige Wahl der Akupunkturpunkte.

In chronischen Fällen allerdings sollte das Mittel mehrfach gegeben werden, in der Regel in niedrigen Potenzen (D6-D12) einmal täglich, in höheren Potenzen (D30-D200) einmal wöchentlich, nur in sehr hohen Potenzen (über D1000) kann eine einzelne Gabe reichen.

Häufigkeit der Dosierung

Homöopathen diskutieren endlos darüber, wie oft das Heilmittel zu geben ist und in welcher Potenz. Ich praktiziere wie folgt:

Für:

• *körperliche* Symptome: Potenz D6, 1-2 mal / Tag.
• *psychologische / psychische* Symptome: Potenz D12, einmal / Woche.
• *geistige* Symptome: Potenz D30 oder 200, einmal / Monat.
• Potenzen höher als D30 erreichen die höheren spirituellen Ebenen des

Patienten. Wenn wir diese verwenden, sollten wir genau wissen, was wir tun (was in der Regel nicht der Fall ist) und wie unerwarteten Reaktionen zu begegnen ist.

• C-Potenzen werden wie die D-Potenzen eingesetzt. (LM-Potenzen sind speziell. Konsultieren Sie entsprechende Fachliteratur, bevor Sie diese verwenden).

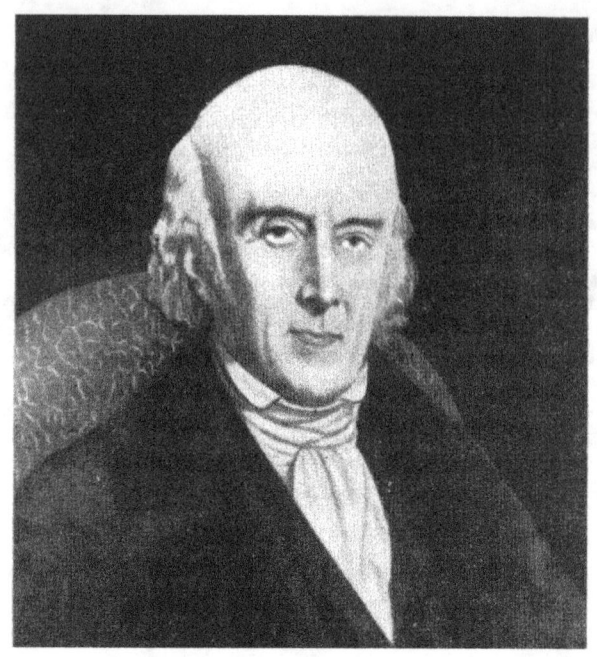

Christian Friederich Samuel Hahnemann.

Homöopathische Heilmittel

Im Folgenden werden die wichtigsten am häufigsten in der Veterinärmedizin eingesetzten Mittel mit folgender Berücksichtigung vorgestellt:

• *Prozess-Ungleichgewichte*: *welche unausgewogenen* **Meridian-Prozesse** *sie ausgleichen können*
• *TCM-Theorie*: *welche Organe sie unterstützen*
• *Klassische homöopathische Theorie*: *welche* **Symptome** *sie lindern oder heilen*

Hinweis: Die Klassische Beschreibung eines bestimmten homöopathischen Mittels zeigt in der Regel nur die Symptome; sie nennt nicht die Organe oder Meridiane, auf die es wirkt, weil die meisten homöopathischen Autoren nicht über tiefere Kenntnisse von Akupunktur oder TCM verfügen. In dieser Hinsicht unterscheidet sich dieses Buch von anderen über das Thema, da wir die Heilmittel sehen im Zusammenhang mit der früheren Beschreibung der Meridianfunktionen und -Ungleichgewichte. Die Beschreibung der Heilmittel ist daher vollständiger, als es auf den ersten Blick scheinen mag. Die folgende Tabelle enthält die am häufigsten verwendeten Homöopathika, die Prozesse, bei denen sie helfen, und ihre typischen Indikationen.

HOMÖOPATHISCHES MITTEL UND DER PROZESS	TYPISCHE INDIKATION
Acid.phos und NI	Acidum phosphoricum ist aus Phosphorsäure hergestellt und zeigt eine starke Beziehung zum Nieren-Meridian. Die Symptome ähneln denen von NI-Mangel, manifestiert durch Qi-Erschöpfung, Müdigkeit, schnelles (übermäßiges) Wachstum, Wechseljahresbeschwerden und Alter. Das Tier hat schmerzlosen Durchfall, eine schlechte Verdauung, verminderte Knochenfestigkeit (brüchige Knochen) mit späterer Entkalkung. Der Patient scheint erschöpft und lebensmüde.

Acon. und GB	Aconitum entsteht aus Eisenhut, Aconitum napellus, einer Pflanze aus der Familie der Hahnenfußgewächse. Er wächst gut in höheren Lagen der Berge. Die Pflanze enthält Aconitin, ein sehr giftiges Alkaloid. Dies verursacht im Mund ein starkes Brennen und einen scharfen Geschmack, was den starken Wunsch zu spucken auslöst. Weiterhin verursacht Aconitin wiederkehrende heiße Schweißausbrüche, schnellen Puls und Überempfindlichkeit. Es folgen hoher Blutdruck, Atemstörungen, schneller Puls und Durchfall. Später verlangsamt sich die Herzfrequenz und der Blutdruck sinkt. Eine tödliche Dosis verursacht Lähmung, Bewusstlosigkeit, Koma und Tod. Aconitum- Symptome treten auffallend schnell auf, mit plötzlichem hohen Fieber, gefolgt von Körperzittern und einem schnellen, harten Puls. Diese Symptome treten oft nach einer schnellen Abkühlung des Körpers (Kälte)auf, oder wenn der Patient Zugluft ausgesetzt war (Wind). Die Schleimhäute sind rot und trocken, auch die Haut ist heiß und trocken. Die Symptome verschlimmern sich am Abend, und bei Hitze oder plötzlicher Kälte. Frische Luft und kaltes Wasser bessern. Starke Angst weist in der Regel auf Acon. hin. Obwohl homöopathische Texte normalerweise nicht die Beziehung zu einem bestimmten Organ nennen, beruhigt Acon. den Gallenblasen-Prozess.
Apis und LE (und BL, NI)	Apis ist die Honigbiene, Apis mellifica. Symptome, bei denen Apis hilft, sind einfach zu erkennen, sie ähneln den von Bienenstichen verursachten. Das sind brennende Schmerzen, Schwellungen mit Hitze und Röte, und dass kalte Umschläge verbessern. Weiter dazu gehören "Heiß und Kalt" (Fieber und Schüttelfrost) ohne Durst. Kopfschmerz, Schläfrigkeit und eine rosa Haut mit Schwellungen weisen ebenfalls auf Apis hin. Es kann Empfindungen von Würgen, Atemnot und Ersticken geben. Obwohl homöopathische Texte nicht Apis auf mit ein

166

	bestimmtes Organ beziehen, stimuliert es den Leber-Prozess und unterstützt die Wasserphase (Blase, Niere).
Arg.met, NI	Argentum metallicum wird aus reinem Silber hergestellt. Arg.met. unterstützt die Niere und hilft vor allem, Infektionen zu bekämpfen. Die deutsche homöopathische Firma Wala verwendet Argentum als Hauptbestandteil in einem speziell kombinierten Mastitis-Komplex, genannt «Lachesis compositum Argentum». Das verwende ich seit 15 Jahren, um Mastitis zu behandeln. Wie ich und mehrere norwegische Kollegen finden, ist das Präparat hervorragend, um akute und chronische Mastitis zu behandeln. Selbst bei der Therapie von Kühen mit langanhaltenden schweren Infektionen gibt es nur selten Misserfolge.
Arg.nit, LE	Argentum nitricum ist ein Heilmittel, das besonders die Durchblutung und die Schleimhäute unterstützt. Es wirkt vor allem auf Rachen, Magen und Darm. Es hilft bei Halsschmerzen und grün gefärbtem, brennendem Durchfall. Die Symptome verschlimmern sich durch das Essen von Süßigkeiten und unmittelbar nach der Fütterung. Häufig kommt es zu Muskelkrämpfen. Die Symptome bessern sich in der Regel durch Wärme, nicht-süßes und Getränke. Daher bezieht sich Arg.nit auf den Stoffwechsel und vor allem den Leber-Prozess.
Arn., LU	Arnika montana (Bergwohlverleih) wächst in der Regel an Orten, wo Wasser und Wind frei fließen. Dies ist das zweite Heilmittel (das Beste ist Symphytum) für alle Arten von Traumata wie Verletzungen, Brüchen, Prellungen und Folgen von Stürzen (auch für psychische Verletzungen und Trauer!). Arnica gibt man nach Traumata mit geschlossenen, nicht blutenden Verletzungen. Bei offenen Wunden, wo Blut oder andere Körperflüssigkeiten den Körper verlassen, also frei fließen, verordnen wir Symphytum. Arnika wirkt nicht

	bei stagnierender Flüssigkeit (z.b. Ödem), es heilt, wo Flüssigkeit, Blutungen und Ödeme ihre Umgebung verlassen haben. Die Symptome bessern sich in Ruhe und wenn das Tier den Kopf nach unten hält. Bewegung und Berührung verschlimmern. Arnica kann vor und nach Operationen eingesetzt werden, um Blutergüsse und Blutungen zu verhindern. Es hilft sowohl intern als auch extern. Arnica wirkt besonders auf dem Gebiet am Lungen-Meridian, also auf der Innenseite der Vorderbeine, und es unterstützt Lungen-Prozesse.
Ars.alb, MP	Arsenicum Album (weißes Arsen) wird aus dem berüchtigten Gift Arsen produziert. Symptome einer Arsen-Vergiftung manifestieren sich hauptsächlich im Verdauungstrakt, vor allem in Magen und Milz. Diverse Magen-Schmerzen, Durchfall und Erbrechen sind prominente Symptome, die sich verbessern, wenn das Tier die Wirbelsäule krümmt. Die Schmerzen in Magen, Milz und Dünndarm äußern sich brennend. Es kommt zur Verschlimmerung nach einer Mahlzeit, begleitet von Schüttelfrost. In der Regel verliert der Patient teilweise den Appetit. Der Durchfall ist meist von dunkler Farbe und hat einen unangenehmen Geruch wie von Fäulnis. Ars. alb. hat einen engen Bezug zu allen Milz-Prozessen. Es ist das gebräuchlichste Mittel, um die Milzfunktion zu stimulieren. (In der TCM hat die Milz Bezug zur Verdauung, zum Immunsystem über ihre Wirkung auf das Blut und zur Tiefenmuskulatur der Hüfte, vor allem Musculus Iliopsoas. Schmerz in diesem Muskel bessert sich durch Bücken, und genau diese Modalität ist hochwertig in den Symptomen von Ars. alb.) Bei Pferden hilft es vor allem der Tiefenmuskulatur (Psoas major und minor) in der Hüfte. Wenn bei Pferden aufgrund der Milz-Schwäche die tiefe Hüftmuskulatur belastet ist, bekommt es am Ende des Rennens Probleme und schiebt das Becken vor. Ars. Alb. hilft auch beim immunbedingten Ekzem, nass oder trocken,

	mit Juckreiz. Abmagerung und Angst sind in der Regel weitere Symptome.
Bell., Fieber und Yang Processes	Belladonna kommt von der Tollkirsche, Atropa belladonna. Es enthält das starke Gift Atropin, das die Pupillen erweitert. Frauen verwendeten früher den Nachtschattenextrakt, um die Augen auffallender erscheinen zu lassen, daher der Name "schöne Frau" (Bella Donna). Zusammen mit Acon. und Ferr.phos ist Bell. das wichtigste Erste-Hilfe-Mittel bei Fieber. Im Vergleich zu Acon., das durch trockenes Fieber begleitet wird, ist das Belladonna-Fieber heiß und verschwitzt. Das Gesicht des Patienten wird rot, besonders auf einer Seite. Da es schwierig ist, Schwitzen bei Tieren zu beobachten (da einige Tiere nicht schwitzen), unterscheidet man die beiden Mittel am einfachsten durch den Durst: Der Aconitum-Patient hat übermäßigen Durst, der Belladonna-Patient dagegen nicht. Bell. konzentriert sich auf den Kopf und Acon. auf die Brust. Bell. regt vor allem alle allgemeinen Yang Prozesse an.
Bry. und NI	Bryonia ist aus Wildhopfen, Bryonia alba. Die Symptome werden durch Trockenheit oder Wassermangel gekennzeichnet. Alles (die Schleimhäute, Haut, Haare und Exkremente) scheint ausgetrocknet, und der Patient will ständig große Mengen von Wasser trinken. Der Schleim im Hals ist trocken, klebrig und schwer abzuhusten. Der Patient vermeidet sowohl Berührung als auch Bewegung. Aufgrund der Dehydratation kann auch der Sexualzyklus herabgesetzt sein. Wegen seiner Beziehung zu Wasser ist Bryonia ein Heilmittel für die Niere. Davon abgesehen hat es auch eine besondere Wirkung auf die Gelenke im allgemeinen und speziell auf die Kniegelenke.
Calc. carb und LU	Calcium Carbonicum ist die Austernschale. Das Heilmittel hilft vor allem dem Lungen-Prozess. Es hat einen großen Einfluss auf den Calcium-Stoffwechsel und kann bei Verkalkungen und Exostosen

	unterschiedlicher Ursache verwendet werden. Auch bei Calcium-Mangel kann es angezeigt sein. Der typische Patient verhält sich wie eine Auster (Amerikanische Leser kennen das Bildmotiv "wie eine Muschel" oder "clammed up"): Der Patient ist verschlossen, ruhig, introvertiert und zurückgezogen. Weiterhin ist Calc. carb. ein typisches Mittel für kindliche, große und ruhige junge Tiere mit verzögerter Entwicklung. Diese Art von Verhalten resultiert in der Regel aus einem verminderten Stoffwechsel, wie bei der Hypothyreose. Deshalb bessern sich die Symptome normalerweise in der Hitze und verstärken sich durch Kälte.
Calc. fluor und LU	Wie die meisten Calcium-Verbindungen, wirkt Calcium fluorid im Lungen-Prozess (Gasaustausch). Die wichtigsten Symptome beziehen sich auf verschiedene Infektionen in Rachen, Kehlkopf, Luftröhre und Kehldeckel. Die Infektion wird durch eine venöse Stauung gekennzeichnet. Dies zeigt die Tatsache, dass die Schleimhäute etwas bläulich oder violett sind. Ein dickes, zähes Exsudat wird ausgeschieden. Deutlich ist die Kälteempfindlichkeit. Weiter auffallend sind Müdigkeit und Kachexie.
Calc. phos und LU	Auch Calciumphosphat unterstützt den Lungen-Prozess. Es hilft insbesondere bei schlechter oder mangelhafter Entwicklung der Zähne und Knochen. Beide brechen leicht. Der Patient zeigt sich blass, verloren und verzögert und völlig erschöpft (wie bei schwerem Qi-Mangel). Calc. phos. ist ein hervorragendes Heilmittel für unterentwickelte Jungtiere, die ihre Lebenskraft (Qi-Energie) verloren zu haben scheinen.
Canth. and NI	Cantharis ist von der Spanischen Fliege. In großen Dosen wurde es als Aphrodisiakum verwendet, weil es die Harnwege und äußeren Genitalien reizt. Canth. unterstützt NI. Trinken und Wärme verschlimmern die Symptome. Infektionen zeigen sich mit einem hohen Maß an brennendem Schmerz, Überempfindlichkeit

170

	und Krämpfen, vor allem im Urogenitaltrakt. Auch der Rachen, Speiseröhre und das gesamte Verdauungssystem sind anfällig für Schmerzen und Blutungen. Cantharis ist vor allem bei Infektionen mit brennenden Schmerzen in den Harnleitern, Geschlechtsorganen (insbesondere Blasen- oder Scheidenentzündung, Priapismus) und Rachen angezeigt.
Caust. und NI	Causticum (Ätznatron) unterstützt Nieren Prozesse. Die Symptome ähneln denen bei Canth. beschriebenen, mit brennenden Schmerzen und Infektionen in Hals, Urogenitaltrakt und Geschlechtsorganen. Wie bei Canth. bessert sich der Zustand durch Wärme, doch eine Verschlimmerung entsteht durch kalte Luft. Dies zeigt den Bezug zur Metallphase, nicht zur Wasserphase. Da die Metallphase beteiligt ist, stellen wir eine Tendenz zu Depressionen fest, ein Geisteszustand, der in der Regel auf die Wandlungsphase Metall hinweist.
Chel. und LE	Chelidonium ist aus Schöllkraut, einer kleinen Pflanze mit gelben Blüten. Sie hat viel Bezug zu Leber-Prozessen, ihr symptomatisches Bild ist typisch für viele Leber-Krankheiten. Die Symptome verschlimmern sich zwischen 03 und 04 Uhr sowie zwischen 15 und 16 Uhr, entsprechend dem Biorhythmus der Leber in der chinesischen Organ-Uhr (siehe Seite 00). Kehle, Rachen, Stuhl und Urin sind gelb bis grünlich. Grün weist auf ein Prozess-Ungleichgewicht im Leber-Meridian hin. Der Leber-Bereich auf der rechten Seite des Bauches zeigt häufig deutliche Sensibilität, und die Leber-Shu und -Mu-Punkte (BL18, LE14) können sich bei der Palpation auffällig zeigen. Diagnostisch wichtige Symptome sind Rheuma in Sehnen und Muskeln und Infektionen in Hals, Lunge und Verdauungsorganen. Chel. hilft bei der so genannten "Horton-Krankheit", ebenso wie bei Cluster-Kopfschmerz, auch genannt "Selbstmord-Kopfschmerzen", einer speziellen Form von

	Kopfschmerzen, die meist bei Männern auftritt. Wie wir wissen, leiden Männer häufig unter Erkrankungen mit Bezug auf ein Prozess-Ungleichgewicht im Leber-Meridian, während Frauen anfälliger für Beschwerden im Zusammenhang mit dem Nieren-Meridian sind. Ich habe mit Chelidonium (und der gleichzeitigen Nadelung von Le03) 16 Personen, davon 15 Männer und eine Frau, mit der Diagnose "Cluster-Kopfschmerz" behandelt. 14 der 16 Patienten erfuhren eine Verbesserung oder wurden völlig frei von Symptomen. Ein Patient blieb 15 Jahre lang beschwerdefrei.
Chin. und MP	China bzw. sein Extrakt Chinin wird aus der Rinde des China Baums gewonnen. Hahnemann machte seine ersten Versuche mit China. Es ist ein sehr wichtiges Mittel, um die Milz zu stimulieren. Wie zu Beginn dieses Kapitels erwähnt, ist ein Symptom das Fieber, das so regelmäßig wie die Meeresflut kommt und geht. Dies ist typisch für Malaria. Weitere Symptome sind schwerer Durchfall, Hauterkrankungen und Blutungen. Das typischste aller Milz- und China-Anzeichen ist der rhythmische Aspekt; Symptome kommen und gehen regelmäßig. China ist sehr nützlich für die Genesung von chronischen Krankheiten, das gilt auch für Tiere, die sich nach einer schweren Erkrankung nicht erholen wollen. Wir wissen, wenn eine Krankheit seit mehr als einem Jahr persistiert, steht eine Schwäche der Milz dahinter. Milz-Mangel behindert die Genesung, wie die Milz auch eine sehr wichtige Rolle bei der Verdauung, Immunität und Blut Qualität spielt.
Con., LE und MA	Conium stammt vom giftigen Schierling, Conium maculatum. Sein Haupteinsatz ist der Krebs bei Tieren, insbesondere Mamma-Tumoren bei Hunden. Conium reguliert den Magen-Meridian, entwickelt aber seine Hauptwirkung aus der Leber, wie im Ko-Zyklus beschrieben (Holz kontrolliert Erde, siehe Akupunktur und Krebs, **Seite 00**).
Digitalis und HE	Digitalis wird aus der Pflanze Digitalis purpurea

172

	gewonnen. Dieses Mittel hat einen besonderen Bezug auf das Herz und die Aktivität des Herzens. Im Herz-Mangel kann man Symptome wie unregelmäßiges Schlagen, Hitzegefühl, Müdigkeit, Schwächegefühl im Brustbereich beobachten, weiterhin blasse oder bläuliche Haut und Ödeme in den Beinen. Eben alle bekannten Herz-Symptome. Bei Tieren können alle Arten von Symptomen aus dem Herz-Prozess auftreten, über den ganzen Körper, überall dort, wo eine strukturelle Schwäche vorhanden sein kann.
Dros. und LU	Drosera ist aus der Pflanze Sonnentau. Es hilft im Lungen-Prozess bei der Reduktion von Schweiß, Schleim bzw. Schleim-Entwicklung und Neubildungen (Tumoren). Es kann gegen starken Husten, der sich bei Wärme und nachts - besonders nach Mitternacht - verschlimmert, verwendet werden. Drosera wurde erfolgreich gegen Tuberkulose eingesetzt.
Ferr.met und GB	Metallisches Eisen ist ein sehr wichtiges Mittel. Es unterstützt den Gallenblasen-Prozess, vor allem seine "feurigen" Verfahren, also die aktiven, expansiven, nach außen gerichteten Funktionen. Ferr. met kann bei Anämie, Gallenerkrankungen, Gallensteinen und GB-Mangel eingesetzt werden. Es unterdrückt Aggression (stoppt nach außen gerichtete Aktivitäten). Metallisches Eisen ist mit der aktiven und nach außen gerichteten Aggression verbunden. Schwerter wurden aus Eisen hergestellt, und die Hand, die das Schwert führte, zerschlug alle Argumente auf dem Boden. In diesem Zusammenhang ist es interessant, dass die berühmten Wikinger, furchterregende und grauenhafte Zeitgenossen, einen genetischen Schaden in der DNA hatten, was zu einem erhöhten Eisen-Gehalt im Blut führte. Die Horden, die Europa um das Jahr 1000 terrorisierten, hatten das Verlangen nach Eisen im Blut - aus Eisen sollte ihre Beute sein.
Gels. und BL, NI	Gelsemium ist der wilde Jasmin. Es unterstützt den Blasen- und Nieren-Meridian. Deshalb ist sein Symptom-Bild ähnlich der Grippe oder wie die

	Erkältung. Der Patient ist erschöpft, schläfrig und spricht kaum, oder aber er ist schreckhaft und hat Panikattacken. Gels. verschlimmert durch Wärme und bessert sich in kalter Frischluft. Es wird auch oft "Heilmittel des Schauspielers" genannt, weil es hilft, Lampenfieber oder Panikattacken vor Prüfungen oder Interviews vorzubeugen.
Graph. und 3E	Graphitis ist aus schwarzem Blei oder Graphit. Es fördert die Durchblutung der Haut und des Epithels, insbesondere des Rachens und der dortigen Schleimhaut. Es unterstützt den Meridian 3facher Erwärmer. Ein typisches Symptom-Bild in einem Graph.-Fall zeigt sich "dick, dumm und faul". Es besteht eine gewisse Dummheit des Patienten und Symptome wie Ekzeme, Pharyngitis und Stagnation im Verdauungssystem. Alle Infektionen werden durch Trägheit, Gleichgültigkeit oder Faulheit gekennzeichnet. Das Exsudat ist meist gelblich und zähflüssig oder klebrig; es kann von der Haut, der Kehle oder aus dem Verdauungstrakt auftreten. Ähnlich sieht auch das Wund-Exsudat aus.
Ham. und LE	Hamamelis ist die Zaubernuss, Hamamelis virginica. Sie wirkt in vielerlei Hinsicht wie Gels., aber während der Gelsemium-Patient eine schwache arterielle Durchblutung zeigt, hat der typische Hamamelis-Patient einen trägen venösen Blutkreislauf, insbesondere in der Haut. Da die Ursache dieser Symptome im venösen Blutkreislauf liegt, unterstützt Ham. vor allem die Leber. Es wird deshalb häufig bei Hämorrhoiden, Wundblutungen, anhaltendem Nasenbluten und bei Blutungen der weiblichen Geschlechtsorgane eingesetzt. Typisch ist die tagelange, sehr langsam tröpfelnde Blutung mit wenig Gerinnungsneigung.
Hep. und LE	Kalkschwefelleber (Hahnemanns Calciumsulfid, Hepar suphuris) ist das wichtigste Mittel gegen Ekzeme, Hautunreinheiten, Pickel (Akne, Pusteln) und Exsudation aus Wunden, Nase, Rachen und Augen. Es

174

	hilft dem Leber-Prozess und ist speziell bei eitrigen Ausflüssen und eitriger Mastitis angezeigt. Beim Ekzem kann es helfen, das Tier in einer physischen (nicht homöopathischen) Lösung von Hep. zu baden, herzustellen durch Auflösen von 10 Gramm auf einen Liter Wasser.
Ign.	Ignatia (Brechnuss, Ignatia = Zündung) hilft hyposensitiven Patienten, die wenig oder gar keine Reaktion oder Zündung auf die üblichen Reize zeigen. Der Patient ist ruhig, voller Trauer, geistig abwesend, und leidet oft unter starkem Heimweh. Ignatia hilft auch nervösen, angespannten, überempfindlichen Personen mit hysterischer Tendenz, nervösen Störungen, Krämpfen und einer Neigung zu beißen. Wie bereits erwähnt, kann ein Heilmittel an beiden Extremen der Skala wirken. Dies gilt auch für Ign. Ignatia-Patienten geht es in der Regel besser bei Aktivität. Ruhe, Kälte und starke äußere Reize aus Klängen und Licht verschlechtern ihren Zustand.
Ipec., LU, DI und MP	Ipecacuanha, die Brechwurzel, ist eine alte amerikanische, medizinische Pflanzenwurzel. Sie wurde seit Jahrhunderten verwendet, um Husten zu heilen, aber sie hat viele andere therapeutische Anwendungen, insbesondere, wenn die Symptome krampfhaft sind. Sie hilft, wenn die Symptome sind, als "werfe" der Körper etwas aus, was auch in der deutschen Bezeichnung zu finden ist: "Brechwurzel". Die Luft wird von LU und der Kot von DI (Rektum / Anus) ausgeworfen. Es kann auch wie eine Krankheit des Milz-Meridianes aussehen: Liegt eine rhythmische Tendenz vor, unterstützt das Mittel tatsächlich die Milz.
Kali. carb und BL	Kalium carbonicum (Kaliumcarbonat) ist eines der Hauptmittel , um den Bl-Kanal zu stimulieren. Es kann für alle Arten von Rückenschmerzen, Muskelkrämpfen in den Beinen, in Rücken oder Nacken verwendet werden. Vom Blasen-Meridian ausgehende Kopfschmerzen sind ebenfalls ein guter Indikator. Eine

	spezielle Indikation ist Parasitismus. Ich habe Kali. carb oft erfolgreich eingesetzt, um ein Tier von Parasiten zu befreien, sogar von Herzwürmern. Um eine gute Wirkung haben, muss es aber zur genauen Zeit (+/- 2 Minuten) des Vollmondes gegeben werden. Die D200 Potenz wird empfohlen. Der Effekt tritt nach 14 Tagen ein, wenn alle toten Würmer das Tier (Hund) verlassen. Es wirkt so gut wie moderne Anthelminthika.
Lyc. und LE	Lycopodium wird aus Bärlapp hergestellt. Lyc. hilft insbesondere bei Symptomen auf der rechten Seite des Körpers. Dies zeigt auch seine Affinität zur Leber. Die Symptome verschlimmern sich etwa um 4 Uhr und um 16 Uhr (Leber-bezogen). Lyc. hilft bei vielen Symptomen wie Rheuma (insbesondere bei Harn-Beteiligung), Muskelschmerzen, Schmerzen in der rechten Seite des Bauches, rechtsseitige Nieren- oder Gallenblasen- Koliken und schwache Verdauung.
Merc. met und DÜ	Mercurius metallicum ist Quecksilber. Es hilft bei Dünndarm-Prozessen, seine Symptome reflektieren vor allem die eines Prozess-Ungleichgewichtes in DÜ. Es kann verwendet werden zur Linderung der bösen Folgen einer Quecksilbervergiftung. Es hilft auch bei Störungen der Schleimhäute, Mund, Zähne und des Verdauungstraktes.
Nat. mur und NI, MP	Das Heilmittel Natrium muriaticum wird aus Kochsalz hergestellt. Es wirkt vor allem über die Nieren, aber seine Symptome scheinen ihren Ursprung in der Milz zu haben. Nat. mur hat einen sehr deutlichen Einfluss auf MP, und MP hat eine kontrollierende Wirkung auf NI (Erde kontrolliert Wasser im Ko-Zyklus), Nat. mur. scheint diese Kontrolle von NI zu stimulieren. Daher kann dieses Mittel verwendet werden, wenn die Kontrolle von NI verloren gegangen ist. Andere Symptome sind eine rissige Zunge, die wie eine Landkarte gezeichnet ist, trockene Haut und Dehydratation.
Nux. vom und	Nux vomica stammt von der Gewöhnlichen Brechnuss

176

MA	(Strychnos nux-vomica), die in der Vergangenheit genutzt wurde, um Füchse und andere Schädlinge zu vergiften. Es enthält Strychnin. Dieses Gift hat größten Einfluss auf den Magen. Die homöopathische Nux. vom unterstützt den Magen-Meridian. Es sediert die Magen-Aktivität in unterschiedlichen Stadien, zum Beispiel bei Erbrechen, Magengeschwüren und Magenschmerzen. Es regt MA auch bei Unterfunktion (Mangel) an, wie bei der Pansen-Atonie der Kühe. Es hilft außerdem bei generalisierten Muskelkrämpfen in den vorderen Muskeln der Hinterbeine (Quadrizeps-Muskeln).
Phos. und NI	Phosphor ist das Hauptmittel zur Stimulation der Nieren. Es kann bei allen NI-Symptomen eingesetzt werden: Kopfschmerzen, schwacher Sexualzyklus, Abtreibung, Infektionen und Angst. Phos. hat auch einige Auswirkungen auf die Leber, aber diese kommen vor allem durch NI, von der nährenden Wirkung von NI auf LE. NI dominiert auch teilweise die Verdauung, vor allem den letzten Teil des Dickdarms (Rektum). So kann Phos. bei Störungen des Stuhlgangs, ob Durchfall und Obstipation, gegeben werden. Dieses Mittel hilft Tieren, die "schnell, ängstlich und dünnhäutig" sind.
Phyto. und MA	Phytolacca decandra ist die Kermesbeere. Sie hilft vor allem der Brustdrüse. Es ist eines der wichtigsten Mittel bei Mastitis, akut wie chronisch. Die Drüsen sind hart, empfindlich und heiß und die Milch enthält oft Blut und/oder Eiter. Das Mittel unterstützt vermutlich den Magen-Meridian.
Psor. und Ausscheidung	Psorinum ist aus Krätzepusteln. Es beschleunigt die Ausscheidung über die Schleimhäute. So kann es verwendet werden, wenn sich die Schleimproduktion verringert, oder wenn wir den Prozess der Ausscheidung (Darm / Harn) beschleunigen wollen. Wir können es bei einer chronischen Erkältung oder Bronchitis einsetzen, um diese wieder akut zu machen, in Bewegung zu versetzen. Daher kann man sagen,

	dass das Mittel am "kalten Sulphur-Patienten" wirkt. Beziehungen zu Meridian-Prozessen sind unsicher.
Puls. und LE	Pulsatilla stammt von der Küchenschelle, Pulsatilla pratensis. Es ist vor allem ein weibliches Heilmittel. Der Patient ist aufmerksam und freundlich, zieht sich aber zurück, sobald etwas Angst macht oder droht. Die femininen Merkmale überwiegen, und das Temperament ist so variabel wie es die Symptome sind. Der Patient wird leicht depressiv. Die typischen Erkrankungszeichen sind in der Regel Schleimhautinfektionen, Ödeme, venöse Stauung, Mittelohrentzündung, Fieber und Magen-Darm-Erkrankungen. Pulsatilla unterstützt vor allem das Blut im Leber-Prozess; Blut ist die Feuer-Phase von LE. Hier sehen wir den Zusammenhang mit dem Sexualzyklus und Störungen im Geburtsablauf (Dystokie).
Rhus. tox und GB	Rhus toxicodendron stammt vom Giftsumach. Es unterstützt den GB-Prozess. So hat es eine besondere Wirkung auf die Muskeln und Sehnen, vor allem auf die Gewebe-Ursprünge wie etwa Sehnen-Ansätze. Die Symptome sind Schmerzen und Steifigkeit am Anfang der Bewegung (nach Ruhe), mit Besserung nach 30-40 Minuten Bewegung. Diese Schmerzen sind eindeutig mit den Sehnen verbunden und können nach plötzlichen Bewegungen oder ungewöhnlichen Körperhaltungen wieder aufzutauchen.
Sabal und NI	Sabal serrulata, aus der Pflanze Sägepalme, hat eine eingeschränkte Nutzung. Sabal hilft dem Nieren-Prozess. Es wird selten bei Menschen und Pferden verwendet, aber bei Katzen hat es ein sehr konkretes Einsatzgebiet, nämlich das FUS, das Feline Urogenital-Syndrom. Dies ist ein Problem bei männlichen, kastrierten Katzen, deren Harnwege durch Steine blockiert werden. Der Kater hört auf zu trinken und zu urinieren und wird innerhalb kürzester Zeit schwer krank durch die Urämie. Die Symptome tauchen meist nachts auf. Ein Tierarzt sollte die

178

	Diagnose bestätigen. Sabal wird außerdem verwendet, um Prostatitis bei Hunden zu behandeln.
Sars., NI und BL	Sarsaparilla ist aus der Stechwinden-Wurzel, der Smilax-Pflanze aus Südamerika. Es unterstützt den Blasen-Meridian, und zwar immer, wenn Dampf, Feuchtigkeit oder ein Kontakt mit Wasser (auch einfaches Waschen) alle Symptome verschlimmert. Symptome sind Hauterkrankungen am Blasen-Meridian, Dysurie oder Blasen-Schmerzen beim Wasserlassen und Schmerzen in den Gelenken. Blasen- und Nieren-Prozesse (Wasserphase) haben für Knochen und Gelenke im ganzen Körper eine besondere Bedeutung.
Sep., NI und LE	Sepia aus der Tinte der Tintenfische ist ein sehr interessantes Heilmittel. Es unterstützt den Nieren-Meridian, insbesondere wenn dieser die Beziehung zu LE verloren hat. So spiegeln die Symptome sowohl NI als auch LE. NI und LE regeln gemeinsam die sexuelle Funktion, was viele entsprechende Symptome hervorbringt. Es besteht eine Tendenz für Prolapse der Gebärmutter (und Rektum). Sepia-Patienten sind depressiv, mit gestörtem Sexualzyklus und dem Wunsch, allein zu sein. Auch Aggressionen können entstehen, insbesondere gegen männliche Hunde, möglicherweise der gleichen oder ähnlichen Rasse. Es können sich deutliche Zeichen von LE-Mangel entwickeln und Unterernährung auftreten. Weiterhin sind Gewebeveränderungen möglich. Die Symptome verschlimmern sich nach dem Wasserlassen oder Stuhlgang.
Sil. und 3E	Silicea ist ein sehr wichtiges Heilmittel aus Siliciumdioxid, der Kieselerde. Es wirkt sehr breit und tief. Es unterstützt Haut, Bindegewebe und Stoffwechsel, und hilft auch bei Symptomen, die sich in Verdauungsbereich, Ohren, Augen und LU manifestieren. Die Symptome werden durch generalisierte Infektionen gekennzeichnet. Das Ekzem ist trocken, die Mittelohrentzündung chronisch und die

	Mastitis zeigt harte Drüsen mit wenig Veränderung in der Milch. Der Stoffwechsel ist verringert, das Tier verliert an Gewicht, die Nahrungsaufnahme ist herabgesetzt und es mangelt an Qi (Lebensenergie). Das Tier vermeidet Kälte. Es hat kalte Extremitäten und Risse in den Klauen und Hufen. Die Wundheilung ist verlangsamt, und das Exsudat aus den Körperöffnungen dünn und sauer bis wundmachend. Sil. wird bei allen Arten von Mittelohrentzündung und Schmerzen von alten Narben, chronischen Prozessen, Fremdkörpern und dergleichen gegeben. Sil. unterstützt den 3E-Meridian. Es hat auch den Effekt der "Wiedergeburt", verhilft dem Patienten zu mehr Präsenz, zu mehr Teilnahme im täglichen Leben, er wird wacher und anwesender, sowohl in Körper und Geist.
Sulph. und LE, MP	Gelber Schwefel ist eines der wichtigsten Mittel. Sulfur regt alle Stoffwechselvorgänge an. Wo Silicea bei chronischen und langjährigen Infektionen oder Erkrankungen hilft, zeigt Sulphur Wirkung bei den aktuellsten und akuten Erkrankungen. So ist Sulph. als "Akutes Silicea" bekannt. Sulph. stimuliert hauptsächlich LE-Prozesse, hat aber auch eine starke Wirkung auf MP. Die Symptome entstammen meist dem Gastrointestinaltrakt, Leber und Stoffwechsel. Sie sind gekennzeichnet durch gelblich-grünes Exsudat und einen unangenehmen Geruch, wie aus Schwefel. Das Sulfur-Ekzem ist juckend und brennend und neigt dazu, eitriges Exsudat zu produzieren; Wunden und Kratzer werden septisch, mit grünem oder gelbem Exsudat. Sulph. kann verwendet werden, um eine chronische Erkrankung in einen akuten Zustand zu versetzen. Diese gezielte Umwandlung kann sehr nützlich sein, denn verschiedene Therapien können akute Erkrankungen oder Infektionen einfacher und effektiver beeinflussen als chronische. Allerdings kann es gefährlich werden, in einem chronischen Prozess-Ungleichgewicht bewusst eine akute Entzündung

180

	aufflammen zu lassen. Wenn das Aufflammen sehr akut ist, kann es tödlich sein. Ein Beispiel hierfür sind traumatische Verdauungs-Störungen bei Kühen, wenn sich Abszesse im Körper in der Nähe des Herzens oder der großen Arterien gebildet haben. Geben wir hier Sulph., kann sich ein Abszess ins Blut öffnen und das Tier sofort sterben. Ein Sulph. Patient sehnt sich nach frischer Luft, er ist heiß und durstig, weigert sich aber, kaltes Wasser zu trinken.
Symph. und NI	Symphytum ist aus Beinwell, Symphytum officinale, auch "Bones Set" (Knochen-Richter) genannt auf Englisch, oder "lus na gnambh Briste" (das Kraut der gebrochenen Knochen) auf Gälisch. In der europäischen Tradition wurde diese Pflanze verwendet, um die Heilung in Knochenbrüchen und Wunden zu beschleunigen. Im Mittelalter galt es als große Beleidigung, einer Frau einen Blumenstrauß mit Symphytum zu geben. Der Geber mochte damit signalisieren, die Frau sollte " sich zusammen nehmen", mit dem Hintergrund, sie wäre "eine gebrochene Frau" oder ein "gefallenes Mädchen". Symph. ist ein häufiges Mittel, um bei Traumata zu helfen, es unterstützt die Heilung von Knochenbrüchen und Wunden sehr. Es kann zusammen mit Arn. und Hyp. verwendet werden, die auch die Wundheilung fördern. Die Wirkung von Symph. ist außergewöhnlich. Das erstaunlichste Beispiel, an das ich mich erinnern kann, war ein junger Mann, dessen Bein drei Jahre zuvor bei einem Motorradunfall gebrochen und nicht zusammengeheilt war. Als er mich traf, hatten seine Ärzte entschieden, das Bein in 6 Wochen zu amputieren, wenn es nicht bis dahin geheilt wäre. Ich injizierte 1 ml Symph. D12 über der Fraktur. Nach ein paar Tagen begann das ganze Bein zu jucken. Die Fraktur wurde geheilt. Als der Junge 6 Wochen später ins Krankenhaus kam, wurde eine Amputation des Beines als unnötig erachtet.
Thuja und MP	Thuja ist aus dem Lebensbaum (Arbor vitae), Thuja

	occidentalis. Es unterstützt MP-Prozesse und kann in allen Formen von MP-Mangel eingesetzt werden. Thuja kann mit großem Erfolg verwendet werden, wenn nach einer Impfung Störungen auftreten. Das Immunsystem von Tieren oder Menschen wird durch die Impfung in hohem Maße beansprucht. War es bereits vorher geschwächt, können Allergien und andere immunbezogene Störungen einschließlich Leukämie und Hodgkin-Krankheit ausgelöst werden. Das Immunsystem hängt insbesondere von MP und LE ab. Thuja stimuliert MP in der Weise, dass die durch die Impfung ausgelösten Erkrankungen verschwinden. MP-Prozesse beeinflussen auch Krebs und Tumoren. Dies gilt insbesondere für solche Prozesse, die den Einfluss des körperlichen verlassen haben und in den Einfluss der Gravitation, der Wandlungsphase Erde übergegangen sind. Thuja ist ein spezifisches Heilmittel bei Krebs, Tumoren, Warzen, Polypen und gewöhnlichen Zubildungen des Bindegewebes.
Urt. und LE	Urtica stammt von der gemeinen Brennnessel, Urtica urens. Die Symptome, bei denen es sinnvoll einzusetzen ist, sind sehr ähnlich denen, die durch die Verbrennung der Haut Nesseln dieser besonderen Pflanze entstehen: Brennen, warmer und roter Hautausschlag, der durch Feuchtigkeit und Kälte-Packungen verbessert wird. Urt. unterstützt LE.

Potenzierung in der Praxis

Zurzeit ist es für Anfänger nicht wichtig zu wissen, wie man die Heilmittel zu Hause herstellt und potenziert. Homöopathische Apotheken können all die verschiedenen Heilmittel und Potenzen besorgen. Geliefert werden sie, bereit für den Einsatz in jeder gewünschten Potenz, in der Regel in kleinen Flaschen von etwa 10 g. Geläufig sind die Potenzen D6 oder C6, D12 oder C12 und D30 bzw. C30. Es ist jedoch einfach (und meiner Meinung nach besser), Heilmittel zu Hause zu machen. Obwohl es einige Zeit dauern kann, erlaubt es eine große Flexibilität, egal welches Mittel und welche

182

Potenz man braucht. Man kann auch eine Menge Geld für fertig gekaufte homöopathische Medikamente sparen.

Außerdem kann es in Zukunft für Praktiker sehr wichtig werden, ihre eigenen Medikamente zu Hause herstellen und potenzieren zu können. Der Grund ist, dass die Kritiker der Homöopathie die kommerzielle Herstellung und den Verkauf dieser wertvollen Heilmittel verbieten möchten, da sie die Umsätze der milliardenschweren Pharma-Industrie bedroht sehen. Unter dem Deckmantel des anspruchsvollen "Nachweises der klinischen Wirksamkeit" könnten die EU (Europäische Union) und die US-FDA (Food & Drug Administration) derartige Gesetze erlassen. Auch kann es schwierig und teuer werden, die Rohstoffe zu kaufen, wenn "kommerzielle" Homöopathie verboten wird.

Ein Beispiel:
Durchfall bei Kälbern ist gut zu behandeln, indem man ein Heilmittel aus den Fruchtkapseln des Mohns mit Holzkohle aus der Birke mischt. Die Ergebnisse sind ausgezeichnet. Die meisten Pflanzen und fast alle Mineralien und andere benötigten Stoffe sind leicht von Handelsgesellschaften zu beziehen, oder direkt aus der Natur, vor allem aus Bio-Gärten und Wäldern. Deshalb ist die Anleitung zur Herstellung von eigenen Heilmitteln unten zusammengefasst.

Um ein Heilmittel aus einer Pflanze zu machen, muss man mit der Pflanze oder dem richtigen Teil davon beginnen. Heilmittel können von der Wurzel, dem Stamm, der Rinde, den Blättern, den Früchten oder der ganzen Pflanze stammen. Man sollte prüfen, welche Teile erforderlich sind.

Zur Herstellung der Urtinktur nehmen Sie 10 g (Gramm) des benötigten Pflanzenteils und fügen 90 g einer 30%igen Alkohol-Lösung hinzu. Lagern Sie die Mischung in einer deutlich beschrifteten, sauberen braunen Glasflasche. Nach einer Woche ist die Urtinktur bereit.

Um die D1-Potenz (1/10) des Mittels zu gewinnen, verdünnen Sie 10 g der Urtinktur mit 90 g Wasser. Dies schütteln Sie sehr gründlich für 3 Minuten. Hahnemann schlug dazu die kleine Flasche gegen eine in Leder gebundene Bibel. Dieser Prozess, von Hahnemann als wesentlich betrachtet, wird Schüttelschläge genannt; es erzeugt Millionen von winzigen Bläschen in der Lösung. Lassen Sie dann die Flasche stehen für weitere 3 Minuten. *Um die C1 Potenz (1/100)* der Heilmittel zu machen, verdünnen Sie 1 g der Urtinktur mit 99 g Wasser und gehen weiter vor Sie wie oben. Für die Herstellung höherer Potenzen stellen Sie Reihenverdünnungen von der D1 oder C1 her. Je nach Bedarf wiederholen Sie das Verfahren (Verdünnung und Schüttelschläge). Um zum Beispiel die D2 Potenz (1/10 von 1/10) des Mittels zu erzeugen, nehmen Sie 10 g von der D1, fügen 90 g Wasser hinzu und wenden die Schüttelschläge an. Um die D3 (1/10 von 1/10 von 1/10) zu gewinnen, nehmen Sie 10 g aus der zuvor gewonnenen D2, fügen Sie 90 g Wasser und fahren fort wie zuvor.

Denken Sie daran, die endgültigen Potenzen mit Alkohol haltbar zu machen, um das Wachstum von Bakterien zu verhindern. Auf diese Weise können Sie die Potenzierungs-Leiter aufzusteigen. Wenn Sie die Geduld haben, erreichen Sie nach ein paar Wochen die D200.

• Potenz D6 kann bei physischen Störungen und für chronische Fälle verwendet werden.
• Potenz D12 kann verwendet werden beispielsweise bei psychischen Störungen (Störungen in HE und LU).
• Potenz D30 hilft in akuten Fällen und bei Verhaltensstörungen.

Homöopathische Einzel- gegen Komplexmittel

Die Pioniere der Homöopathie hielten es für am besten, nur ein Heilmittel zu einem Zeitpunkt zu geben und zu warten, bis seine Wirkung zu bewerten war, bevor ein anderes gegeben wurde. In dem zuvor beschriebenen Denkprozess über Meridian-Organfunktionen kann es richtig sein, nur ein Heilmittel zurzeit zu geben, wenn nur ein Prozess-Ungleichgewicht (ein Überschuss oder mangelhafte Funktion) vorhanden ist. Dies ist die übliche Situation heute; es erlaubt uns zu beurteilen, was bei dem Fall half oder nicht. Wie wir später sehen werden, ist es zulässig, mehr als ein Mittel zu geben, sofern diese nach Betrachtung der beteiligten Meridian-Ungleichgewichte und nicht aus Sicht der Symptomatik ausgewählt werden. Leider arbeiten viele weniger erfahrene Homöopathen nach der letzteren Methode.

184

Ein gutes Praxis-Beispiel:
Ein normaler Schnupfen (wund, tränende Augen und Rhinitis) mit
grünem Exsudat und Verschlimmerung durch Wind oder Zugluft
zeigt ein Prozess-Ungleichgewicht in LE (LE - Holz - in der Regel
grün, steuert die Augen, und ist anfällig für Wind). Um diese
Störung zu heilen, können wir versuchen, LE auf vielfältige Weise
zu stimulieren. Zum Beispiel können wir mehrere
Akupunkturpunkte, verschiedene Diäten, verschiedene Kräuter und
verschiedene homöopathische Mittel verwenden. Diese Mittel
können verschiedene symptomatische Bilder haben, aber sie alle
werden verwendet, um LE zu stimulieren. Wir können Heilmittel
wie Ars.alb mit Echin. oder Ham. kombinieren. Dagegen sollten
wir NICHT Heilmittel kombinieren, die eine Erkältung im
Allgemeinen betreffen. So kann ein Mittel eine Erkältung mit
grünem Exsudat beeinflussen, ein anderes mit *saurem Exsudat*, ein
weiteres mit *wässrigem Exsudat*, und noch ein anderes mit *dickem
Exsudat*. Alle diese Arten von Erkältungen haben unterschiedliche
Ursachen. Wenn wir die Heilmittel als Versuch, die Erkältung zu
behandeln, wie in einer Schrotflinte kombinierten, würden wir
verschiedene Prozesse stimulieren und wenig oder gar nichts
erreichen. Auch wenn die verschiedenen Mittel jedes für sich gegen
eine Erkältung wirken, ist eine derartige Kombination zu
unspezifisch, um von Nutzen zu sein. Es ist besser, *ein spezielles
Heilmittel für ein bestimmtes Symptom-Bild* auszuwählen.

In den letzten Jahrzehnten sind - vor allem in den deutschsprachigen
Ländern - homöopathische Komplexe alltäglich geworden. Die Komplexe
können zwei bis 50 spezifische Heilmittel in Kombination enthalten. Jedes
dieser Mittel sendet eine bestimmte Information an den Körper. Daher sind
meiner Meinung nach die klinischen Ergebnisse meist planlos und
enttäuschend, wenn die Komplexe nicht entsprechend den Meridian-
Funktionen (channel functional thinking) zusammengestellt werden, wie in
den Kapiteln über Akupunktur diskutiert.

Natürlich gilt das für alle medizinischen Disziplinen, einschließlich der konventionellen Medizin. Wenn ein Arzt 50 Heilmittel verschriebe, um eine einzelne Krankheit zu heilen, würden alle denken, dass der Arzt verrückt oder unfähig ist. Das gleiche gilt für einen Akupunkteur, der 50 Nadeln verwendet. Abschließend ist noch zu sagen, dass es umfangreicher Kenntnisse bedarf, um einen Komplex aus mehreren Heilmitteln zu formulieren; man muss wissen, welches Meridian- Ungleichgewicht die Mittel beeinflussen und welchen Primärprozess sie stimulieren können. Daher empfehle ich, dass unerfahrene Therapeuten nur ein oder zwei Heilmittel zur Zeit verwenden.

Die nicht klassische Metode

Der Zusammenhang zwischen Akupunktur und Homöopathie

(Anfänger können dieses als sehr kompliziert empfinden. Lesen Sie es mehrmals langsam und aufmerksam.)

In den letzten hundert Jahren haben mehrere Praktiker versucht, Korrelationen zwischen homöopathischen Heilmitteln und den Funktionen oder klinischen Indikationen einzelner Akupunkturpunkte zu finden. Wenn wir mit großer Sorgfalt und Genauigkeit den Effekt der Akupunkturpunkte bestimmen und dieses Ergebnis mit der Wirkung der verschiedenen homöopathischen Mittel vergleichen, dann fällt uns eine bemerkenswerte Ähnlichkeit auf. Manchmal sind die Indikationen für einen Akupunkturpunkt und ein homöopathisches Mittel fast identisch. Wenn wir uns vorstellen, dass völlig unterschiedliche Menschen aus verschiedenen Kulturen und unterschiedlichen Zeiten diese Beschreibungen erarbeiteten, könnten wir daraus schließen, dass die Heilmittel und die Punkte den gleichen Qi-Prozessen helfen und innerhalb des gleichen Systems von Ursache und Wirkung arbeiten. Wir könnten folgendes zugrunde legen: *Die Wirkung von homöopathischen Mitteln folgt denselben Mustern und Gesetzen, wie in der Akupunktur beschrieben. Dort wurden diese Muster und Gesetze vor mehreren tausend Jahren in dem alten* Weisheitsbuch I Jing *(Buch der Wandlungen) und in der medizinischen "Bibel", dem* Nei Jing *(Buch des Gelben Kaisers zur Inneren Medizin), dokumentiert.*

186

Nach vielen Jahren der klinischen Beobachtungen und Praxis habe ich festgestellt, dass dieses die wichtigsten Gesetze sind:

- Ko-Zyklus in den Fünf Wandlungsphasen (Elemente),
- Qi- (Energie-) Zyklus in der chinesischen Uhr und
- Das Gesetz vom zyklischen Wechsel von Yin und Yang.

Wenn wir diese drei Regeln kombinieren, kommen wir zu den folgenden (komplizierten) Ablaufgesetzen. Bei der Einnahme eines homöopathischen Mittels erfolgt die Reihenfolge der heilenden Wirkung im Körper auf drei verschiedene Arten:

(a) *Jedes zweite Organ* in der *Qi-Zyklus-Sequenz*. Zum Beispiel, wenn wir in *GB* beginnen, ist der erste Schritt *LU* und der nächste *MA (GB-LE-LU-DI-MA)* usw. Hier sehen wir, dass die Organ-Progression immer entgegengesetzten Polaritäten folgt.

(b) Das Heilmittel beeinflusst diese Organe in der *Reihenfolge des Ko-Zyklus*. Wenn beispielsweise *GB* (aus dem vorhergehenden Beispiel) durch "*Feuer*" beeinflusst wird, dann *LU* durch "*Metall*" und *MA* durch "*Holz*".

(c) *Sequentieller Wechsel* von *Stimulation* und *Sedierung*. Wird beispielsweise GB stimuliert, wird LU sediert und MA wieder stimuliert. Aus diesen Beziehungen kann man die Mittel tabellarisch einordnen, um alle Auswirkungen der einzelnen Heilmittel zu sehen, und sogar solche Wirkungen von Mitteln vorhersagen, *die noch nicht beschrieben wurden*. Man kann auch die verschiedenen Wechsel-Wirkungen dieser Mittel (**siehe Seite 00**) verstehen.

HINWEIS: Wie in Akupunktur-Texten beschrieben wird, wo die Nadeln zu setzen sind, nennt die untenstehende Tabelle 100 in der linken Spalte das von den genannten Heilmitteln als erstes beeinflusste Organ.

***Kleinschreibung bedeutet Sedierung , Großschreibung heißt
Stimulation.***

Wenn dies unglaublich kompliziert erscheint und unmöglich zu verstehen,
lesen Sie noch einmal die vorherigen Absätze. Es ist wirklich ganz einfach!
Zusätzlich zeige ich zwei Beispiele, denen Sie in der Tabelle folgen
können. Die Tabelle wird mit den fünf Phasen in der oberen Zeile und der
chinesischen Qi-Uhr in der linken Spalte errichtet. Die nächste (oder
folgende) Wirkung eines homöopathischen Mittels finden Sie jeweils ganz
einfach in der übernächsten Zeile (wie oben beschrieben: Jedes zweite
Organ im Qi-Zyklus) und zwei Spalten weiter rechts (die nächste Phase im
Ko-Zyklus).

Ein theoretisches Beispiel:

Geben wir APIS, stimuliert dies LE im Sinne von "Wasser". Wir
erwarten diese Wirkung auch bei DI (zwei Reihen nach unten),
aber hier sediert es und seine Wirkung kommt aus "Feuer" (zwei
Spalten weiter in den Fünf Phasen). Wir können also sagen, dass
APIS als erstes LE-Wasser stimuliert und dann DI-Feuer beruhigt.
Die Wirkung entspricht dem Zyklus gemäß der Qi-Uhr, dem
Wechsel von Yin-Organ zu Yang-Organ, sowie dem Wechsel von
Stimulation zu Sedierung, und sie folgt den Phasen im Ko- Zyklus.
Für starke Heilmittel, wie auch für starke Akupunkturpunkte oder
Kräuter, setzt sich dieser Effekt fort über mehrere Schritte. Bei
schwächeren Heilmitteln reicht die Wirkung nur über ein oder zwei
Stufen.

Ein praktisches Beispiel:

*(Heilmittel in Kleinbuchstaben sedieren, in GROSSBUCHSTABEN
STIMULIEREN)*
Acon. sediert den GB-Feuer-Prozess. (Siehe Tabelle Seite 00). Der
nächste Schritt (zwei Organe nach unten und zwei Phasen nach
rechts) zeigt, dass Acon den LU-Metall-Prozess stimuliert. Der
nächste Schritt (wieder zwei Reihen nach unten und zwei nach
rechts) zeigt, dass Acon. den MA-Holz-Prozess sediert... usw.

188

Jedes Mittel wird dort erfasst, wo ich denke, dass seine ursprüngliche
Wirkung beginnt, und es bewegt sich von dort durch die Körperorgane, wie
oben beschrieben. Um die Tabelle kurz und verständlich zu halten, habe
ich auf weniger wichtige Heilmittel verzichtet.

Tabelle der Korrelation zwischen den gebräuchlichsten
homöopathischen Mitteln und den fünf Phasen und den Meridianen

		FIRE	EARTH	METAL	WATER	WOOD
G B		Aconitum, Ferr.iod, FERR.MET, Crotalus, STRONTIUM , Ptelea tri, Stellaria	SABAL, SANGUIN, FERR.ARS, Vipera, FERR.BROM, Chionanthus, HAEMATOX.	COLOCYNT HIS, Taraxacum, FERR.ACET, Spigelia, Ecbal elat, Eupionum, Paris, MYGALE	CHELID, Rhus.Tox, FERR.MUR, Mandragora, FERR.PHOS, BENZIN, CHENOP.A, EUONYMUS, FERR.PICR, PULEX, Strychnin	FERR.SULPH , SPONGIA, ACONITUM
L V		ARS.ALB, HEP.SULPH, Ipecac, PSORINUM, PULS, Sulphur, Aesculus, ANT.SULPH. A, CHINA, Aethusa, Cinnamon, CLEM.VIT, CYCLAMEN, Cytisus lab, Ginkgo, HELONIAS, Hyoscyamus, INDIUM, CARD.MARI, LAC.DEFL, VISC.ALB	Solidago, ZINCUM, ANT.ARS, Agaricus, Hedera, YUCCA, ASARUM.E, Chloroform, Filix, GOSSYPIUM , Merc.Dulc, ONOSMOD, RADIUM, THL.BURS.P	ECHINACEA, EUPHRASIA, Kal.chlor, Anagallis, ANT.TART, Gambogia, Rheum, ARS.SULPH. R, BADIAGA, CALAD.SEG, CLEMATIS, Cornus c, FRAGARIA, Jalapa	APIS, STANNUM, ALOE, PODOPHY, SULPH.IOD, Dulcamara, ARS.IOD, ANT.CRUD, HYDRASTIS, KAL.SULPH, MAG.SULPH, Carduus b, AGAR MUSC, CAULOPHY, Copaiva, CROCUS SAT, FRAXINUS, GARDENAL, GENISTA, Lactuca,	HAMAMELI S, Alumen, NUX.VOM, Kal.ars, Myrica, Juglans, Betonica, DOLICHOS PUR, DUBOISA, GEUM URB

				LEPTANDRA , RHODODEN. SSECALE, USTILAGO	
L **U**	ARNICA, CALC.IOD, CALC.SIL, COCCUS C, CISTUS CAN, INULA HEL.	MERC.SOL, SENEGA, CALC.MUR	CALC.FLUO, CALC.BROM	CALC.PHOS, CARB.ANIM, OPIUM, RUMEX, Ammon.carb, CALC.ARS, ELAPS.COR, ERIODICT, Eugenia j	CALC.CARB, Drosera, CARB.VEG, AMMOM.BE, AMMOM.BR, Ammom.mur, CALC.SULP H, Myrtus, RANUNCUL US
L **I**	CALENDUL A	MANCINELL .	MERC.COR, CICUTA, BERYLL.ME.	EUCALYPT, Lemna min	Cajeput, MICA
S **T**	CADM.SULP H, Baptisia, Emetinum m.	CONIUM, Lappa, Menyanthes	BROM, Crot.t, BISMUT, ILLICIUM	PHYTOLAC, NAJA, ASPARAGUS ,? ASTERIAS	CHRYSARO B, CALTHA PAL, COMOCLAD, Trombidium
S **P**	CAPSICUM, GENTIANA, IRIS VERS, LITH.CARB, Ricinus, ACID.LACT, CHININ ARS, Cimex lect, Fagopyr, Helianthus, NATR.NITR, SANICULA	CHINA, PLUMBUM, PYROGEN, GNAPHAL, NATR.LACT,	THUJA, NATR.CHLO R, Indigo, ASCLEPIAS	NATR.MUR, ANACARD, CIMICIFUGA , Petroselin, Bellis per, Castoreum, CEANOTHU S, NATR.SALIC , NICCOLUM	Urtica, COLCHICUM , Natr.phos

190

H T	AURUM MET, DIGITALIS, IBERIS AMA, LAUROCER	AURUM MUR, VERAT.ALB, TRILLIUM	CACTUS, Crataegus, STROPHAN, SCILLA MAR	IGNATIA, AURUM IOD, CONVALL.M , VERAT.VIR, CEREUS B	HYPERICUM , KALMIA, MAGNOLIA, AUR.MUR.N
S I	Euphorbia, Hura bras	DIOSCOREA	Lycopus vir, Cenchris	ARUM TRIP, Caesium met.	CAINCA
B L	ACID.PICR, Borax, Cubeba	GELSEMIUM , SARSAPAR, VERBASCU, CHIMAP.UM , Doryph.dec	Lycopodium, SABADILLA, CANN.SAT, BRUCEA	BERBERIS, Nepenthes, CORTISON, ARISTOLOC, COCA	PRUN.SPIN, Kal.carb, CANN.IND
K I	BRYONIA, Sepia, Rauwolf, MAG.MUR, Coffea, COLCHICUM , BAR.IOD, COBALT, KRESOL, Cyprip.pub, GRATIOLA, Guaiacum, KAL.BROM, Lachnant, LILIUM TIGR, MAG.PHOS, Raphanus, Sabina	PHOSPHOR, Cuprum, MERCURIUS , CUPR.ACET, CUPR.ARS, TABACUM, Bar.carb, CALC.BROM , COCHLEARI A ERYNG.YU ??, EUPATOR.V, EUPATOR.P, EUPATO.PU, PETROLEUM , RATHANHIA	SYMPHYTU, FORMICA, LACHESIS, SAMBUCUS, ASA.FOET, NUX.MOSC, Aquilegia, Bufo rana, Cupr.sulph, DAPHNE IND, Hydrophob, MAG.CARB, MEZEREUM	SELENIUM, ARG.MET, Chamomilla, MEDORRHI N, BAR.MUR, IODOFORM	Cantharis, CAUSTICUM , ACID.PHOS, EQUISETUM, Valeriana, ALL.SATIV, Calc.ars, COCCULUS, HELLEBOR, Jugl.reg, KREOSOTU M, LEDUM, Platinum, SCUTELLAR IA, SCENECIO, TEREBINTH
P C	Hedeoma	MUREX, Stramonium, TARENTULA , VIBURNUM	GRINDELIA, SUMBUCUS, Heloderma		STAPHISAG, Moschus, Millefol, MELILOTUS, Carb.sulph
T H	SILICEA, ANT.CRUD, FLOR.DE PI,		Iod, SAMBUCUS, Corall,	BELLADON, CINNABAR? ?,	Arg.nitr, Graphit, HECLA,

KAL.MUR, Kal.bichrom, Glonoinium, Merc.Iod flav		OLEANDER, GYMNO.CAN, Naphthalin	ALUMINA, All.cepa, Asimina t, ERIGERON, HYDROCYT, LUESINUM, LAP.ALBA, Tarent.hisp	MANAGANUM, CHLORAL HY, COLLINS CAN, Euphor.res, TELLURIUM

Homöopathie und (infektiöse) Mastitis

Ich begann meine tierärztliche Karriere mit der Behandlung von Mastitis bei Rindern. Meine Behandlungsmethoden zeigten deutliche Wirkung und die Kühe, die homöopathische Behandlung erhielten, verbesserten sich mehr als diejenigen, die diese nicht bekamen. Zu dieser Zeit injizierte ich die Mittel an einer Stelle über dem Kreuzbein (in der Nähe von BL28-29). Später erfuhr ich von Oswald Kothbauer, dass dieser Bereich bei Mastitis hilft. Dies wusste ich zu diesem Zeitpunkt nicht, zumindest war es mir nicht bewusst. Später erfuhr ich auch von Prof. Pishinger, dass jegliche Schädigung des Bindegewebes das Immunsystem aktiviert. Auch lernte ich auf einem Schweizer Kongress homöopathischer Tierärzte, dass nur fünf Minuten Aufmerksamkeit für eine Kuh die Zellzahl in der Milch um 25% senkte (Vorlesung Jörg Spranger). Die Ergebnisse der Studien belegten:

1. 12% aller Mastitis wird durch Antibiotika geheilt
2. 8% aller Mastitis wird durch Homöopathie geheilt
3. das Streicheln der Kühe für fünf Minuten reduzierte die Zellzahl der Milch um 25%

Die Folgerung war:

1. Homöopathie tötet keine Bakterien ab
2. Homöopathie kann Mastitis bei gesunden Kühen vorbeugen
3. Homöopathie heilt keine akute Mastitis

192

Eine Liste von Heilmitteln für verschiedene Krankheiten

Symptomatische Behandlung

Hier ist eine Liste der am häufigsten verwendeten Heilmittel und der Symptome, bei der ihre Verwendung indiziert ist. Die Tabelle auf Seite XXX fasst die symptomatischen und kausalen Heilmittel für jede Krankheit zusammen, aber ihre Verwendung erfordert die Kenntnis der Akupunktur und der Fünf-Phasen-Theorie. Allerdings werden Anfänger die folgende Liste der symptomatischen homöopathischen Mittel schätzen.

Organ oder Teil	Symtomatische homeöpathisches Arzneimittel (ausschliesslich für Anfänger)
Achillessehne	Kali.carb
Achselhöhle	Arnica
Arm, Vordergliedmaße	Ammon.carb, Silicea, Aluminium,
Arteriosklerose	Calc.carb.
Auge, Augenlied, Sehen	Stannum
Bauchödem	Apis, Carduus, Kali.carb, Convallaria, Stannum
Bein	Kal.carb, Arn, Hyp
Blase	Kali.carb, Berberis
Blutdruck	Kali.carb., Hyssop
Blutgefäpe	Hyp, Aurum, Silicea
Blutzucker	Flor de piedra, Stannum, Lycopodium, Chelidonium
Bronchen	Ammon.carb., Ant. tart., Aconitum, Bryonia, Ipecacuanha
Durchfall	Ars.alb, Calc.carb, Nux.vom, Veratrum alb
Eingeweide	Merc, Phos
Erbrechen	Ipecac
Erste Hilfe	Acon, Arn
Fieber	Lach, Pyrogenium, Sil, Belladonna, Echinacea, Acon, Ferr.phos, Bry
Gallenblase	Ferr.met
Geburtshilfe	Puls, Hyp, Stannum, Arnica, Hamamelis, Caulophyllum
Gehirn	Phos

Gehirnhäute	Phos
Geschlechtsorgane männlich	Aurum, Staphisagria, Puls
Geschlechtsorgane weiblich	Arg, Sepia, Puls, Lilium tig
Gesicht	Nux.vom., Sil, Phos
Haarverlust	Phos, Arg
Harnleiter	Berberis, Arg, Hyp
Haut	Sil, Aluminium, Phos, Ammon.carb, Graphites, Sulphur
Herz	Aurum, Digitalis, Crataegus
Hintergliedmaße	Phos, Stannum, Ars.alb., Nux.vom
Hüften	Stannum, Lycopodium, Chelidonium, Colocynthis
Husten	Ipecac, Cupr.acet, Phos, Drosera, Bryonia
Kehle	Sil, Hepar, Cinnabar (or Zinnober)
Ketose	Stannum, Chelidonium, Flor de piedra,
Kiefer	Ferr
Klauen der Kuh	Sil, Lach
Kniegelenk	Calc.carb, Phos
Knochen und Gelenke	Phos, Calc.carb., Berberis, Symphytum, Ruta
Kolik	Colocynthis, Phos, Opium, Nux.vom., Chamomilla, Plumbum.acet, Belladonna, Podophyllum
Krämpfe	Cinch, Sulph, Rhus.tox, Bry, Cuprum
Krankheiten der Leber	Lycopodium, Phos, Carduus.mar.
Kreislauf	Hyp
Leber	Stannum, Chelidonium
Lendenbereich	Phos, Kali.carb
Lippen	Arn
Luftröhre	Arn, Ammon.carb
Lumbago	Dulcamara, Bry, Rhus.tox.
Magen	Ars.alb., Nux.vom
Magen, mittlerer Teil	Nux.vom, Ars.alb., Bry
Magen, oberer TEil	Sil, Carbo.veg.,
Magen, unterer Teil	Ferr.met, Phos, Arg.nit
Mastitis	Lachesis, Arg, Puls, Hepar, Acon, Bry,

194

	Chamomilla, Belladonna, Phytolacca, Urtica
Milchdrüse	Puls, Arg, Sep, Phytolacca
Milz	Ars.alb, Plumbum
Mund	Aurum, Arn, Plumb
Muskulus Masseter	Stannum, Ferr
Nacken	Plumbum, Stannum
Nebenhöhlen	Sil, Aurum, Phos
Niere	Phos, Merc
Oberkiefer	Nux.vom
Obstipation (Konstipation)	Nux.vom., Opium, Chelidonium
Ohr, Gehöhr	Phos, Causticum
Pankreas	Acid.phos
Patella	Nux.vom
Pfoten	Sil, Echinacea, Hepar
Rektumprolaps	Stannum, Phos, Ruta
Reproduktion männlich	Aurum, Hyp, Staphisagria, Murex
Reproduktion weiblich	Aurum, Graphites, Bufo, Sepia, Puls
Rippenfell	Belladonna, Bry
Rücken	Phos, Calc.carb, Kali.carb, Merc.viv
Schmerzen in der Leistengegend	Stannum
Schmerzmittel	Opium, Rhus.tox.,
Schulter	Arn
Schwäche nach der Geburt	Stannum, Phos, Kali phos
Sehnen	Stannum
Stirn	Sil, Phos
Tarsus (Sprunggelenk)	Ferr, Ferr.ars, Acon
Unterarm	Tarentula, Alumina, Sil
Wunden, blutend	Arn, Hyp, Millefolium
Wundinfektion	Hepar, Sil
Zunge	Aurum

Am Ende dieses Kapitels werde ich einige sehr interessante Informationen hervorheben, die **Dr. Chris Day DVM** mir freundlicherweise und großzügig zur Verfügung gestellt hat um sie als Anhang zu diesem Kapitel zu verwenden.

Für das Herz:
Lachesis, Belladonna, Hyoscyamus, Coffea, Crocus, Causticum, Cannabis indica, Cocaine, Stramonium, Veratrum album, Strophanthus.

Für die Leber:
Nux vomica, Lycopodium, Chelidonium, Phosphorus, Antimonium crudum, Anacardium, Carduus, Berberis.

Für die Lungen:
Tabacum, Calc. carb., Arsenicum, Nat. mur., Pulsatilla, Ipecac, Lobelia.

Für die Nieren:
Aconitum, Arsenicum, Pulsatilla, Stramonium, Phos., Lil. tig., Argent. nit., Lycopodium, Causticum, Gelsemium.

Für die Milz/Pankreas:
Carbo veg., Æsculus, Pæonia, Hamamelis, Ginkgo, Crotalus, Hamamelis, Muriatic acid, Natrum mur.

Für äußerliche pathogene Faktoren:
Wind: *Aconite, Lycopodium, Tub. bov., Rhododendron, Euphrasia, Hepar sulph., Nux mosch., Badiaga, Sepia.*
Kälte: *Aconite, Badiaga, Tub. bov., Camphora, Causticum, Nux vom., Kali carb., Psorinum.*
Feuchtigkeit: *Rhus tox., Dulcamara, Nat. sulph., Aranea, Gelsemium, Calc. phos., Colchicum, Phytolacca, Elateria, Guaiacum, Asterias, Baptisia, Thuja.*
Hitze/Feuer: *Glonoinium, Belladonna, Sulphur, Graphites, Bryonia, Ledum, Antimonium crudum., Pulsatilla, Drosera.*
Trockenheit/Sommerhitze: (schwieriger zu definieren) *Glonoinium, Belladonna, Nat. carb., Gelsemium, Podophyllum, Nat. mur., Bryonia, Aconitum, Lachesis.*

196

Für die Meridiane:

3E: Brustkorb: *Aconite, Phellandrium, Aspidosperma*
       Abdomen: *Lycopodium, Carbo veg.*
       Becken: *Sepia, Pulsatilla, Helonias*
Herz: *Digitalis, Strophanthus, Convallaria, Cactus, Glonoinium, Lil. tig., Spigelia*
Lunge: *Phellandrium* .
Leber: *Chelidonium, Berberis.*
Gallenblase: *Berberis, Rhus tox., Gnaphallium, Phytolacca, Kali bich.* (auch reißende Schmerzen in der Tibia), *Kali. carb.* (auch Knieschmerzen, die als Schmerzen an der Seite des Knies beschrieben werden!), *Colocynth.*

Für verschiedene Arten von Schmerz:

Schmerzqualität	TCM Interpretation	Homöopathische Arznei
Wärme bessert	Kälte	*Arsenicum, Causticum, Rhus tox.*
Kälte bessert	Hitze	*Apis, Bryonia, Iodum, Pulsatilla., Sulphur*
Berührung und Druck bessert	Leere	*Bryonia, Colocynth, Pulsatilla, Thuja*
Berührung und Druck verschlechtert	Fülle	*Apis, Bell., Hep. sulph., Lach., Lyc., Merc*
Essen bessert	Leere	*Iodum, Phosphorus, Sepia*
Essen verschlechtert	Fülle	*Aloe, Lycopodium, Nux vom., Sulphur*
Feuchtes Wetter bessert	Trockenheit	*Causticum, Kali carb., Nux vom.*
Feuchtes Wetter verschlechtert	Feuchtigkeit	*Aranea, Calc. phos., Nat. sulph., Rhus, Thuja*
Mit Blähungen oder Völlegefühl	Qi-Stagnation	*Carbo veg., Lycopodium, Sepia, Sulphur*
Stechend und normalerweise an einer Lokalisation	Blutstase	*Aconitum, Bryonia, Hepar sulph., Nitric acid*
Gefühl von Schwere	Feuchtigkeit	*Gelsemium, Nat. mur., Petroleum, Sepia*
Wechselnde Lokalisation	Wind oder stagnierendes Qi	*Cauloph, Lac caninum, Pulsatilla*
Leichte Schmerzen mit Müdigkeit	Qi-Mangel oder Feuchtigkeit	*Conium, Gelsemium, Sepia, Silica*

Für einzelne Akupunkturpunkte:

Aconitum   KS6, HE7, LG26 (Schmerzen links vorne DÜ3)
Æsculus   BL26, BL14 (z.B. Hufrehe)
Apis (Nat. Mur.)   MA6, DI19, BL2, LG25

Aristolochia	KG1, BL23, BL31, MP6
Belladonna (Hufrehe)	DÜ3, 3E5, DI11, BL2,
Belladonna (Meningitis)	BL2, BL8, BL10, MP3 (spastisch)
Bellis	GB30, GB26, GB34
Berberis	BL11
Berberis (Leber und Niere)	BL18, BL23
Bryonia	BL11, GB34, 3E5, BL40
Chelidonium	BL18
Coffea/ Chamomilla	LG26, BL60 (+ Shu Punkte)
Colchicum (herbstliche Arthritis)	GB34, BL11, BL60
Colchicum (schaumige Blähungen)	3E15, Shu Punkte
Colocynth (Krampfkolik)	DÜ3, LE13
Colocynth (Hüftschmerzen)	GB30
Digitalis & Cratægus	KG14,HE5,HE7,BL14,KS06,BL23/28
Equisetum	BL28, BL23, BL22
Flor de piedra	NI8, MP6, BL26
Formic Acid	BL26, BL40, BL60, GB30, BL11
Ginkgo biloba (Hufrehe)	NI8/MP6, DÜ2, 3E5, DI11, BL18
Glonoinium (Hitzeschlag)	LG26, BL40, KS6, LG14
Gnaphallium (Ischias-Schmerz)	BL40, GB32, BL60, GB30, BL31-35
Graphites Haut/Wunden)	BL40, DI4, DI11, MA36
Graphites (Gliederschmerzen)	BL26-31
Graphites (Hufrehe)	BL18
Gunpowder (Osteomyelitis)	BL11, DI11
Harpagophytum	BL11
Hepar sulph.	DI11, LG14
Kali carb. (Schwäche)	BL26, BL31
Kali carb. (Lendenschmerzen)	BL24-25
Kali chlor. (CNI)	BL23
Ledum (Arthritis)	BL11, GB34, 3E5, BL60
Mag. phos. (Schmerz/Kolik)	MP6, NI8, BL40, DI14
Merc. corr. (ANI)	BL23
Nat. phos. / Nux vom. (Setfast	GB34, BL40, NI6, DI4, BL13, DÜ3
Nux vom.	BL18, DI4
Passiflora/Scutellaria/Valeriana	LG26, LG20, LG25
Phellandrium	BL13, LU1
Rhus tox.	3E15, BL11, 3E5, GB34
Ruta grav.	BL11, LG14, BL60, + Shu Punkte
Sarsaparilla (Hufrehe)	3E5, DI11, BL18

198

Sarsaparilla (Niere)	BL23, BL28
Solidago	BL23, BL28
Symphytum	BL11
Thuja (Impfungen/Sarkoide)	DI11, LG26, LG14
Thuja (Mandeln)	DI14
Thuja (Headshaker)	DI11, DI19, BL2, GB34, MA6
Thuja (Haut)	BL40, DI4, DI11, MA36
Thuja (Drüsen)	DI4, DI11, 3E5, 3E17, MA6

KAPITEL 6

Phytotherapie

Phytotherapie ist eine der ältesten Therapieformen. Sie wird seit Jahrtausenden eingesetzt. Viele der Traditionen und des Wissens welches in Europa bestand ging während der dunklen Zeiten der Inquisition verloren. Heute entdecken wir dieses Wissen neu und wenden es klinisch an, besonders in Deutschland und Frankreich. Es ist sehr wichtig dieses Wissen wieder zu erlangen, besonders weil ausländische (besonders chinesische) Kräuter mehr und mehr zum Einsatz kommen.

Unter Phytotherapie versteht man die Verabreichung effektiver Heilkräuter. Sie werden nach dem gleichen Denkprozess gegeben - der gleichen Philosophie - wie jede andere ganzheitliche Therapie. Ihr Zweck ist, im Körper spezifische Prozesse zu beeinflussen, zu stimulieren oder zu unterdrücken. Sie werden nicht als Teil der Diät im üblichen Sinne gegeben.

Die Verabreichung von bestimmten pflanzlichen Extrakten oder Arzneistoffen, beispielsweise Digoxin, ist nicht Phytotherapie; es ist Schulmedizin. Allein die gegebene Substanz wirkt, aber nicht in der gleichen Weise wie die gesamte Pflanze. Im Gegensatz dazu ist die Wirkung anders wenn wir die ganze Pflanze geben, als wenn wir eine einzige Substanz verabreichen, auch wenn dieser Stoff den Hauptwirkstoff der Pflanze darstellt. Die Wirkung einer Pflanze ist ganzheitlich und wirkt im Organismus *regulierend*. Wie Akupunktur oder Homöopathie stimuliert sie ganzheitlich die Autoregulationsmechanismen des Körpers. Dadurch ist der Effekt größer, vollständiger und länger anhaltend. Dieser Effekt scheint ein wenig wie Akupunktur zu funktionieren und beispielsweise spezifische Organsysteme zu stimulieren oder sedieren.

Kräuter mit starker Wirkung haben toxisches Potential wenn sie überdosiert oder falsch eingesetzt werden. Sie schmecken oft bitter oder stark, oder haben andere besondere Merkmale. Heilkräuter enthalten üblicherweise flüchtige (aromatische) Öle. Diese Kräuter können als komplette Pflanze oder als Extrakt verabreicht werden. Ich habe mit Auszügen aus den flüchtigen (aromatischen) Ölen aus verschiedenen Kräutern experimentiert; die Öle funktionieren gut. In der Regel verabreiche ich Tropfen der flüchtigen (aromatischen) Öle auf einen Zuckerwürfel. Die meisten Tiere, vor allem Großtiere, essen dies.

Im Allgemeinen beträgt eine Dosis für ein Pferd oder eine Kuh eine kleine Handvoll an rohen Kräutern täglich. Die Dosis für Kleintiere (z.B. Hunde und Katzen) ist 1-2 Prisen des Krauts. Die Dosis des Extrakts (Urtinktur) oder der flüchtige Öle beträgt 1-5 Tropfen für Kleintiere und 20-50 Tropfen für Kühe und Pferde. [In homöopathischen und pflanzlicher Dosierung 1 ml = 20 Tropfen].

Asiatische Kräuter

Phytotherapie ist seit mehreren Jahrtausenden ein wesentlicher Bestandteil der asiatischen Medizin. Es besteht hochentwickelte Dokumentation, die mehr als 3000 Jahre überspann. Sie wurde und wird noch immer als wichtiger als die Akupunktur betrachtet. Kräuterkombinationen, einzelne Kräuter und Extrakte wurden für die meisten Krankheiten eingesetzt. Ein großer Anteil der östlichen Heilkräuter ist im Westen unbekannt. Jedoch können diejenigen, die interessiert sind unter Verwendung der allgemeinen diagnostischen Methoden der Akupunktur, die unten folgende Liste, die ich versucht habe zusammenzustellen, konsultieren. Die meisten der hier aufgeführten Informationen wurden von *Dr. Cheryl Schwartz DVM* auf einem Seminar für skandinavische Tierärzten im Jahr 1998 in Oslo vorgestellt. Sie verwendet diese Kräuter seit mehreren Jahren in der Kleintierpraxis und ihr Wissen ist beträchtlich. Ich selbst habe überwiegend mit europäischen Kräutern gearbeitet, und werde diese in Folge im nächsten Abschnitt dieses Kapitels auflisten.

Normalerweise werden chinesische Kräuter nach einer Diagnose auf der Grundlage der "Acht Leitkriterien" aufgeführt, ein diagnostisches Verfahren, welches ich nicht verwende. Daher werde ich versuchen, die Kräuter nach einer "Prozessdiagnose" aufzulisten, die wir in diesem Buch verwenden. Die chinesischen Kräuter können benutzt werden, um jede AP-Behandlung zu unterstützen. Diese Kräuter müssen aus Asien oder von Großhandelsunternehmen im Westen bestellt werden.

Kräuter für die Milz

- Ginseng
- Atractylodes
- Hoelen
- Lakrize
- Tang Kuei
- Cimicifuga
- Citrus (Chen Pi)
- Bupleurum
- Oak Bark
- Dioscorea Combination

Diese Kräuter können für Magen-Darm-Schwäche, einschließlich Appetitlosigkeit, Gewichtsverlust, langsame Erholung nach einer Krankheit, Borborygmous, Müdigkeit, Schwäche der Gliedmaßen und eine Tendenz zu Vorfällen verwendet werden.

Ginseng – wärmt und zirkuliert das Qi, stimuliert den Appetit.
Atractylodes und Hoelen – stärkt den transformierenden Prozess der Milz.
Lakrize – harmoniert Leber und Milz.
Tang Kuei – nährt Milz- und Leberblut.
Cimicifuga – hebt das Qi, lindert Prolaps.
Citrus (Chen Pi) – reguliert und zirkuliert Qi.
Bupleurum - besänftigt Leber-Qi und harmoniert die Milz, bewegt nach oben und außen.
Eichenrinde - ist ein bitteres Kraut zur Unterstützung des Milz-Yang. Es stellt die Integrität von Darmzellen sowie Zellen der Kapillarbetten und Venen wieder her. Die Wirkstoffe sind Tannin und Quercetin.
Dioscorea Kombination - eine traditionelle chinesische Volksmedizin, die Milz-Qi und Yang stärkt, leitet Feuchtigkeit aus. (Sie enthält: Dioscorea, Eurale, Coix, Lotus-Samen, Hoelen um Feuchtigkeit auszuleiten, und wirkt adstringierend auf Schleimhäute. Diese Kräuter sind neutral, süß oder fad.)

Kräuter für den Magen

· *Healthy Peaceful Pills*
· Kamille

Healthy Peaceful Pills (Auch als McZand Tinktur "Heilende Formel") Enthält: Gastrodia Elata und Angelika um Wind auszuleiten, Kopfschmerzen, Chrysantheme, Mentha, Pueraria und Trichosanthes um Fieber oder fieberhaftes Gefühl zu verringern, Atractylodes, Coix, Hoelen um Feuchtigkeit auszuleiten Saussarea, Magnolie, rote Mandarinenschale (pericarpium citri erythrocarpa) und Agastache um Qi zu regulieren und zu Stagnation zu beseitigen, Oryza sativa, um Nahrungsakkumulation zu beheben.

Kamille ist das "Baby-Heilmittel, das Heilmittel für Babys jeden Alters." Reizbar, jammert, klagt, fordert Aufmerksamkeit, niedrige Schmerztoleranz, wollen getragen aber nicht aufgehoben werden. Kamille beruhigt Nervosität (beruhigt Shen). Sie harmoniert zwischen Leber und Magen indem sie Leber Stagnation auflöst und so dem Qi ermöglicht sich reibungslos zu bewegen. Dies unterbindet die "Angriff der Leber auf den Magen" und Schmerzen, die mit Erbrechen, Bauchschmerzen oder Geschwüren in Verbindung gebracht werden könnten. Kamille kühlt den Magen und verringert Säure.

Kräuter für die Lunge

· Asclepius asperula (Immortal)
· Seidenpflanze
· Er Chen Wan
· Klare See
· Rezept für langes Leben + Lavendel
· Ma Huang & Morus
· Ma Huang & Ginkgo
· Platycodon & Fritillaria Kombination (Qing Fei Tang)
· Echter Alant + Königskerze + Huflattich

Immortal wird als Lungen-Qi Stärkungsmittel verwendet, um Schleim und Feuchtigkeit zu trocknen. Es wirkt spezifisch als Bronchodilatator in Fällen

204

von Bronchitis oder Asthma bronchiale. Es hilft, Schleim aus der Lunge zu vertreiben. Da es sowohl Potenzial zur Erwärmung als auch Kühlung hat, kann der Schleim klebrig und klar oder milchig-weiß oder gelb sein.

Es ist auch bei Leber-Qi-Stagnation und Stagnation hilfreich, indem es Schmerzen im Brustkorb und Angst wegen Atemnot erleichtert. CAVE: Während der Schwangerschaft kontraindiziert, da es die Gebärmutter stimuliert.

Seidenpflanze: Dies ist ein bitteres, neutrales Kraut, das potentiell sowohl wärmen als auch kühlen kann. Es hilft dem Lungenmeridian, Herzmeridian, Nieren-Yang und dem Konzeptionsgefäß. Es hat eine riesige Wurzel, mit milchigen saftigen Mark. Die Wurzeln ähneln Lymphgefäßen oder feinen Kapillaren. Immortal fördert die Durchblutung, insbesondere der kleineren Gefäße. Es ist auch ein ausgezeichnet für die Lymphdrainage.

Er Chen Wan "Two Aged Decoction". Erhältlich als Kraut, extrahiert als Granulat (genannt Citrus & Pinellia) oder flüssig (McZand). Dies ist die klassische Formel für feuchte Kälte in Magen und/oder Lunge. (Enthält: Pinellia (Ban Xia) – Citrus (Chen Pi) – Hoelen (Fu Ling) – Süßholz und Ingwer).

Klare See (Drei Schätze, Maciocia Linie). Dies ist eine Variante der Er Chen Wan mit dem Zusatz von Bambus um Husten zu reduzieren und Mume um Trockenheit der Lunge bei Langzeitanwendung zu verhindern.

Rezept für langes Leben + Lavendel, "Acht Unsterbliche - Langes Leben Pille" für Mangel an Lungen-Yin und Nieren-Yin. Lavendel reguliert Qi und hilft den Kräutern zu zirkulieren. [Enthält: Rehmannia – Ophiopogon (Mai Men Dong) – Schizandra (Wu Wei Zi) (Astringent) - Cornus (Shan Zhu Yu) (Astringent, tonifiziert die Niere) - Dioscorea (Shan Yao) – Hoelen (Fu Ling), Alisma (Ze Xie) – Moutan (Mu Dan Pi)].

Ma Huang & Morus nutzt Ma Huang, welches Ephedrin, Pseudoephedrin und verwandte Alkaloide enthält, und ist ein mildes Stimulans des ZNS. Ma-Huang ist wirksam, in Fällen in denen Keuchen prominent ist, vor allem, wenn die Atmung beim Ausatmen schlimmer ist. (Einige Katzen scheinen empfindlich auf Ma-Huang zu reagieren. Anzeichen hierfür ist extreme Lethargie, Angst oder erhöhte Herzfrequenz. Dies könnte ähnlich wie die Reaktionen einiger Katzen auf Valium oder Aminophyllin sein. Ein Teil der Reaktion auf Ma Huang beruht möglicherweise auf einem zugrunde liegenden Nieren-Yin-Mangel. Da Ma Huang hat eine austrocknende Wirkung hat könnte es möglich sein, eine kleine Menge von Yin und Blut tonisierenden Mitteln hinzuzufügen, um diesen Effekten vorzubeugen. Ich schlage vor, dass jede Gabe von Ma Huang zuerst am Tier getestet werden, indem zuerst kleine Mengen gegeben werden. [Enthält: Ma Huang - Hoelen - Aprikosenstein - Perilla Frucht - Maulbeerbaum (Hustenmittel) - Süßholzwurzel - Zitrus (Chen Pi)].

Ma Huang & Ginkgo: Dieses Rezept wird verwendet, wenn das Tier mehr Hitzezeichen zeigt, wie zum Beispiel sehr großen Durst. [Enthält: Ma Huang - Aprikosenstein - Perilla Frucht - Tussilago - Maulbeerbaum (Anti-Hustenmitteln) - Süßwurzel - Scute - Gingko]. *Platycodon & Fritillaria Kombination* (Qing Fei Tang) besonders für die Lungenentzündung [Enthält: Bambus- Fritillara - Platycodon - Scute - Gardenie - Morus - Aprikosenstein - Zitrus - Hoelen - Schizandra - (adstringierend) - Ophiopogon - Spargel - Tang Kuei - Ginger - Jujube und Süßholz].

Echter Alant + Königskerze + Huflattich: auch diese Kombination ist besonders gut zur Behandlung von Lungenentzündung.

Kräuter für die Niere

* Rehmannia Sechs bzw. Tee der sechs Geschmäcker (Liu Wei Di Huang Wan)
* Borretsch (Borago officinale)
* Luzerne (Medicago sativa)
* Rehmannia Acht Kombination
* Lycium Formel - Huan Shao Dan
* Gewöhnliche *Wasserdost* (Kunigundenkraut, Joes Pye Kraut)
* Eupatorium Purpureum.
* Kletten-Labkraut (Galium aparine)
* Polyporus Kombination
* Rehmannia & Akebia

Rehmannia Six a.k.a Six Flavor Tea -- Liu Wei Di Huang Wan [Enthält: Rehmannia (gekocht – Di Huang) (senkt den Blutdruck und Cholesterin, reich an Kalium) - Cornus (Shan Zhu Yu) (adstringierend, senkt den Blutdruck, reich an Kalium) - Dioscorea (Shan Yao) (tonisiert die Milz) - Moutan (Mu Dan Pi) - Hoelen (Fu Ling) – Alisma (Ze Xie)].

Boretsch (Borago officinale) Das Blatt wird verwendet. Es ist kalt, feucht und salzig und stärkt die Lunge und Niere.

206

Luzerne (Medicago sativa) Die ganze Pflanze wird verwendet. Sie ist neutral, feucht und enthält acht Verdauungsenzyme.

Rehmannia Eight Combination, a/k/a Sexoton Pills oder Golden Book Tee. Dies ist das Rehmannia Six Rezept mit dem Zusatz von Kräutern zur Erwärmung in Form von verarbeitetem Aconit und Zimt (Anmerkung: Aconit und Zimt kann bei Katzen Erbrechen auslösen.)

Lycium Formel – Huan Shao Dan – Elixer zur Rückkehr der Verlrenen Enthält: Rehmannia – Cornus - Lycium (Gou Qi Zi) – Eucommia – Morinda – Cistanche - Achyranthes (Niu Xi) – Fenchel – Dioscorea – Jujube - Schizandra – Hoelen – Polygala)

Gravel Root (Kunigundenkraut, Joe Pye Kraut)

Eupatorium Purpureum. Eupatorium Purpureum stellt die Balance von Flüssigkeit und Feststoffen in den Harnwegen her. Gewöhnlicher Wasserdost kann Mineralien aus der Lösung freisetzen oder wieder binden. Dies macht es nützlich bei der Bildung von Harngries und Steinen. Seine lila Blüte und Stiel sind die Signatur für septische Zustände und Gewebeabbau. Gewöhnlicher *Wasserdost* hilft bei Rückenschmerzen und schmerzhafter Miktion. Es ist auch hilfreich bei Prostata-Problemen. Gewöhnlicher Wasserdost wirkt, um die Feststoffe und Flüssigkeiten im Gleichgewicht zu halten. "Die Heiler stellten fest, dass Gewöhnlicher Wasserdost Konkremente auflöste, während die professionellen Ärzte behauptet, dass es nur dazu beitrug Sie zu entfernen." Gewöhnlicher Wasserdost fördert die Miktion und lindert Reizungen, "insbesondere in Fällen von rötlichen und rötlichbraun Urin, mit einer Ansammlung von rötlichem Gries."

Kletten-Labkraut (Galium aparine). Es erweicht Steine und aktiviert die Lymphgefäße, insbesondere des Unterkörpers, es transportiert Toxine ab, fördert ihre Ausscheidung über Lymphe und Urin. Es ist auch hilfreich bei Reizung der Prostata. (Enthält Chlorophyll, Saponine, Gerbstoffe und Spurenelemente).

Polyporus Kombination - Eine chinesische Kräuter-Kombination für Dysurie oder Strangurie mit Schmerzen beim Wasserlassen, Harnröhrenentzündung, Blasenentzündung, Hämaturie, schmerzhaft aufgeblähten Unterbauch. (Enthält: Polyporus (Zhu Ling) - Alisma (Ze Xie) - Talc (Hua Shi) - Gelatine – Hoelen).

Rehmannia & Akebia. Gefiriergetrocknetes Granulat, welches das Ungleichgewicht zwischen der Nieren-Yin und Herz anspricht. Löscht Hitze in Dünndarm und Herz. (Enthält: Rehmannia - Lophatherum - Bland

Bambus-Blätter - Akebia - Lakritze).

Kräuter für das Herz

· Du Hu Ji Sheng Wan
· Brocade Sinews
· Nourish the Root and Clear Wind (Nähre die Wurzel und leite Wind aus)
· Dipsacus sylvestris
· Kang Gu Zheng Sheng Pian (Combat Bone Hyperplasia Pill)

Du Hu Ji Sheng Wan – hilfreich bei Arthritis, die bei feuchtem und kaltem Wetter noch schlimmer wird, mit Steifheit, Ischias und Schwäche der Hinterhand. Der Zustand verbessert sich in der Regel mit Druck und Massage. (Enthält: Eucommia - Rehmannia - Loranthus - tang kuei - Codonopsis - Ingwer - Zimtrinde - Lakrit - Du Huo - Loranthus und Hoelen).
Brocade Sinews - ein Macioca Rezept. (Enthält: Codonopsis - Tang Kuei – Coix – Pfingstose – Lycium – Loranthus – Atractylodes – Hoelen – Acanthpanacis – Chaenomelis - Morus Rinde – Clematis).
Nourish the Root and Clear Wind (Nähre die Wurzel und leite Wind aus) - ein Macioca Rezept. (Enthält Clematis & Stephania Kombination).
Dipsacus sylvestris (Karde) – Als Mitglied der Distelfamilie hat dieses Kraut eine Affinität zu den Knochen. Es wird bei Gelenkverletzungen verwendet. Seine chinesischer Vetter, Dipsacus japonica wird "Mach heile, was kaputt ist" genannt und wird bei Traumata der Gelenke und Sehnen eingesetzt. Karde fördert die Durchblutung und löst Stagnation, lindert Schmerzen und Steifheit. Es ist besonders geeignet für Fülle-Patienten, die dazu neigen, sich mit großer Kraftanwendung zu verletzen. Hier sind große Muskelgruppen betroffen: Schultern, unterer Rücken.
Kang Gu Zheng Sheng Pian (Combat Bone Hyperplasia Pill). Diese Formel ist gut für Entzündungen des Rückens und Bandscheibensyndrom, beides akut und chronisch und vorbeugend für das Wiederauftreten in angrenzenden Bereichen. (Enthält: Rehmannia - Dioscorea - Erodium - Pyrola - Hedera - Flüssiger Bernstein - Tokoro - Cistanches - Tigerknochen (ich glaube, es sind Rinderknochen), um Knochen und Yang zu stärken.

Kräuter für die Haut

· Ho Shou Wu, Shou Wu Pian
· Tang Kuei & Tribulus
· Tang Kuei & Gardenie

Ho Shou Wu, Shou Wu Pian polygonum multiflori, gehört der Familie der Rosengewächse an, ein kühlendes Leber-Blut Tonikum. Hilft bei glanzlosem Fell, kleinen trockenen Ausschlägen, einige Formen der miliaren Dermatitis bei Katzen.

Tang Kuei & Tribulus – eine granulierte Kräutermischung. (Enthält: Tang Kuei – Pfingstrose - Ho Shu Wu – Siler - Tribulus – Astragalus).
Tang Kuei & Gardenia. (Enthält: Tang Kuei – Cnidium – Pfingstrose – Rehmannia – Coptis – Scute – Phellodendron – Gardenie).

Kräuter für das Immunsystem

· Radix Isatidis
· Enhance
· Roter Klee
· Astragalus membranaceus
· Astragalus 10
· Mellitia nitida

Radix Isatidis: Einer der Hauptbestandteile zur Behandlung von HIV, EBV und chronischer Colitis (Morbus Krohn). In der Tiermedizin können wir es in Rezepten verwenden, um akute Infektionen der oberen Atemwege, akute und chronische Colitis Ulcerosa, Infektionen während und nach der Chemotherapie und bei aktiven Infektionen von Katzen mit FIV und FeLV einsetzen, vor allem um Fieber zu behandeln.
Enhance (Gesundheitsprobleme). Dies ist ein Kombinationsprodukt um Immunität zu fördern und vor Infektionen zu schützen. Enthält Yang Stärkungsmittel, um das Blut zu beleben und Kräuter, die Hitze ausleiten und damit Infektionen bekämpfen. Es ist nützlich beim Lymphom des Hundes und FIV, FeLV der Katze.

Roter Klee - Trifolium pratense - Die Blüten dieser Pflanze werden verwendet. Rotklee ist gut für einzelneln cystierte Lymphknotenvergrößerungen, vor allem an Hals, Achselhöhle und Brustdrüse.

Astragalus membranaceus (Huang Qi). Dies ist eine Pflanze, die das Immunsystem moduliert. Es ist ein Mitglied der Leguminosen-Familie und hat eine lange faserige Wurzel, die gekocht und diagonal in Scheiben geschnitten wird. Astragalus ist süß, leicht warm und leicht feucht und dient der Milz und Lunge. Es ist ein Qi Tonikum, um nach einer Krankheit zu stärken, indem es die Ausdauer steigert. Es stabilisiert das Äußere durch die Stärkung des Wei-Qi, steigert die Verdauungsabsorption, verringert Durst, verbessert die Miktion, regt die Blutbildung und Zirkulation an, verringert die Thrombozytenaggregation und erweitert die Blutgefäße. Astragalus enthält Flavone, die am ehesten für die Durchblutung hilfreich sind. Astragalus enthält auch Polysaccharide und hat in Studien am Menschen die Überlebensraten bei Krebspatienten nach der Chemo- oder Strahlentherapie durch die Erhöhung von IgA und IgG scheinbar verbessert.

Astragalus 10 (ITM/Seven Forests, Health Concerns) AMARA 8 (Enthält: Astraglus – Ganoderma - Eleutrhero Ginseng – Atractylodes – Codonopsis – Lakrize - Ligustrum - Schizandra - Ginseng (rot) - Ophiopogon -und Morus Frucht).

Mellitia nitida ist ein Mitglied der Familie Leguminosen und enthält Miletolalkohol. Dieses Kraut ist gut in Kombination mit anderen Blutstärkungsmitteln und Astragalus einsetzbar, um Thrombozytenzahlen zu erhöhen und in Fällen von Leukopenie.

Westliche Kräuter

Westliche Anwender sind in der Regel besser vertraut mit und interessiert an westlichen Kräutern, weil wir viele nach Bedarf selbst sammeln oder in der Kräuterapotheke kaufen können. Kommerziell gekaufte Kräuter sind meist getrocknete Kräuter, alkoholische Extrakte (10% Tinktur) oder Öl-Extrakte. Wie bereits in der Beschreibung der homöopathischen Mittel diskutiert, sollten wir in der Darstellung der Kräuter auch eine breitere energetische Sicht anwenden. Heilkräuter beeinflussen körperliche Prozesse und sollten in Beziehung zu diesen verstanden werden. Daher

210

sind die Beschreibungen der verschiedenen körperlichen Prozesse in der Beschreibung einiger der Kräuter enthalten, so dass die Leser die Prozesse, welche sie beeinflussen, zuordnen können. Wenn wir beispielsweise sehen, dass Löwenzahn LE anregt, bedeutet dies, dass er all die zuvor beschriebenen Vorgänge in Bezug auf die TCM, westliche Funktionen und pathologische Symptome der Leber beeinflusst.

Kraut	Wirkung
Achillea millefolium L	Schafgarbe stimuliert LE in ähnlicher Weise wie Löwenzahn. Es kann auch für immunvermittelte Störungen wie Schnupfen, chronische Bronchitis und Diarrhöe verwendet werden.
Arctostaphylos alpina L	Bärentraube hat eine spezielle Desinfektionswirkung auf die Wasser Prozesse (NI und BL-Meridian). Es hilft bei Infektionen der unteren Harnwege (untere Ureteritis, Zystitis und Urethritis). Es kann nicht für eine Niereninfektion (Nephritis) verwendet werden. Die Dosis ist ein Teelöffel für Kleintiere, eine Handvoll für große Tiere dreimal täglich für 14 Tage. Zusätzlich können Sie erfolgreich Equisetum arvense und Chamomilla nutzen. Diese Pflanzen beeinflussen BL.
Arnica montana	Arnica ist eine der besten Heilpflanzen. Die Urtinktur kann bei allen Arten von Traumata zum Einsatz kommen, wo die Haut nicht verletzt wurde. Das heißt, wo Körperflüssigkeiten nicht aus dem Körper austreten.
Berberis vulgaris L	Berberitze stimuliert GB und Gallensekretion und hilft denen, die an LE Störungen, Gallensteinen und Hepatitis leiden.
Betula verrucosa	Birkenblattextrakt stimuliert NI stark und erhöht die Urinausscheidung. In Anbetracht dessen, dass NI auch trockene Ekzeme betrifft, helfen Extrakte aus der Rinde bei chronischen trockenen Ekzemen.
Calendula officinale	Marigold hilft bei nicht heilenden Wunden.

L	Meistens wird es in Form einer 10%-igen Tinktur oder als Salbe verwendet, aber es können auch frische oder getrocknete Kräuter direkt auf der Wunde verwendet werden. Blumen von dieser Pflanze werden direkt in Salaten und anderen Speisen verwendet.
Cetraria Islandica	Isländisches Moos enthält große Mengen an Stärke, lockert Schleim und ist ein Abführmittel. Es hilft bei Husten und Erkältungen und hat seine Wirkung über DI-Meridian. Diese Pflanze wird auch als Lebens- und Futtermittel verwendet.
Echinacea	(Echinacea purpurea L.) Wurde bereits mehrfach in diesem Buch erwähnt. Es ist eine der Pflanzen, die die stärkste Immunsystem stimulierende Wirkung hat. Bei Allergien, Ekzemen und chronischen Infektionen, die mit der Immunität im Zusammenhang stehen kann man eine Handvoll der getrockneten Wurzel täglich für ein Pferd, oder ein paar Prisen für einen Hund ein bis zwei Monate lang verabreichen. Es stimuliert das Immunsystem. Zusammen mit anderen Therapien ist es möglich, chronische Infektionen und Allergien zu heilen.
Equisetum arvense L	Schachtelhalm hat einen sehr hohen Gehalt an Kieselerde und hat eine ähnliche Wirkung wie Silicea (homöopathisches Arzneimittel). Es hat eine stimulierende Wirkung auf die NI und BL-Funktion. Es hat auch eine stimulierende Wirkung auf den Stoffwechsel, ähnlich wie der 3E Punkt (Meridian). Das Kraut muss für 10 Minuten gekocht werden, damit die Kieselsäure freigegeben wird. Es gibt sehr wenige Kräuter, die zum Einsatz gekocht werden müssen - Equisetum Arvense ist eine davon. Es wird über einen langen Zeitraum ohne wesentliche Nebenwirkung verabreicht.
Gentiana purpurea L	Enzian regt den Appetit an. Es hilft bei allerlei MA Störungen in Form eines Pulvers, Extraktes

212

	oder Tinktur. Er beeinflusst LV und MA.
Humulus lupulus L	Hopfen sind Reben, die von Jahr zu Jahr wachsen. Auszüge aus den frischen Trieben (Knospen) werden als ein Beruhigungsmittel bei Angst und Nervosität eingesetzt. Dieses Kraut hat seine Hauptwirkung auf NI.
Hypericum perforatum L	Echtes Johanniskraut hat eine gute Wirkung auf die Durchblutung. Es lindert Schmerzen und zieht Wunden zusammen. Reibt man es auf Narben steigert es die Durchblutung, wirkt Blockaden entgegen und reduziert die Bildung von Keloiden. Es beeinflusst vor allem den HE-Meridian.
Juniperus, Picea and Pinus	Wacholder, Fichte und Kiefer enthalten starke flüchtige (aromatische) Öle. Sie können in heißem Wasser gekocht werden und der Dampf bei Erkältungen, Bronchitis und Halsentzündungen eingeatmet werden. Das Öl wird auf die Haut gerieben, um rheumatischen und schmerzende Muskeln zu helfen.
Matricaria chamomilla L	Kamille enthält flüchtiges (aromatisches) Öl, welches separat gekauft und verwendet werden kann. Die Pflanze sediert NI, sollte aber nicht mehr als 14 Tage verwendet werden, da es eine relativ starke Wirkung auf NI hat.
Menyanthes trifoliata L	Bitterklee hat eine ähnliche Wirkung wie Rote Bete. Es erhöht den Appetit und stimuliert LE und GB. Es ist besonders wirksam bei Aufstoßen, Darmgeräuschen, Blähungen und anderen gastrointestinalen Störungen.
Petasites ovatus H (hybridus L)	Huflattich ist eine alte Heilpflanze, die Husten sediert und Schleim löst. Er hilft bei Halsentzündungen, Asthma und Bronchitis. Der Effekt funktioniert über den LU und DÜ Prozess.
Plantago major L	Breitwegerich ist eine Pflanze, die seit der Antike als eine Bandage für chronische nicht heilenden Wunden eingesetzt wird. Er wird als ganze

	Blätter unter einem Verband verwendet, oder als Salbe oder zerkleinert.
Prunus padus L	Sanddorn ist ein ausgezeichnetes Abführmittel. Seine Rinde wird für Tee verwendet. Dieses Abführmittel reizt nicht die Schleimhaut des MA. Ein Teelöffel Rinde wird zu eine Tasse kalten Wassers gegeben und zum Kochen gebracht. Es sollte abends getrunken werden und nicht länger als 14 Tage verwendet werden.
Pulmonaria officinale L	Ich habe Echtes Lungenkraut insbesondere für Pferde mit vielen Erkrankungen der Lunge verwendet. Chronische Lungenerkrankungen, Lungenbluten, Retention von Schleim, Husten und Müdigkeit reagieren oft gut. Eine kleine Handvoll wird täglich für 1 Monat gegeben.
Quercus robur L	Eiche enthält Gerbsäure in seiner Rinde. Dadurch ist fein gemahlenen Eichenrinde sehr gut bei Durchfall. Pulverförmige Eichenrinde wirkt adstringierend und kann bei Darmblutungen eingesetzt werden.
Symphytum officinale L	Beinwell ist eine der wichtigsten Pflanzen um LE stimulieren. Es stimuliert den Heilungsprozess von Knochenbrüchen und allen Arten von Wunden. Auf Norwegisch heißt er „Werk des Schlachtfelds", da es heißt, dass er alle Wunden auf dem Schlachtfeld heilt. Diese Pflanze wird häufig in Afrika angewandt und es wird gesagt, dass dies die Zeit der Heilung von Knochenbrüchen halbiert. Diese Pflanze ist, meiner Meinung nach, die wichtigste Heilpflanze. Die Tinktur, auf Wunden oder Brüche aufgetragen, reduziert die Heilungszeit um 50%. Da die Pflanze über eine starke Wirkung auf die Leber verfügt kann übermäßige Nutzung dieser Arznei Krebs erzeugen. Deshalb wird diese Pflanze als krebserregend eingestuft. Sie sollte daher nur äußerlich angewandt werden, und innerlich nur bei Leber-Mangel und nicht

214

	länger als 14 Tage.
Taraxacum officinale	Löwenzahn ist eine wichtigste Pflanze um LE zu stimulieren. Die frischen Blätter können als Tierfutter im Frühling gegeben werden. Im Sommer und Herbst kann man Tee aus den Blättern zubereiten.
Tussilago farfara L	Huflattich - diese Pflanze kann vor allem bei chronischem Husten verwendet werden.
Urtica dioeca L	Die meisten Menschen kennen die einfache Brennessel. Sie hat einen hohen Eisengehalt. Urtica dioica ist eine Verwandte. Nesseln sind stark anregend für LE und Blut. Sie können als Tee eingenommen werden, oder als Salat, gehackt in Kartoffelpüree oder in Eintöpfen.
Vaccinium myrtillus L and Vaccinium vitis idaea L	Blaubeer- und Preiselbeer-Blätter helfen bei Durchfall, Infektionen der Harnwege, Gicht und Rheuma. Sie stimulieren hauptsächlich LE-GB.
Valeriana officinale L	Baldrian ist ein Beruhigungsmittel mit Ausnahme von Katzen, die, im Gegensatz zu allen anderen Tieren, von dieser Pflanze stimuliert werden. Für nächtliche Unruhe sollte man Baldrian als Extrakt verabreichen, oder als abendlicher Tee. Er hat eine beruhigende Wirkung auf NI.

Fünf Beispielrezepte mit Kräutern.

Die Pferde-Dosis beträgt die Gesamtmenge, verabreicht über eine Woche. Insgesamt wird vier Mal die Gesamtmenge über einen Zeitraum von vier Wochen verabreicht. Eine Heilung erfolgt in der Regel innerhalb von vier Wochen. Die Humandosis ist die Gesamtmenge, aber verabreicht über sechs Wochen, was auch die Zeitdauer der Heilung beim Menschen beträgt. Die Dosis für den Hund wird nach Körpergewicht im Verhältnis zum Menschen berechnet. Die Länge der Heilung beträgt hier ebenfalls sechs Wochen. Das erste Rezept stimuliert die Blutzirkulation, die zweite MP-MA, die dritte und vierte LU-DI, das fünfte NI und das letzte LE.

Zur Stimulierung des Feuerelementes (HE-PE) und der Durchblutung	Hypericum perf.	200g
	Capsella bursa pastoris	100g
	Betula verr.	100g
	Crataegus mon.	100g
	Cytisus scop.	50g
	Süßholzwurzel	30g
	Ingwer	15g
	Convallaria herba	15g
	Digitalis purpurea	15g
Zur Stimulierung der Erde (MP-MA)	Echinacea	100g
	Calendula	100g
	Viscum album	100g
	Agrimonia eup.	80g
	Rhamus Frangulae	80g
	Gentiana lutea	30g
	Süßholzwurzel	30g
	Chelidonium maj.	30g
	Cortex Quercus	20g
Zur Stimulierung des Metalls (LU-DI): kleines Rezept	Pulmonaria officinalis	100g
	Achillea mill.	90g
	Tussilago farfara	80g
	Arnica montana	80g
	Hedera helix	50g
	Ipecacuanha	50g
	Süßholzwurzel	40g
Zur Stimulierung des Metalls (LU-DI): erweitertes Rezept	Cetraria islandica	200g
	Pulmonaria officinalis	100g
	Hypericum perf.	100g
	Achillea mill.	90g
	Thymian	90g
	Tussilago farfara	80g
	Arnica montana	80g
	Hedera helix	50g
	Ipecacuanha	50g
	Süßholzwurzel	40g

216

	Anis	20g
	Fenchelsamen	20g
	Kümmelkörner	15g
Zur Stimulierung **von Wasser (NI-BL)**	Betula verr.	100g
	Alchemilla vulg.	100g
	A. Uva Ursi	100g
	Rhamus frangulae	100g
	Veronica off.	80g
	Hummulus lup.	50g
	Valeriana off.	50g
	Kamille	50g
	Juniper com. fruit	40g
	Süßholzwurzel	30g
Zur Stimulierung **von Holz (LE-GB)**	Lycopodium ann.	100g
	Taraxacum off.	100g
	Pulmonaria off.	100g
	Polypodium vulg.	80g
	Hyssop	80g
	Plantago	80g
	Urtica dioica	50g
	Berberis vulg.	40g
	Chelidonium maj.	30g
	Süßholzwurzel	30g
	Ingwer	20g

Tabelle 105

Die Kräuterzusammensetzungen von Gerhard Rodal

Gerhard Rodal war ein berühmter Therapeut, der mit Kräutern arbeitete. Er lebte in Sandefjord, Norwegen. Er verwendete die folgenden Zusammensetzungen, und sie haben sich bei Patienten gut bewährt.

Bei Traumata:
Fol. Rosmarin + Herb. Arnica + Fol. Urtica urens + Cort. Frangulae

Bei Kreislaufproblemen:

217

Viscum album + Frukt. Crataegus

Bei Magenproblemen:
Cort. China succ. + Fruct. Auranti imm. + Gummi Myrrhae + Pulv. Aloe
succ. + Rad. Gentiana lut.

Für geriatrische Probleme:
Fruct. Crataegus fol. + Avena sat. + Herb. Cactus gr.

Bei Lungenproblemen:
Herb. Drosera rot. + Herb. Hedera helix + Herb. Ipecac.

Bei Husten:
Herba capsella Bursa pastoris + Herba Cochlearia

Bei psychologischen Problemen:
Fol. Melissa off. + Rad. Valeriana off.

Bei Nierenproblemen:
Herb. Solidago virg. + Fol. Potentilla ans. + Fol. Betula + Herb Poligonium
ans. + Rad. Ononis sp. + Herb. Viola tric. + herb. Equisetum arv. + Fruct.
Juniper com.

Bei Schmerzen:
Herb. Mentha pip. + Flos Lavendula spica + Herb. Hypericum perf.

Kräutersalben:
Die meisten hier erwähnten Kräuter können auch als Salben gekauft
werden. Die am häufigsten verwendeten Salben sind:

- Arnica Salbe und Johanniskraut-Salbe hilft bei Prellungen und
  Verletzungen.
- Majoran / Melissa Salbe bei NI bedingten Ekzemen
- Graphit-Salbe hilft bei MP bedingten Ekzemen
- Calendula-Salbe hilft der Wundheilung
- Salben aus Honig, Bienenwachs und Propolis helfen bei Wunden
  und Ekzemen

Ist die Ursache der Störung extern (Wunden oder Verletzungen, nicht
heilenden Wunden, oder Reaktionen auf äußere Ursachen), finde ich es
völlig legitim, diese Salben zu verwenden. Ist die Ursache der Störung
allerdings innerlich, würde die Verwendung dieser Salben nur Symptome
unterdrücken. Wir können dies sicherlich tun, sofern wir auch die
eigentliche Ursache behandeln. Auch diese kann mit Salben behandelt
werden.

- Wenn ein Ekzem durch ein LE-Ungleichgewicht verursacht wird,
  können Salben aus Stannum, Chelidonium oder Taraxacum
  Salbe über der LE sie behandeln.
- Wenn NI die Ursache ist, können wir Cuprum oder Argentum
  Salbe über dem Nierenbereich anwenden. Säuglinge mit Koliken
  aufgrund von NI-Mangel, sprechen oft gut auf eine 0,4% Kupfer
  Salbe über dem Nierenbereich an.

Flüchtige (aromatische) Öle
Zusätzlich zu den Kräutern, die wir hier erwähnt haben, gibt es einige
Auszüge aus ausländischen Pflanzen, welche reich an flüchtigen
(aromatische) Ölen sind. Diese Öle können in der Apotheke gekauft
werden. Für Hunde und kleinere Tiere beträgt die Dosis einen Tropfen
täglich, für Kühe und Pferde 5-6 Tropfen täglich. Man kann diese Öle in
Salben anwenden, welche über dem Organ aufgetragen werden, welches

beeinflusst werden soll. Ich behandle mit diesen Öle seit vielen Jahren mit Erfolg und habe sie nach den Meridianen, welche sie beeinflussen eingeteilt.

Flüchtiges (aromatisches) Öl	Hat eine Affinität zu, beeinflusst, stimuliert oder unterstützt die Prozesse von
Myrrhe	LU
Basilikum und Bergamotte	DI
Cardamom, Pfepper und Enzian	MA
Majoran und Cypresse	MP
Johanniskraut, Rose	HE, PC
Salvia (Salbei)	DÜ
??	BL
Jasmin und Melisse	NI
Neroli	3E
Polei-Minze	GB
Wacholder, Finical, Zypresse, Kampfer und Lavendel und einige andere Pflanzen	LE
Ysop	Sehr wirksam bei hohem Blutdruck in Zusammenhang mit LE und MP

Diese Öle kann man erfolgreich mit Akupunktur kombinieren, um schwache Prozesse zusätzlich zu stimulieren.

Kapitel 7

Osteopathie, Chiropraktik und Cranio-Sakrale Therapie

Diese Methoden ergaben sich aus älteren Formen des "Knochenbrechens ". **Dr. Andrew Taylor Still (1828-1917)**, welcher vom großen Homöopathen **Dr. James T. Kent** inspiriert wurde, war der wichtigste Pionier der Osteopathie. Er lernte auch eine Menge von seinem Vater (der viele Indianer behandelte) und indianischen Medizinmännern (Schamanen). Dr. Taylorhatte viele Schüler. Die berühmtesten waren **J.M. Littlejohn**, der Osteopathie nach Europa brachte, **Jim Atkinson**, der die Prinzipien der Chiropraktik aufschrieb, und **D.D. Palmer (1845-1913)**, der als Vater der Chiropraktik betrachtet wird. Osteopathie und Chiropraktik bestehen aus Manipulation der verschiedenen Gelenke oder Knochen, um sowohl eine Diagnose als auch eine therapeutische Wirkung zu erreichen. Osteopathen, insbesondere **W.G. Sutherland (1872-1950) und John Upledger,** entwickelten die Craniosakral-Therapie. 1983 führte Upledger das Craniosakral-Konzept für den ganzen Körper ein.

Osteopathie
Osteologie ist die Wissenschaft der Knochen und Gelenke. *Osteopathie* ist die Wissenschaft welche untersucht, wie Subluxation, Steifigkeit, oder verminderte Beweglichkeit der Gelenke auf den Körper wirkt. Oft ist der Grund dafür natürlich Verspannungen der Muskeln, und die Therapie sollte häufiger "Muskelpathie" statt "Osteopathie" genannt werden. Diese Einschränkungen können durch Krankheit verursacht werden oder zu dieser führen.

Es ist auch der Name einer Methode, bei der Gelenke, Knochen oder Muskeln als Werkzeug verwendet werden, und die Beziehung von Knochen zueinander - welche sich an Gelenken treffen - als Basis für die Diagnose und Therapie benutzt. Osteopathen benutzen dieses Muskeln / Knochen / Gelenksystem als ihren Mikrokosmos. Vor allem mit der

Fähigkeit der Knochen / Gelenke sich frei zu bewegen beschäftigt, untersuchen sie die Fähigkeit der Wirbel sowie der großen als auch der kleinen Knochen der Gliedmaßen (einschließlich der kleinen Knochen der Finger) sich zu bewegen. Dann analysieren sie die Gesamtbeweglichkeit um eine Diagnose zu stellen. Nach Untersuchung des Patienten und Diagnose der betroffenen Gelenke besteht die osteopatische Behandlung darin, die Verkrampfungen von Muskeln zu entspannen und die funktionelle Integrität wieder herzustellen, indem Knochen und Gelenke in ihre normale Position und Beweglichkeit gebracht werden. Es ist möglich eine osteopathische Diagnose und Therapie durchzuführen, ohne die Theorie im Detail zu kennen. Dort, wo man Gelenke findet, deren Beweglichkeit blockiert oder fixiert ist, muss man versuchen diese zu entspannen, lösen und Blockaden aufzulösen. In den meisten Fällen gelingt dies durch Manipulation und Bewegung der Gelenke. (Kontraindikationen beinhalten schwere Osteoarthritis, Spondylose und Wirbelsäulen-infektionen wie tuberkulöse spinale Pathologie.) In geeigneten Fällen versucht man als erstes, Verspannungen zu lösen, indem man das Gelenk vorsichtig bewegt, sowohl in seinen kleinen als auch in seinen großen Bewegungen. Sie können dies mit einem Fingergelenk selbst probieren. Nach einiger Zeit kann man wahrnehmen, dass sich die Beweglichkeit des Gelenks erheblich verbessert.

Osteopathie besteht aus Techniken, welche Muskelverspannungen lösen und funktionale Integrität wieder herstellen, indem Knochen und Gelenke wieder in eine normale Position gebracht werden und dadurch Beweglichkeit wieder hergestellt wird. Auch ohne die Theorie im Detail zu kennen besteht die Möglichkeit eine osteopathische Diagnose zu stellen und eine entsprechende Behandlung durchzuführen. Wo man Gelenke oder Bewegungsabläufe findet, die eingeschränkt oder blockiert sind, muss man daran arbeiten diese zu entspannen, befreien und beweglich zu machen. In den meisten Fällen genügt es, die Gelenke und Bewegungsabläufe zu manipulieren. (Gegenanzeigen beinhalten schwere Osteoarthritis, Spondylose und spinale Infektionen wie z.B. tuberkuäre spinale Erkrankungen.) In geeigneten Fällen versucht man als erstes den Krampf zu entspannen, indem man das Gelenk vorsichtig bewegt, sowohl in seinen kleinen wie auch seinen großen Bewegungen. Dies kann man an einem Fingergelenk gut selbst ausprobieren. Mit der Zeit kann man spüren, dass sich die Beweglichkeit des Fingergelenkes erheblich verbessert.

Osteopathie wurde in den Vereinigten Staaten von Andrew Taylor Still begründet, der plötzlich am 22. Juni 1874 um 10 Uhr morgens eine osteopathische Methode "sah". Es ist eine Heilmethode, die ihren Schwerpunkt sowohl auf die strukturelle Integrität des Körpers wie auch das Wohlempfinden des Organismus legt. Die Prinzipien der Osteopathie beruhen auf der Annahme, dass der Körper durch ein komplexe Balance-System versucht eine Selbstregulation und Selbstwiederherstellung zu erreichen, und dass der Körper eine Einheit ist, in welcher Struktur und Funktion gegenseitig und wechselseitig voneinander abhängig sind. Chiropraktik entwickelte sich aus der Osteopathie, konzentriert sich aber vorrangig darauf Gelenke wieder zu mobilisieren, wobei die Manipulation direkt am Geschehen der Funktionsstörung erfolgt. Die osteopathische Diagnose zielt darauf ab Muster von Funktionsstörungen zu identifizieren. Dabei verlässt sie sich minimal auf appositionelle Faktoren und betont die Interaktion des gesamten Körpers. Die Behandlung ist nicht nur darauf ausgerichtet lokale Funktionen wieder herzustellen, sondern auch Faktoren zu identifizieren und zu beseitigen, die einen akuten Rückfall begünstigen können.

Das zentrale Nervensystem erhält durch Rezeptoren des a-afferenten Systems wie z.B. Rezeptoren für Berührungen oder dem b-afferenten System der Schmerzrezeptoren und Nociceptoren ständig Information in Bezug auf die Umwelt. Wenn eine Verletzung stattfindet wird das b-afferente System aktiviert. Der Schmerzreiz wird an die Spinalnerven des Rückenmarks transportiert und an das Gehirn weitergeleitet. Hier wird der Schmerz registriert und stimuliert Motoneuronen im ventralen Horn, welche wiederum paravertebrale und periphere Muskelkontraktionen zur Folge haben. Außerdem stimuliert es die sympathische Aktivität im lateralen Horn, welches die Durchblutung der Haut vermindert. Um konstante Beschwerden zu vermeiden existiert ein Steuermechanismus auf der Ebene des Rückenmarks, welcher durch die a-afferente Stimulation und Propriozeption vermittelt wird und inhibitorische Aktivität absenkt, wodurch ein Schwellwert für Schmerzempfindung entsteht.

Das Balance zwischen a-afferenter Stimulation und b-afferentem Input bestimmt die Aktivität der Interneuronen und der sensorischen, motorischen und autonomen Reaktionen. Die Aktivität der alpha-afferenten Gelenkrezeptoren wird reduziert, wenn der Bewegungsablauf eingeschränkt ist. Dadurch werden die inhibitorischen Effekte auf die

223

Interneuronen reduziert und beta-afferente Aktivität kann sogar ansteigen und Schmerz registrieren, ohne dass die Schmerzrezeptoren direkt stimuliert werden. Ist diese beta-Aktivität sehr intensiv oder lang anhaltend bewirkt es Veränderungen in der chemischen Zusammensetzung und der Struktur der Interneuronen. Diese Veränderungen setzen den Grenzwert, bei dem die Interneuronen feuern, herab. Dieser Prozess heißt Facilitation. Die Interneuronen werden hochempfindlich gegenüber afferenten Signalen und internen Netzwerkaktivität innerhalb des Rückenmarks.

Facilitation liegt der sogenannten Hyperästhesie zugrunde, produziert entzündungsbegünstigende Neuropeptide und verstärkt zentrale Stimulation, welches eine Rückenmarksantwort disproportional zur peripheren Stimulation zur Folge hat. Dies kann rezidivierende Gelenk- und Weichteilschwellungen bei Pferden erklären, und auch einige der nicht-spezifischen Lahmheiten und Rückenschmerzen in Fällen, wo weder radiologisch noch durch Szintigraphie oder Nervenverödung eine Pathologie nachgewiesen werden kann.

Osteopathie ermöglichte es manuell alle Gelenke des Körpers zu testen und zu normalisieren. Um eine osteopathische Diagnose zu erstellen muss der Osteopath mit der Anatomie und Physiologie des Pferdes sowie der Biomechanik vertraut sein. Die klinische Untersuchung beginnt mit der Palpation von Muskeln, Sehnen und Gelenken. Mit der gesammelten Information schreitet der Osteopath dann mit der biomechanischen Testung der verdächtigen Gelenke fort. Es kann schwierig sein, den Ort der primären Verletzung von sekundären Veränderungen zu unterschieden. Jedoch scheint bei Pferden der Motor   die Muskulatur des Hüftgelenks – für den gesamten Körper ausgesprochen wichtig zu sein. Die Hauptursache für Verletzungen bei Pferden ist die anspruchsvolle Arbeit welche Sportpferde leisten müssen, weniger das Ergebnis von direkten Traumata, in Verbindung mit der Art, wie ein Pferd seinen Körper einsetzt. Die biomechanischen Tests geben Aufschluss darüber, welche Bewegungen des Gelenks eingeschränkt sind und geben Hinweise, wie das Gelenk manipuliert werden muss. Das Kreuz-Darmbein und die Hüftgelenke werden geprüft indem man das Bein anhebt und leicht beugt. Das Ilium beschreibt eine leichte Rotation um die Querachse durch den dorso-kranialen Abschnitt der Gelenkfläche des Kreuzbeins. Die Bewegung ist eine Kombination einer Rotation und eines Gleiten in der transversalen Ebene, ca. 30 Grad zur Horizontalen. Das Ilium wird in vier verschiedenen

224

Richtungen getestet: dorsal wie in der Flexion, ventral wie in der Extension, lateral wie bei der Bewegung des Beines in der Adduktion und medial wie bei der Bewegung des Beines in der Abduktion. Dabei befindet sich eine Hand um das Fesselgelenk, die andere Hand auf dem Tuber sacrale, um die Bewegung des Ilium zu spüren.

Die Bewegungen des Sakralgelenks sind komplex und werden, mit dem Schweif als Hebel, über drei verschiedene Achsen getestet. Diese sind Flexion und Extension um eine Querachse durch die Mitte des ISG, Rotation und laterale Beugung um die obliquen Achsen links und rechts, und vom tuber coxae auf einer Seite zum trochanter major auf der anderen Seite. Die Fingerspitzen einer Hand fühlen die Bewegungen an der Basis des Sacrum. Die Mobilität des Hüftgelenks wird getestet indem der Femur in sechs verschiede Richtungen bewegt wird: Flexion-Extension, Abduktion-Adduktion, laterale und mediale Rotation. Die Hals-, Brust- und Lendenwirbel werden durch passive seitliche Biegung der Wirbelsäule entweder in der neutralen Position oder in der Flexion getestet. Dabei wird beurteilt, ob der getestete Wirbel sich physiologisch in der Rotation bewegt.

Eine osteopathische Behandlung zielt darauf ab, Veränderungen in den Bereichen der somatischen Dysfunktion zu beheben, indem sie normale Gelenkbewegungen in alle Richtungen und auf allen Ebenen wiederherstellt, durch Schmerzbehebung normale Empfindlichkeit erreicht, Blockaden löst und die Wiederherstellung von normaler Sensitivität, Fazilisation und die Verbesserung veränderter Funktion von Muskel-Bindegewebe sowie vaskulärem Gewebe herbeiführt. Es gibt verschiedene Möglichkeiten ein Gelenk zu behandeln. Welche Methode bevorzug wird hängt ab von der Richtung, in welcher die Bewegung behindert ist, der Zustand des Gewebes in diesem Areal sowie dem Temperament und der Größe des Pferdes. Es gibt Weichteilmethoden, artikulare Methoden und Methoden, die Mobilisation und Funktion einsetzen. Diese Methoden steigern den alpha-afferenten Input von Muskeln und Gelenken, und hemmen dadurch den inter-neuralen Vorrat und blockieren eingehende Schmerzsignale des beta-afferenten Systems. Normalerweise sind zwei bis drei Behandlungen im Abstand von zwei bis drei Wochen nötig. Oft ist das Ergebnis der ersten Behandlung gut, aber um das Ergebnis zu halten sind Folgebehandlungen nötig. In meiner Erfahrung brauchen die meisten Traber und andere Hochleistungspferde alle drei oder vier Wochen Routineuntersuchungen um Rückfälle und sekundäre Lahmheit durch

Überbeanspruchung aufgrund von veränderten Bewegungsabläufen zu vermeiden.

Osteopathie in der Veterinärmedizin ist besonders in Frankreich anzutreffen, wo meine Kollegen Francois Lizon und Dominique Giniaux ihre Ausübung bei Kleintieren und entsprechend Pferden vorangetrieben haben. Durch die Erfolge ihrer französischen Kollegen beeindruckt wenden inzwischen Tierärzte in vielen anderen Ländern wie Australien, Kanada, Europa, Großbritannien und den Vereinigten Staaten von Amerika Osteopathie in ihrer Praxis an.

Das Iliosacralgelenk – ISG
Bei Pferden aber auch bei anderen Spezies inkl. Menschen ist eine Störung des ISG eine wichtige Ursache für Krankheiten und Bewegungsstörungen sowie Leistungsschwäche von Pferden. Bei Pferden ist das häufigste klinische Symptom von Leistungsschwäche fehlender Antrieb eines oder beider Hinterläufe. Andere Leistungseinbußen beinhalten Steifheit im Rücken, Widerwillen zu Springen und subtile Asymmetrien im Gangwerk während der Bodenarbeit oder Dressur bei langsamen Geschwindigkeiten oder bei Trabern in Renngeschwindigkeit. In der Schulmedizin ist das Hüftgelenk selten eine Ursache für Schmerzen und Lahmheit beim Pferd. Ein häufiger beschriebenes Problem wird in dem Areal des Oberschenkels beschrieben, das „Kruppen-Syndrom". Hierbei kann Schmerz durch Fingerdruck an der Linie zwischen dem Flügel des Illium und dem Trochanter major des Femur gezeigt werden. Der akzessorische Kopf des M. gluteus medius wurde als die tiefe Struktur identifiziert, die anatomisch am besten mit dieser besonderen Art von Schmerz korreliert.

Um die Beweglichkeit oder Kinematik des Pferderückens zu studieren muss das Pferd auf einem Laufband gefilmt werden. Dabei sind spezielle Markierungen auf den untersuchten Rückenwirbel geklebt oder gesteckt. Das Ergebnis wird in einem speziellen Computer ausgewertet. Diese Prozedur kann man nicht mit jedem Pferd durchführen, welches klinisch mit Rückenschmerzen auffällig wird. Statt dessen wird ein Tierarzt Röntgenaufnahmen oder Szintigraphien anfordern und hoffentlich Veränderungen am Skelett erkennen. Eventuell wendet er diagnostische Analgesie an.

226

In den letzten Jahren haben verschiedene erfahrene Forscher das Iliosacralgelenk ISG studiert. Das Hauptproblem für eine erfolgreiche Diagnose von Pathologien in diesem Gelenk ist, dass es für Veterinäruntersuchungen unzugänglich ist. Das ISG kann weder durch intra-artikulare Analgesie noch Radiologie erreicht werden. Szintigraphien des SIG sind von niedriger Sensitivität und unspezifisch, daher schwer zu interpretieren. Die durch sacroiliatische Ultrasonographie erhaltenen Information muss im Zusammenhang mit gründlicher physischer Lahmheit-Untersuchungen, sacroiliakischen Stresstests, periatartikulärer SIG Analgesie und nuklearer Szintigraphie interpretiert werden. In der Klinik bedeutet dies, das der Tierarzt sämtliche Situationen die im Pferd Probleme auslösen können ausgeschlossen haben muss, bevor er eine Funktionsstörung im ISG diagnostizieren kann. Da die Wirbelsäule und das SIG für veterinärmedizinische Methoden so unzugänglich sind, und Probleme der Hüften hauptsächlich im Zusammenhang mit Muskeln stehen, eignet sich die Osteopathie besser um Verletzungen in diesen Bereichen zu diagnostizieren und behandeln.

Das Konzept der somatischen Dysfunktion ist in der Osteopathie grundlegend; irgendwo im Verlauf zwischen dem Eintritt von Information aus der Umwelt in den Körper, der Umsetzung dieser Information im zentralen Nervensystem und der motorischen Antwort des Körpers ist etwas schief gelaufen. Dieses zeigt sich klinisch in Symptomen wie Steifheit, schlechter Leistung, Gangunreinheiten obwohl keine pathologischen Vorgänge identifiziert werden können. Osteopathie zielt darauf ab, die Signale, welche die neurale Schaltzentrale erreichen zu verändern, und zu modifizieren, wie diese sensorische Information verarbeitet wird und damit das ZNS zur korrekten motorischen Reaktion zu veranlassen.

Osteopathie bei Pferden bietet biomechanische Techniken um das Ilium und Sacrum aber auch die Wirbel und das Hüftgelenk (Femur) zu testen und zu manipulieren. Eine Bewegungseinschränkung im SIG, den Hüftgelenken, und/oder Rückdenwirbeln ist eine wichtige Ursache für eine Überbelastung von Gelenken, Sehnen und Bändern der Vorder- und der Hinterhand.

Biomechanik des Pferdes

Wenn sich ein Pferd bewegt ist das Becken das Zentrum der Kraft, der Motor. Die Energie kommt aus dem Hüftgelenk. Die Muskeln des Beckens haben zwei Hauptaufgaben – den Körper kraftvoll vorwärts zu bewegen und das Becken im Stand zu stabilisieren. Die meiste Bewegung findet im Hüftgelenk statt. Die Hauptaufgabe des Fesselgelenks ist es, die Hinterhand im Stand zu stabilisieren. Im Stand ist das Fesselgelenk gestreckt, und die großen Streckmuskeln des Knies müssen der Erdanziehung widerstehen, im Gegensatz zum Antrieb. Das Tarsalgelenk ist auch im Stand wichtig. Sehnen und Bänder in diesem Bereich sind elastisch um Energie, die zur Fortbewegung benutzt wird aufzunehmen und rückzuführen. Die Kraft der proximalen Hinterhand wird mittels des Sacrums an die thorakale Wirbelsäule weitergegeben. Die Vorderläufe fungieren als Drehpunkt, welche den Körper nach vorne tragen, bis die Hinterhand wieder übernimmt.

Die Vorderhand ist nur mit starken Muskeln und Bänder am Rumpf befestigt. Die Schultergelenke haben keine seitlichen Bänder, sondern sind von starken Muskeln und Bändern umgeben. Im Stand befinden sich die Schulter- und Ellenbogengelenke in der Flexion und die Streckmuskeln sowie die Abduktoren arbeiten gegen die Schwerkraft. Die Schulter- und Ellenbogengelenke fungieren wie starke Spannfedern die es ermöglichen, Kräfte auf die proximale Schulter- und Oberkörpermuskulatur weiterzuleiten. Diese Muskeln absorbieren und/oder setzen Energie wieder frei und fungieren so als Stoßdämpfer. Die Hauptaufgabe der Muskeln und Sehnen an der Vorhand ist die Stabilisierung im Stand. Die Carpal-Metacarpophalangeal- (Fesselgelenk) und distalen interphalangealen Gelenke arbeiten zusammen als elastisches System, welches Energie aufnimmt und zurückgibt. Bis zu 40% der Energie wird so während der Fortbewegung erhalten. Diese Elastizität wird hauptsächlich durch die metacarpohalangealen Gelenke der Vor- und Hinterhand erzielt, hauptsächlich dank der oberflächlichen und tiefen Beugesehnen und akzessorischen Bänder, sowie des dritten Muskulus interosseus (Fesselträger). Der Carpus wird im Stand durch den M. ulnaris lateralis und den flexor carpi ulnaris gewährleistet, beide relativ feste, sehnige Muskeln. Der Kopf und Hals helfen, das Pferd in der Balance zu halten. Solange die stoßdämpfende Muskulatur des Schulterblattes und Oberkörpers normal funktionieren, sollten die distalen Gelenke und Bänder nicht überbelastet werden. Was stört diese Funktion? Ist die Hauptursache der Zustand der Rennbahn oder Trainingsoberfläche, falscher Beschlag, schlechter

228

Körperbau, erworbene oder angeborenes schlechtes Gebäude, Ausdauer etc.? Diese Faktoren spielen alle eine Rolle, aber in den meisten Fällen glaube ich, dass es primär eine Kombination von zu viel Arbeit und Händigkeit ist.

Chiropraktik

Chiropraktik ist leichter verständlich und deutlicher strukturiert als Osteopathie. Wie die Osteopathie hat es sowohl diagnostische als auch therapeutische Aspekte. Während Osteopathie alle Gelenke des Körpers betrachtet, beschäftigt sich die Chiropraktik hauptsächlich mit den Wirbelkörpern. Es ist in Norwegen relativ gut bekannt und im Gesundheitssektor recht gut akzeptiert.

Die Methode der Diagnostik

Die Diagnose spinaler Erkrankungen beginnt mit der Untersuchung der Wirbelkörper, vom Atlas bis zum Kreuzbein oder der Hüfte. Man muss herausfinden, welche der Wirbel verschoben, falsch positioniert oder in irgend einer Art in ihrer Bewegung eingeschränkt oder blockiert sind.

Wir unterscheiden drei Grade von Wirbelsäulenverletzungen oder Einschränkungen:

- Grad 1 ist die *Blockade*, eine Bewegungseinschränkung
- Grad 2 ist eine *Subluxation* (ein fast ausgekugeltes Gelenk) oder eine Verschiebung (vertikal, horizontal oder an der langen Achse des Körpers entlang), bei Grad 2 sind die Wirbel leicht verschoben oder Verschoben
- Grad 3 ist die *totale Luxation*, z.B. eine komplette Dislokation des Wirbels.

Alle 3 Grade haben eine "Blockade" eines oder mehreren Wirbel gemeinsam. Dies bedeutet, dass die betroffenen Wirbel Einschränkung in der Mobilität oder ihrem Bewegungsbereich haben, was Schmerz, „behutsames" Bewegen, Steifigkeit und andere Zeichen abnormaler Funktion und Verhaltensweisen zur Folge hat. Es kann vorkommen dass begleitend Reflexstörungen der Haut, der Muskeln und der inneren Organe auftreten, welche ihre spinale Innervation mit den beeinträchtigten Wirbeln

229

teilen. Nachdem eine physische Untersuchung die beeinträchtigten Wirbel identifiziert hat macht man sich daran „die Blockade zu lösen". Dieses geschieht durch die Manipulation des Rückens und seiner Muskeln um den Wirbeln zu ermöglichen wieder ihre korrekte Position und Mobilität zu erreichen.

Osteopathische und chiropraktische Methoden sind bei Tieren genauso effektiv wie bei Menschen. Es ist jedoch wichtig zwischen Pferden und anderen Tieren zu differenzieren. Hund können alle drei Grade vorweisen: Bewegungseinschränkung, Subluxation und Luxation. Die Wirbel müssen auf alle drei Möglichkeiten hin untersucht werden. Wenn nötig müssen die beeinträchtigten Wirbel wieder in ihre normale Position manipuliert werden.

Bei Pferden findet man den Grad 1 (Blockade oder reduzierte Beweglichkeit) am häufigsten. Grad 3 (komplette Luxation) ist bei Pferden so gut wie unmöglich. Die Untersuchung von Pferden besteht daraus jeden einzelnen Wirbel daraufhin zu untersuchen ob er sich normal bewegen kann oder ob auch nur die geringste Bewegungseinschränkung vorliegt.

Halswirbeltrauma und Schmerzen
Erkrankungen der Halswirbelsäule, Nerven und des Rückenmarks sind bei Menschen und Tieren weit verbreitet. Beim Menschen treten Verletzungen der Halswirbelsäule häufig nach Autounfällen (Schleudertrauma) auf. Verletzungen der Halswirbelsäule bei Hunden und Pferden haben in der Regel eine andere Ursache.

- *Bei Hunden* ist die Ursache meist der unsachgemäßen Gebrauch der Leine, vor allem, wenn der Besitzer zu heftig an der Leine zieht um den Hund zu beherrschen. Bei empfindlichen Hunden kann es auch nach einem Sprung aus einer gewissen Höhe auftreten.
- *Bei Pferden* sind die Ursachen in der Regel schwere Stürze oder unsachgemäße Verwendung von Halfter oder Longe. Es kann auch bei Turnierpferden auftreten deren Halsfreiheit durch den Einsatz von engen Ausbindern und Kinnriemen, sowie Riemen vom Kinn zum Bauchgurt eingeschränkt wird.

230

Nackenverletzungen können sich durch viele verschiedene Symptome manifestieren. Dazu zählen Hals-und Brustschmerzen, Parästhesie, Parese oder Kreislaufstörungen; Ataxie oder Parese oder Lähmung der hinteren Gliedmaßen (Wobbler-Syndrom); Verdauungsstörungen (DI, DÜ, MA, GB Meridiane); Fortpflanzungsstörungen (3E Meridian) sowie Kopfschmerzen, Tinnitus, Gesichtsstörungen und Müdigkeit.

Bei Pferden wie auch bei Hunden ist das häufigste Symptom Nackenschmerzen, Empfindlichkeit und vorsichtige Bewegung/Plastizität. In der Folge läuft das Tier nicht auf einer geraden Linie sondern in einem ungeschickten Winkel, wie eine Krabbe. Hunde können Schwierigkeiten haben zu wenden, von einem Stuhl zu springen oder Treppen hinunter zu gehen.

Pferde tendieren dazu sich von der schmerzhaften Seite abzuwenden und laufen auf dem Zirkel **leichter zur schmerzhaften Seite hin**. Dies ist weil sie Schmerzen meiden wollen und Dehnung der betroffenen Seite den Schmerz oft steigert.

Bei allen Fällen, in denen ein Verdacht einer Wirbelverletzung vorliegt, verdient der Atlas (C1) besondere Aufmerksamkeit. Wegen seiner Anatomie ist der C1 besonders anfällig für Traumata. Die Behandlung einer Verletzung des C1 ist schwierig und bedarf der Behandlung eines ausgebildeten Tierarztes oder Chiropraktikers.

Behandlung von Rückenschmerzen bei Pferden.
Obwohl "Spinologen" ohne einen veterinären Hintergrund oft bei Pferden einen „Bandscheibenvorfall" diagnostizieren ist diese Diagnose in der Regel falsch. Eine intervertebrale Pathologie der Bandscheibe kommt sowohl bei Menschen als auch Tieren oft vor, der sogenannte „Bandscheibenvorfall" ist jedoch sehr selten, insbesondere bei Pferden. Bandscheiben können in der Regel **nicht** verrutschen! Aufgrund der Anatomie der Wirbelsäule des Pferdes und seiner leistungsfähigen Bänder und Muskeln ist eine Verlagerung der Bandscheibe (Ruptur des Anulus fibrosus und das Entweichen des Nucleus pulposus) so gut wie unmöglich. Auch Verknöcherungen der Bandscheiben, was bei älteren Menschen, Pferden und Hunden häufiger vorkommt, kann zwar die Beweglichkeit des

Rückens einschränken, verursacht an sich aber selten Schmerzen oder schwerwiegende klinische Probleme.

Ein Pferd mit Rückenschmerzen oder einer Wirbelblockade wird man selten dabei beobachten, wie es sich über die gesamte Wirbelsäule vom Atlas zum Schweif „durchschüttelt" oder sich beim Wälzen komplett umdreht. Es versucht seinen Rücken zu schonen und ihn nicht zu strecken. Es kann eventuell Probleme haben kurzes Gras zu fressen, da durch den Hals mit der Hilfe der Befestigung des Nackenbandes am Wiederrist die gesamte Wirbelsäule gestreckt wird. Wie bereits erwähnt haben Versuche mit anästhesierten Pferden gezeigt, dass es sehr schwierig, wenn nicht unmöglich ist, Bandscheiben eines Pferdes zu verlagern (Giniaux). Die Dornfortsätze springen bei betäubten Tieren automatisch in die richtige Position zurück.

Zu *primären anatomischen Ursachen* für Rückenschmerzen beim Pferd zählen:

- Nicht passender Sattel
- Verstauchung oder Überbelastung von Muskeln, Bändern und Wirbelgelenken durch:
- Schlechte Reitfertigkeit
- Übermäßige Dehnung oder Kontraktion der paravertebralen Muskeln im Zuge eines schweren Sturzes, Probleme durch Fallen in der Box oder im Stand, plötzliches Erschrecken, Rückwärtsrichten in einem begrenzten Raum, welches eine Verdrehung der lumbalen Region (NI Region) oder des Sakralen Gelenks zur Folge hat
- Belastung der Wirbelsäule oder Facettengelenke, die eine sehr sensible Innervation haben
- Rückenschmerzen des Reiters die dazu führt, dass sich das Pferd ungleichmäßig bewegt
- Subluxation des Iliosakralgelenks
- Spondylose (Verknöcherung der Zwischenwirbelräume)
- Kissing spines etc. (alle anderen primären Ursachen)
- Schmerzen durch schlechte Zahnpflege

Alle diese Faktoren können das osteopathisches Syndrom einer Wirbelblockade verursachen. Grund ist eine leichte Fehlausrichtung der Dornfortsätze.

Sekundär verursachte Rückenschmerzen kommen bei Pferden häufig vor, vermutlich öfter als primäre Rückenschmerzen. Ursachen können sein:

- Kompensatorisches Schonen um ein schwaches Gelenk, Sehne oder andere Struktur in der Gliedmaße zu schonen, vor allem in der Vordergliedmaße (Carpus oder Fessel) oder Hinterlauf (Knie, Tarsus, Fessel)
- Übertragener Schmerz durch ein Ungleichgewicht in einem Prozess in einem Meridian (Störungen im Magen-Darm-Trakt, HE; MP, LU, NI, Eierstock, Hoden, Gebärmutter, LE, etc.)
- Stoffwechselstörungen, insbesondere Azoturie (Ungleichgewicht in LE), Erkrankungen der Schilddrüse etc.
- Ernährungsstörungen, insbesondere zu viel Protein, zu viel Kohlenhydrate, Ca/P Ungleichgewicht, Spurenelementmangel (insbesondere Cu, Se, I), Vitaminmangel (insbesondere Vit. A, D3 und E) etc.
- Infektionen: virale (equines Herpes, Influenza, etc.), Protozoen (EPM – Equine protozytäre Myeloenzephalitis), bakterielle, mykologische- und parasitäre Erkrankungen
- Immunsuppression durch Stress, was sehr häufig bei Pferden vorkommt. In solchen Fällen zeigt das Pferd Empfindlichkeiten bei BL20 (Milz), BL18-BL19 (LE-GB) und MP6.

Ob primär oder sekundär, Rückenschmerzen bei Pferden haben eine *starke muskuläre Komponente*, die eine Schonhaltung zur Folge hat. Spastische Muskeln können einfach kontrahieren, aber Dehnung oder Streckung des Muskels verstärkt den Schmerz. So „schützt" das Pferd den Rücken gegen weitere Schmerzen, indem es das betroffene Gebiet „sperrt", z.B. indem ein reflexartiger Krampf die lokalen paravertebralen Muskeln blockiert. Dies bedeutet, dass das Pferd seinen Rücken mit Hilfe seiner eigenen Muskeln stabilisiert. Viele Chiropraktiker und Osteopathen in Frankreich haben diese Tatsache erkannt.

Wir können zwei Wege einschlagen, um Rückenschmerzen bei Pferden zu behandeln:

1. Muskeltherapie, vor allem Akupunktur und
2. Adjustierende Therapie der Wirbel

1. *Muskeltherapie, insbesondere Akupunktur,* ist sehr effektiv. Aufgrund der deutlichen Beteiligung der paraspinalen Muskeln im Rücken bei Rückenschmerzen begannen mehrere Kollegen Akupunktur einzusetzen um die reduzierte Bewegungsfreiheit im Pferderücken zu korrigieren. Wenn es gelingt, den Muskelkrampf zu lösen, und einen korrekten Muskeltonus zu induzieren, so nehmen die Wirbel spontan ihre normale Position und Funktion wieder ein. Dies deutet darauf hin, dass Chiropraktik/Osteopathie bei Pferden eine Kombination von Wirbeltherapie und Muskeltherapie ist, und dass eine Einschränkung in der Funktion und Beweglichkeit der Wirbelsäule auf muskuläre Spasmen zurückzuführen ist. Um solche Fälle zu behandeln verwenden wir bei der Akupunktur lokale Punkte (Rücken-Shu-Punkte) oder andere gemeinsame Akupunkturpunkte, sogar die Ting-Punkte. Einfache Akupunktur korrigiert oft Pathologien, die mit der Wirbelsäule zusammenhängen. Dies deutet darauf hin, dass Ungleichgewichte in Prozessen (tiefere Krankheitsursachen) sich in pathologischen Blockaden und Fehlausrichtungen der Pferdewirbel wiederspiegeln. Eine Korrektur dieser Ungleichgewichte in den Prozessen stellt die Funktion der Wirbelsäule wieder her.

2. *Adjustierende Therapie der Wirbel – Chiropraktik/Osteopathie –* verwenden mehrere Ansätze:

a) *Der chiropraktische Hammer und Block:* Ein speziell gewichteter Hammer sowie ein Block aus Holz oder Plastik werden verwendet um kurze, starke Schläge auszuüben, wodurch die Dornfortsätze neu ausgerichtet werden oder besser gesagt, die Bewegungsfreiheit durch Lösen der Blockade wieder hergestellt wird. Nicht qualifizierte Personen (einschließlich Tierärzte) sollten den Hammer nicht benutzen. *Ausgebildete Personen benutzen den Hammer nur selten. Statt dessen benutzen sie ihre Hände. Im Brust- Und Lendenbereich*

234

wird der Hammer nur verwendet um eine rotierte Subluxation wiederherzustellen.

b) *Adjustierung des Atlas:* Der Atlas, Wirbel C1, beeinflusst alle anderen Wirbel. Adjustierung des Atlas (mit dem Hammer oder einer sanfteren Methode, welche das Gelenk durch Dehnungen und Rotationen korrigiert) kann die Blockade des Halses lösen. Dies kann helfen, eine Blockade in einem entfernten Wirbel zu lösen. Zusätzliche Anpassungen in den anderen Wirbeln können von Nöten sein.

c) *Das Biegeverfahren:* Diese Methode ist vermutlich für alle Besitzer und Trainer anwendbar, welche in Methode (a) oder (b) nicht ausgebildet sind. Die Idee dahinter ist das Pferd dazu zu bringen sich so zu bewegen, dass es den blockierten Wirbel wieder in eine normale Linie mit den angrenzenden Wirbeln bringt. Man biegt einfach das Pferd mit sanfter Gewalt oder bringt es durch gutes Zureden (Karotten, Zucker, Heu) dazu seinen Körper so zu biegen, dass die Fehlausrichtung wieder ein normaler Teil der Kurve wird. Halten Sie diese Position für 30 bis 60 Sekunden, bevor das Pferd wieder in seine normale Ruheposition zurückkehrt. In diesem Stadium löst sich die Blockade oft von selbst.

d) *Die Bauch-Kneifen-Methode:* Ragt ein Wirbel über die anderen heraus, d.h. der betroffene Wirbel steht am Rücken etwas höher als seine Nachbarn, sollte man NICHT versuchen ihn herunterzudrücken. Stattdessen sollte man das Pferd unter dem Bauch kneifen. Dies veranlasst das Pferd seinen Rücken aufzubiegen und somit die anderen Wirbel anzuheben, so dass sie mit dem subluxierten Wirbel in eine Linie kommen. Dies lindert den Schmerz und Muskelkrämpfe und ermöglicht es den Muskeln in ihren ursprünglichen, entspannten Zustand zurückzukehren und normal zu funktionieren. Wenn das Pferd seinen Rücken wieder in seine ursprüngliche Position zurückbiegt bringt es den betroffenen Wirbel "mit", der so wieder in seine korrekte Ausrichtung zurückkehrt und somit Normalität herstellt.

Alle Therapiemethoden haben Anhaltspunkte für ein erfolgreiches Ergebnis, welches sogar beiläufigen Beobachtern offensichtlich ist:

- *Das Pferd erkennt*, dass der Schmerz weg oder deutlich reduziert ist. Das Pferd gibt oft einen fast lustigen „Seufzer der Erleichterung" von sich. Seine Haltung bessert sich deutlich, manchmal innerhalb von Minuten nach einer erfolgreichen Behandlung. Es zeigt seine Erleichterung in seinen Ohren, Augen, sozialem Interesse, allgemeiner Entspannung und verbesserten Bewegung.
- Die reaktiven Akupunkturpunkte verschwinden (d.h. verlieren ihre Überempfindlichkeit) innerhalb von wenigen Tagen
- Unmittelbar nach einer erfolgreichen Therapie schüttelt sich das Pferd eventuell spontan durch seine gesamte Wirbelsäule von Occiput bis Schwanz hindurch. Tut das Pferd dies nicht spontan so kann man das Durchschütteln oft durch anheben oder herauszupfen einiger Haare im unteren Teil der Mähne erreichen, wie uns Marvin Cain lehrt.

Die folgende Tabelle fasst die Beziehung zwischen den Wirbeln des Pferdes, Bl-Punkte (vor allem Rücken-Shu-Punkte) und den damit verbundenen Prozessen und Funktionen, wie sie in der TCM und von Drs. Lizon und Giniaux aus Frankreich gelehrt werden, zusammen:

WIRBEL	BL PUNKT	RÜCKEN SHU PUNKT UND ZUGEORDNETER MERIDIAN ODER PROZESS () = KEIN RÜCKEN-SHU-PUNKT	ANDERE VERWANDTE FUNKTIONEN, NICHT NOTWENDIGERWEISE DIE GLEICHEN WIE DIE RÜCKEN-SHU-PUNKTE
C1	BL10	(Wind)	LE und Sinne
C2			GB und Ösophagus
C3			NI
C4			3E, Fortpflanzung und Gleichgewicht
C5			DÜ oder DI, Eingeweide
C6			MP
C7			MA, Durchblutung, Blutdruck (HE, PC)

T1	BL11	(Gelenke, Knochen)	DÜ und Durchblutung (HE, PC)
T2			NI und Durchblutung (HE, PC)
T3	BL12	(Wind)	LU
T4			PC
T5	BL13	LU	HE
T6			DI
T7	BL14	PC	3E
T8			LE
T9	BL15	HE	GB
T10	BL16	LG, Wirbelsäule, Rückenmark	MA, LU
T11			BL, LU
T12	BL17	Zwerchfell, Atmung, Blutungen	Zwerchfell, LU, MP
T13			NI, MA
T14	BL18	LE	GB, LV
T15			LU, Schweiß
T16	BL19	GB (Pferd hat keine physische Gallenblase)	LE, DI und Kolik
T17			LE, DI und Kolik
T18	BL20	MP	HE und Kolik
L1	BL21	MA	LE und Uterus
L2	BL22	3E, Metabolismus	NI
L3	BL23	NI	MP
L4	BL24	Qihaishu-Qi Meer	LU (DI, Uterus)
L5	BL25	DI	HE und Kolik
L6	BL26	Guanyuanshu-Tor Quelle	Uterus, BL, Kolik
S1	BL27	DÜ	
S2	BL28	BL / NI	
S3	BL29	Zhonglushu-Mittlerer Rücken	Schmerz im unteren Rücken
S4	BL30	Baihuanshu-Weißer Kreis (Anus)	Rektum, Perineum, Anus, Vulva

Behandlung von Rückenschmerzen bei Hunden

Die Behandlungsprinzipien werden bei Hunden ähnlich wie bei Pferden eingesetzt.

Fehlausrichtungen von Wirbeln bei Hunden: Hunde haben oft falsch ausgerichtete Wirbel. Wie bei Pferden können die Wirbel vertikal oder in ihrer Rotation verschoben sein. Wenn man die betroffenen Wirbel lokalisiert kann man sie durch manuelle Kraft (Hebelkraft) wieder in ihre normale Ausrichtung bringen. Man kann auch, wie bei den Pferden beschrieben, den Körper so biegen, dass die benachbarten (normalen) Wirbel den beeinträchtigten Wirbel „fangen" und ihn bei Begradigung des Körpers wieder in seine angestammte Position zu bringen. Chiropraktische Hämmer sind bei Hunden nicht erforderlich, da manuelle Manipulation oder Biegeverfahren im Allgemeinen ausreichen um die korrekte Ausrichtung wieder herzustellen. Manche Hunde haben jedoch einen ernsthaft luxierten Wirbel. Diese Hunde benötigen weitergehende Behandlung über einen längeren Zeitraum um eine vollständige Wiederherstellung der Ausrichtung der Wirbel zu erreichen.

Die beste Behandlung bei schwerwiegenden Fehlstellungen der Wirbel ist eine Kombination von Wirbelmanipulation, AP, Ruhe und guter Pflege. Einfache AP alleine erzielt nur mittelmäßige Ergebnisse. Die gleichzeitige Gabe von homöopathischen Arzneimitteln wie Hyp. und Rhus.tox kann auch hilfreich sein.

Bandscheibenerkrankung bei Hunden: Im Gegensatz zu Pferden entwickeln Hunde häufig klinische Symptome aufgrund von Bandscheibenerkrankungen im Hals-, Thorax- oder Lendenbereich. Aufgrund der starken Bänder, welche sie in Position halten, sind die betroffenen Bandscheiben entgegen der landläufigen Meinung sehr selten tatsächlich „herausgerutscht". *Sie müssen NICHT „zurückgetan" werden, da sie NICHT ernsthaft aus ihrer Position geraten sind.* Häufige Bandscheibenschäden bei Hunden beinhalten Degeneration, Verringerung des Bandscheibenraums, Verkalkung oder gelegentlich eine Ruptur des Anulus fibrosus und dem Eindringen des Nukleus pulposus in den Spinalkanal. Eine Kombination von Akupunktur, Ruhe und guter Pflege ist die beste Behandlung für diese Fälle. Die gleichzeitige Gabe von

238

homöopathischen Arzneimitteln wie Hyp. und Rhus.tox unterstützt die Wirkung der AP.

Cranio-Sacral-Therapie

Diese spezielle Therapie wurde von dem Osteopathen **Dr. William Sutherland** entwickelt. Sie wird daher als Teil der Osteopathie angesehen und wird hier gelehrt. Osteopathen betrachten diese Therapie als Teil ihres Lehrplans. Der Begriff Cranio-Sacral-Therapie wurde ursprünglich in den 1970er Jahren vom amerikanischen Osteopathen und Arzt Dr. John Upledger geprägt. Als Sutherland seine Konzepte der Gemeinschaft der Osteopathen vorstellte wurden sie von allen außer einer Handvoll ignoriert. Es war nicht Osteopathie wie sie zu der Zeit verstanden wurde, welche auf einer Manipulation des gesamten Körpers beruhte. Wie konnte eine so subtile Anwendung solch tiefgreifende Auswirkungen haben? Auch Klienten können skeptisch sein – bis sie die Ergebnisse feststellen!

Ich will einige der damals verwendeten Argumente und die Antworten darauf hier vorstellen.

Kommentar: Meiner Meinung nach hat Cranio-Sacral-Therapie wenig mit Osteopathie zu tun, eher mehr mit Heilung, obwohl sich die Theorien in der Cranio-Sacral-Therapie sich aus der Osteopathie entwickelt haben und CS mit Osteopathie verwandt zu sein scheint.

Aussage: Leben äußert sich als Bewegung. Tief in unserer Physiologie „atmen" alle gesunde Gewebe mit der Bewegung des Lebens – ein Phänomen, welches rhythmische Impulse produziert, welche von empfindlichen Händen ertastet werden können. Das Vorhandensein dieser subtilen Rhythmen im Körper wurde vom Osteopathen Dr. William Sutherland nach Untersuchung der spezialisierten Artikulationen der Schädelknochen entdeckt.

Kommentar: Wie wir wissen ist alles Körperliche Ausdruck oder sekundäre Offenbarung einer primären Quelle; der ätherische Körper, die

Lebensenergie. Diese Energie bewegt sich rhythmisch und luminesziert, welches sich wie physische Bewegung anfühlt.

Aussage: Dr. Sutherland erkannte, dass Schädelnähte entwickelt wurden, um geringe Bewegungsgrade auszudrücken. Er bewies die Existenz dieser Bewegung und schlussfolgerte schließlich, dass sie im Wesentlichen von der körpereigenen Lebenskraft produziert wird, die er als „Lebensatem" bezeichnete. Weiterhin entdeckte Dr. Sutherland, dass die Bewegungen der Schädelknochen eng mit subtilen Bewegungen verbunden sind. Diese beinhalten ein Netzwerk von miteinander verbundenen Geweben und Flüssigkeiten einschließlich der Cerebrospinalflüssigkeit und des zentralen Nervensystems, sowie der Membranen, welche das zentrale Nervensystem und das Kreuzbein umgeben.

Kommentar: Ich stimme zu.

Aussage: Der Lebensatem erzeugt eine Reihe von subtilen Rhythmen, welche im Körper ertastet werden können und einen Teil des integrierten physiologischen Systems ausmachen. Mindestens drei dieser subtilen Rhythmen sind in diesem "primären Atemsystem" identifiziert worden, die jeweils eine unterschiedliche Geschwindigkeit haben und Rhythmen innerhalb von Rhythmen erzeugen. Diese drei "Gezeiten" werden als der craniale rhythmische Impuls, die mittlere Flut und die lange Flut bezeichnet.

Kommentar: Ich stimme zu.

Aussage: Der Schwerpunkt der Cranio-Sacralen-Therapie liegt darin gefangene Kräfte, welche Krankheitsmustern und Fragmentierungen von Körper und Geist zugrunde liegen, aufzulösen. Dies involviert Therapeuten, welche die körpereigenen Rhythmen und etwaige Muster von Trägheit oder Stau „durch die Hände hören". Durch die Entwicklung der subtilen palpatorischen Fähigkeiten kann der Therapeut die Geschichte des Körpers lesen, Orte, wo Probleme festsitzen identifizieren und den natürlichen Prioritäten für Heilung folgen, wie sie durch die patienteneigene Physiologie vorgegeben wird. Die Behandlung besteht darin, die körpereigenen Selbstheilungskräfte und Selbstregulierungsfähigkeiten zu verbessern. Darüber hinaus kann die tiefe und klare Qualität der Präsenz des Therapeuten ein Spiegel für den Patienten und so eine unschätzbarer Hinweis für dessen potentielle Veränderung werden.

Kommentar: Ich stimme zu. Dies kann durch „Spiegelneuronen" erklärt werden.

Aussage: Die zugrunde liegende Vitalität wird im gesamten Körper durch rhythmische Bewegung ausgedrückt – cranio-sacrale Bewegung.

Kommentar: Dieser ätherische Rhythmus ist nicht auf Sacrum und Cranium begrenzt, obwohl er hier zuerst entdeckt wurde. Es wurde als Ergebnis der Bewegung zwischen Os parietale und Os sphenoidale erklärt.

Aussage: Jede Störung von Gesundheit und Wohlbefinden – physisch oder psychisch-emotional – beeinflusst diese Bewegung und verursacht Asymmetrien oder Einschränkungen der cranio-sacralen Bewegung.

Kommentar: Meiner Meinung nach ist genau das Gegenteil der Fall, eine Veränderung im Rhythmus ist eine primäre Quelle für Krankheiten. Erst kommt der Rhythmuswechsel, dann die Krankheit.

Aussage: Der cranio-sacrale Therapeut kann daher die Art und die Quelle der Krankheit durch korrespondierende Muster, welche durch das cranio-sacrale System ausgedrückt werden, diagnostizieren und identifizieren. Durch die entsprechende Reaktion auf diese Muster – indem er den subtilen internen Spannungen und Verdrehungen folgt, welche sich im cranio-sacralen System zeigen bis alle Widerstandspunkte gefunden und gelöst sind – kann der cranio-sacrale Therapeut die Behebung von Einschränkungen herbeiführen und somit den freien Fluss des Lebensatems wieder herstellen und somit die eines gesunden, ausgewogenen Zustands.

Kommentar: Ich wiederhole: meiner Meinung nach ist genau das Gegenteil der Fall. Der Therapeut stellt zunächst den freien Fluss des Lebensatems her, welches zur Auflösung von Widerständen führt und Gesundheit wiederherstellt.

Aussage: Alle cranialen Osteopathen und cranio-sacral-Therapeuten sind Individuen und die Betonung ihrer Arbeit wie auch ihre Fähigkeiten variieren. Die Grundlagen der Arbeit bleibt gleich und was auch immer der Name, die meisten Cranio-Therapeuten sind bezüglich ihrer Wirkung einer Meinung. Sie sind sich alle einig, dass das primäre Atemsystem überall am Körper gefühlt werden kann, dass seine Integrität wichtig für die Gesundheit ist, und dass er über den Liquor (CSF) und einem System von Membranen, die das Gehirn und das Rückenmark umgeben, übertragen wird.

Kommentar: Dem stimme ich zum Teil zu, aber wieder ist es die Betonung des CSF dem ich nicht zustimme.

Aussage: Sutherland bezeichnete das physiologische System, welches das PRI trägt, als den primären respiratorischen Mechanismus (in Norwegen in der Regel Craniosacral-Mechanismus oder System genannt). Diese besteht hauptsächlich aus der CSF, der Dura Mater (einer harten Membran, welche Gehirn und Rückenmark umgibt) und die Strukturen, welche eng mit der Dura im Zusammenhang stehen, vor allem die intercranialen Membranen (Falx cerebri, Falx cerebelli und das Tentorium – Fortsetzungen der Dura im Schädel), die Schädelknochen und das Sacrum (daher der Name Craniosacrale Therapie).

Kommentar: Dem stimme ich nicht zu, da ich glaube, dass die ätherische Energie überall ist.

Aussage: Sutherland beobachtete eine rhythmische Bewegung der Schädelknochen und des Sacrum, welches durch den ganzen Körper reflektiert wird. Es ist eine Bewegung der Expansion und Kontraktion, welche durch eine inhärente Schwankung innerhalb der CSF angetrieben wird. Am Ende der Expansionsphase bewirkt die Spannung im Dura-Membransystem (von Sutherland „reziproke Spannungsmembran" genannt) eine reflektorische Kontraktion zurück zum Anfang des Zyklus. Das Gehirn und Rückenmark bewegen sich mit dieser Gezeitenströmung des CSF. Moderne Computer-Tomographie zeigt, dass Sutherland in Bezug auf die Bewegung des Gehirns richtig lag – Es verändert seine Form in Einklang mit der Bewegung des craniosacralen Systems. Letztlich glaubte Sutherland die Antriebskraft sei der „Lebensatem", eine subtile, organisierende Energie, die andere Konzepte von Lebensenergie, welche unter verschrienen Namen durch die Jahrhunderte entstanden sind, widerzuspiegeln scheint. Sutherland war nicht allein im Glauben, dass der

242

CSF einer der primären Mechanismen des Körpers zur Selbstheilung und Selbstkorrektur war. Andrew Still, der Begründer der Osteopathie, nannte sie „das höchste bekannte Element" im Körper und Randolph Stein, der Schöpfer der Polarity-Therapie sagte dass CSF „ ... wirkt wie ... das flüssige Medium für Lebensenergie-Strahlung, Expansion und Kontraktion."

Kommentar: Dem stimme ich nicht zu, da ich glaube, dass die ätherische Energie überall ist.

Aussage: Was auch immer die treibende Kraft sein mag, die Effekte sind real genug, um in vielen Fällen eine sehr wirksame Therapie zu sein. Da die Dura-Membran eng mit dem Bindegewebe und den Faszien des Körpers verbunden ist, ist es möglich, durch sanfte Wiederherstellung der Funktion des craniosacralen Systems Veränderungen der Faszien zu bewirken und umgekehrt. Faszien sind im ganzen Körper kontinuierlich und verbinden jedes Teil mit jedem anderen Teil. Sie verbinden und unterstützen die Knochen, die Muskeln, die Organe, Eingeweide, das endokrine System, das Nervensystem – alles. Es gibt konkrete physische Beweise für das ganzheitliche Konzept in der Gesundheit. So kann eine Operationsnarbe, ein lokaler Infekt, Toxizität oder Reizung z.B. eine störende Wirkung weit weg vom Ort des Geschehens haben. Craniosacrale Therapeuten haben ihren Tastsinn so verfeinert, dass sie solche Störungen und Ungleichgewichte „eintunen" oder „hören", spüren und korrigieren können indem sie ihre Hände leicht auf einem Teil des Körpers – auch entfernt von diesem Geschehen – ruhen lassen. Dies wird oft durch die Überprüfung des craniosacralen Systems und subtile Anpassungen vorgenommen. Ein erfahrener Cranio-Therapeut kann seine Aufmerksamkeit zwischen den Knochen, Membranen und den Flüssigkeiten des craniosacralen Systems verschieben. Er kann auf das „Körpergedächtnis" vergangener emotionaler oder körperlicher Verletzungen zugreifen und dem Körper-Geist bei der Beseitigung dieser helfen.

Kommentar: Dem stimme ich zu. Diese Beschreibung zeigt die Ganzheit der ätherischen Energie. Es zeigt auch, dass das eigentlich Heilende in jeglicher Therapie unsere **Intention** ist.

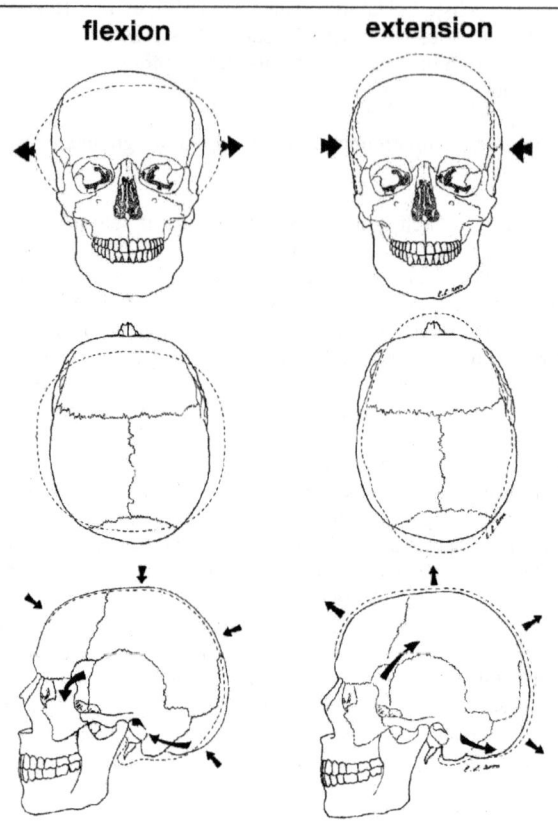

flexion

extension

Abbildung 85; Illustration welche zeigt, wie der cranio-sacrale Rhythmus arbeiten oder funktionieren soll.

244

Die Behandlung der Mitte mit Osteopathie oder Cranio-Sacral-Therapie

Das erste Mal als ich versuchte, die Mitte zu behandeln, und nur die Mitte, stand ich neben einem Pferd zusammen mit Dr. Markus Steiner, einem deutschen Kollegen. Plötzlich SAH ich, ganz deutlich, die ahrimanische pathologische Struktur (im Bereich des Magens des Pferdes) und die luziferische pathologische Struktur (im Bereich der Brust). Ich habe danach behandelt, mit einem gewaltigen Schuss bei dem "Dermojet", die exakte Mitte zwischen den beiden, und sie haben sich sofort zurückgezogen. Entsprechend Dr. Steiner die Alien Einheiten verliessen den Körper nicht ganz, sondern blieben in den Beinen. Später fand ich heraus, dass, wenn ich die Mitte zu heftig behandelt habe, sind die Dämonen nicht ganz weggezogen. Es hätte mehr mit Vorsicht gehandelt werden, mit einer Nadel oder mit den Fingern.

Seit damals habe ich viele humanen Patienten nach dieser Methode behandelt, mit einer Nadel, und die meisten von ihnen sind sehr, mit der großen Wirkung einer Nadel in der Mitte, zufrieden. Sie beschreiben starke Energien im Wechsel und einen Strom durch den Körper.

Später habe ich gesehen, dass der mittlere Punkt ein wenig näher an dem Exzess/ Überschuss liegt, wie in der Abbildung auf der Seite 00 gezeigt wurde.

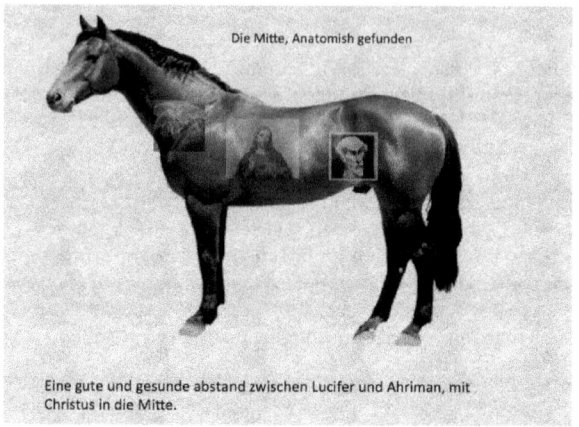

Die Mitte, Anatomish gefunden

Eine gute und gesunde abstand zwischen Lucifer und Ahriman, mit Christus in die Mitte.

wie die "Dämonen" und Christus in einem Pferd zu sehen sind.

Die luziferischen Strukturen sind fast immer proximal oder schädelnah. Die ahrimanischen Strukturen sind fast immer distal oder schwanznah. Hier gibt es auch eine andere Gruppe von pathologischen Strukturen, in alter Tradition die asurischen Dämonen genannt. Sie scheinen nicht in Verbindung zu stehen mit den beiden anderen Dämonen, wie wir bei den luziferischen und den ahrimanischen Dämonen sehen, welche normalerweise einander ausgleichen. In habe selten diese Dämonen gefunden oder gesehen, so es gibt nicht viel, was ich über sie sagen kann.

- Traditionell beziehen sich die luziferischen Dämonen auf die Gefühle, die Astralkräfte des Körpers.
- Traditionell beziehen sich die ahrimanischen Dämonen auf die Wachstumskräfte des Körpers, die Ätherkräfte des Körpers.
- Traditionell beziehen sich die asurischen Dämonen auf den Geist, das Bewusstsein, die "Ich" Kräfte des Körpers.

246

Neuraltherapie

In Deutschland wird die Neuraltherapie als Teil der konventionellen Schulmedizin betrachtet. Trotzdem sind nur wenige Menschen in Norwegen mit dieser Form der Therapie vertraut. Neuraltherapie (NT) ist sowohl eine grundlegende medizinische Diagnose als auch eine Methode der Therapie. In der Britischen Presse wird es als *Sekundenphänomen-Therapie* bezeichnet. Der Grund für diesen Namen ist, dass sich die Ergebnisse einer erfolgreichen Behandlung oft binnen Sekunden manifestieren.

Dr. Ferdinand Huneke, ein Arzt, welcher die Methode 1928 entdeckte und veröffentlichte, erforschte sie bis zu seinem Tod 1968. Seine Arbeit basierte auf zwei grundlegenden Beobachtungen:

- Er gab seiner Schwester eine intravenöse Injektion eines Schmerzmittels, welches für eine Migräne-Attacke gedacht war. Dies war effektiver, als er erwartet hatte. Er entdeckte später, dass er einen Fehler begangen hatte. Er hatte ihr versehentlich statt dessen Procain verabreicht. Dieser Effekt, verursacht durch das Procain, war zu jener Zeit noch nicht bekannt.
- Er hatte eine Patientin mit einer bilateralen „Frozen Shoulder" oder Bizeps-Syndrom und chronischen Schmerzen. Da die Erkrankung schon sehr lange bestand, schien sie unheilbar zu sein. Zusätzlich hatte die Patientin eine tuberkulöse Wunde am rechten Bein. Diese musste chirurgisch gesäubert werden, zu welchem Zweck ein Lokalanästhetikum gegeben wurde. Ihre rechte Schulter war innerhalb von Sekunden nach der Injektion von Procain schmerzfrei. Dieser Effekt hielt eine lange Zeit an. Nach wiederholter Anwendung von Lokalanästhesie an der gleichen Stelle des Beins war ihre linke Schulter komplett geheilt.

Nach der Entdeckung dieses zu seiner Zeit völlig unbekannten Phänomens begann Huneke an seinen Beobachtungen zu arbeiten. Obwohl Dr. Leriche, der große französische Chirurg, und Prof. Esnaurrizar an der Universität von Mexiko-Stadt ähnliche Phänomene bereits vor ihm erwähnt hatten, lag seine Stärke darin, die Bedeutung seiner Entdeckungen zu begreifen. Er organisierte und dokumentierte seine Notizen zu einem kompletten

System, welches allein auf seinen klinischen Erfahrungen basierte. Er versuchte nicht, irgend etwas zu erklären. Er versuchte nicht einmal, eine Theorie zu entwickeln. Dies war vermutlich der Grund, warum er den großen Durchbruch, den er sich so wünschte, nie erlebte.

Obwohl einige deutsche Mediziner wussten, dass seine Beobachtungen sowohl richtig als auch wichtig waren, erhielt Huneke zu seinen Lebzeiten keine medizinische Anerkennung. Allerdings wurde der Wert seiner Arbeit posthum anerkannt, als Wissenschaftler der Universität Wien seine Ergebnisse bestätigten. Sie bewiesen, dass der Effekt rein physisch war und schafften es, die physiologischen Mechanismen, welche hin verursachten, zu erklären. Professor Fleischacher (Innere Medizin), Pishinger und Kellner waren führend in dieser medizinischen Forschung. Ihre Beobachtungen brachten Hunekes Kritiker zum Schweigen und ebneten den Weg für eine zunehmende internationale Akzeptanz.

Die wichtigsten Aspekte der NT sind wie folgt: Im Laufe des Lebens können Störfelder von lokalen Verletzungen und Narben an jedem beliebigen Teil des Körpers die gesamte Harmonie der Körperfunktionen stören. Diese Störungen können eine sehr lange Zeit andauern. Huneke benutzte den Begriff „Störfeld" um diese Beeinträchtigungen zu beschreiben. Das Wort beschreibt also ein „Gebiet, welches stört". Ein Störfeld kann sich benehmen wie eine Bombe mit Zeitzünder: es kann lange latent sein um dann plötzlich zu „explodieren" und eine akute Erkrankung zu verursachen.

In der NT-Theorie ist es am wichtigsten das tatsächliche Störfeld zu finden. In der Praxis kann dies sehr schwierig sein. Huneke analysierte in der Regel die gesamte Krankengeschichte des Patienten und spritzte ihn dann systematisch durch, d.h. er injizierte alle Narben oder verletzen Bereiche, an die sich der Patient erinnern konnte. Dies bedeutete oft viele kleine Injektionen, je nach der Fähigkeit des Patienten, sich an seine Narben zu erinnern. Selbst wenn eine Person eine medizinische Ausbildung und ein gutes Gedächtnis hat ist diese Fähigkeit eher notdürftig. Solche Menschen erinnern sich normalerweise an weniger als 50% ihrer medizinischen Vorgeschichte.

Dr. Doch war wohl Hunekes bester Schüler. Einer seiner Patienten war Tierarzt und kam im Rollstuhl zu ihm. Polyarthritis hatte ihn zum Invaliden gemacht. Er war nicht fähig zu laufen. Dr. Doch gab ihm mehrere

248

Injektionen in alle möglichen Narben, sogar im oberen Teil der Mandeln, aber ohne Ergebnis. Schließlich ging Dr. Doch in ein Krankenhaus in Leipzig, wo der Patient kurz vor Beginn seiner Polyarthritis gewesen war. Das Krankenhaus konnte nicht helfen. Dann erinnerte sich der Tierarzt daran, dass er kurz bevor die Probleme entstanden eine Kuh behandelt und sich dabei mit einer schmutzigen Nadel in den eigenen Finger gestochen hatte. Die Wunde hatte sich in ein infiziertes Geschwür entwickelt, welches platze und bald darauf abheilte. Er entließ sich selbst aus dem Krankenhaus, ging nach Hause und injizierte Impletol (2% Procain plus 1% Koffein) an der alten Stelle des Geschwürs. Sofort erlebte er ein „Sekundenphänomen". Die Polyarthritis verschwand und er konnte fünf Minuten später wieder laufen.

Die längste erfasste Zeit zwischen der Bildung eines Störfelds und dem Auftreten von Symptomen, welche mit Sicherheit zurückverfolgt werden konnte, war 49 Jahre (Dr. Doch). Der Patient war ein Taxi-Fahrer mit Ischias-Schmerz, welcher auf keine Behandlung ansprach. Temperaturmessungen der Haut zeigten eine mögliche Narbe auf der Innenseite der linken Ferse, der gleichen Seite wie der Ischias-Schmerz. Dem Mann viel zunächst keine Verletzung an dieser Stelle ein, bis er sich daran erinnerte, dass er sich im Alter von sieben Jahren hier mit einer Axt verletzt hatte (49 Jahre zuvor). Mit Hilfe einer Lupe fand Dr. Doch die Narbe und injizierte sie mit Impletol. Die Behandlung heilte den Ischias des Patienten.

Schmerzen oder andere Symptome, die durch ein Störfeld verursacht werden, können überall im Körper und in jedem Organ auftreten. Das Problem kann auf der gleichen oder auf der gegenüberliegenden Seite des Störfelds auftreten. Bisher ist der einzige Weg, den Zusammenhang zwischen einem Störfeld und einer speziellen Krankheit herzustellen der, ein Lokalanästhetikum in die Narbe zu spritzen und auf das klassische Zeichen zu warten. Tritt das „Sekundenphänomen" auf, so beweist dies den Zusammenhang. Zum Beispiel verschwinden Schmerzen oder andere deutliche Anzeichen von Krankheit wie Hautverfärbungen oft in Sekunden. Das Anästhetikum muss frei von Zusatzstoffen, Adrenalin oder anderen Vasokonstriktoren sein.

Huneke empfahl Impletol, welches 2% Procain und 1.42% Koffein enthält. Ich benutze 0,5% Xylocain (Lidocain) ohne Zusatzstoffe. Das

Sekundenphänomen sollte sofort eintreten und mindestens 20 Stunden anhalten. Huneke war sehr bestimmt, was dies angeht. Ich kenne aber auch Schüler von Huneke die sagen, dass die Reaktion nicht sofort eintreten und auch nicht 20 Stunden andauern muss.

Das Finden der relevanten Narbe, und damit das in ihr enthaltene Störfeld, ist der wichtigste Bestandteil der NT. Aber wie können wir es finden? Manchmal bekommen wir die Information vom Tierhalter. Typische relevante Informationen sind:

- „Die Katze ist krank, seit sie kastriert wurde" oder
- „Das Pferd geht seit der Operation an seiner Kehle lahm" oder
- „Die Kuh ist brünstig seit ihre Ohrmarke herausgerissen worden ist" oder
- „Der Hund ist aggressiv seit sein Schwanz kupiert wurde".

Ich habe alle diese Beispiele und viele mehr in meiner Praxis gesehen. Solche Ursachen sind nicht so selten, wie wir normalerweise denken. Allerdings bemerken Tierhalter oft nicht, dass die Erkrankung nach einer Verletzung auftrat.

Obwohl ein Störfeld oft nach einem Trauma oder einer Wunde auftritt, kann es auch unter anderen Umständen auftreten. Zum Beispiel kann ein Störfeld nach einer Halsentzündung auftreten, einem Abszess, einem infizierten Zahnfach oder einer scheinbar unbedeutenden Narbe. Auch ein unsichtbares oder altes Trauma, oder ein verkalkter Abszess, kann eine Ursache sein.

Neuraltherapie in der Praxis
Nach deutschen Studien verursachen 10% aller Operationen ein Störfeld (persönliche Kommunikation, Georg Bentze). Daher ist es wichtig, postoperative Narben zu überprüfen, beispielsweise bei sterilisierten oder kastrierten Tieren. Ich habe viele funktionell beeinträchtigte Pferde nach einer Kastration behandelt. Sie zeigten Empfindlichkeit im 3E-Bereich des Halses oder dem 3E- oder NI-Bereich der Lendenwirbelsäule, der Muskulatur des Kreuzbeins und der Hinterhand, Unberechenbarkeit oder schlechte Rennleistung. Bevor diese Pferde richtig funktionieren konnten,

250

musste das Störfeld einer Operationswunde behandelt werden. Man sollte eine interne Untersuchung der Cervix, Vagina und des Rektums einschließen, besonders bei weiblichen Tieren, die schon eine Geburt hatten. Auch Impfnarben sollten beachtet werden. Mehrmals habe ich gesehen, dass der Impfstoff selbst nicht das Problem war, sondern eher die lokale Narbenbildung nach einer Infektion des Stichkanals.

Ein Störfeld auf der kleinsten Narbe kann so wichtig sein wie das auf einer großen Narbe. Es erfordert eine sehr gründliche Ganzkörper-Untersuchung um Narben, die ein Störfeld enthalten, zu lokalisieren. Wenn Narben vorhanden sind sollte man versuchen zu bestätigen, wann das Trauma im Bezug auf den Beginn der Erkrankung geschah. Es ist wichtig zu beachten, dass ein Trauma zwar den Körper zu der Zeit, an der es stattfindet beeinflusst, eine Störung wie z.B. ein Gallenstein aber über eine lange Zeit einen Effekt haben kann, bevor sich Symptome manifestieren.

Neuraltherapie ist der effektivste Weg um Erkrankungen zu behandeln, die ihren Ursprung in einem Störfeld haben. Eine Behandlung der Blockade – die reaktiven Teile der Narbe oder den Ort der Verletzung – verbessert die Erkrankung in der Regel binnen Sekunden. Es ist, als würde man eine Sicherung wieder reindrehen: plötzlich hat die Leitung wieder Strom. Wir sollten den zeitlichen Zusammenhang zwischen dem Auftreten einer Krankheit und vorhergehender Verletzungen oder Operationen betrachten, welche Störfelder in Narben verursacht haben können.

Hier ein Beispiel:

- Nachdem sein Schwanz kupiert worden war wurde ein Dobermann reizbar und fing an, seine Hinterhand zu beißen. Er hatte offensichtlich Schmerzen im Bereich der Rute. Später entwickelte er eine NI Störung sowie eine schwere Proteinurie (+++). Diese Symptome verschwanden innerhalb weniger Tage nach der Injektion eines Lokalanästhetikums in das vernarbte Gebiet des Schwanzstumpfes. Ca. sechs Behandlungen pro Jahr hielten diesen Hund mehrere Jahre gesund.

Operationen (Kupieren der Rute, Kastration, Sterilisation etc.), Verletzungen und Ohrmarken können Blockaden (Störfelder) hervorrufen.

Ich habe zu verschiedenen Gelegenheiten beobachtet, dass Ohrmarken den Östrus einer Kuh hemmen können. Die Ohrmarke wird meist in der Reflexzone des Ohrs befestigt, welche sich auf das endokrine System bezieht. Auch habe ich gesehen, dass Ohrringe schwere Symptome beim Menschen verursachen können.

Wenn möglich, *vermeiden Sie Einschnitte quer zum Bauch sowie direkt über der ventralen Mittellinie (Ren Mai, KG).* Wenn möglich sollten Chirurgen **zwischen** *Meridianen* **oder etwas abseits der ventralen Mittellinie** *schneiden.* Quer verlaufende Operationsnarben auf dem Abdomen können den freien Fluss von Qi in vielen Meridianen behindern, besonders NI, MA und MP. Einschnitte in der Mittellinie können das KG blockieren. Das KG hat sechs Mu-Punkte (KG03, KG04 und KG05 für BL, DÜ und 3E; KG12, KG14 und KG17 für MA, HE und PC. Reaktive (überempfindliche, schmerzhafte) Punkte auf diesen Narben können den Qi-Fluss blockieren und Symptome in den damit verbundenen Prozessen hervorrufen. *Allerdings kann man es nicht wirklich vermeiden manche Meridiane oder andere „Seitenzweige" zu durchtrennen,* da der Körper viele, viele Energiebahnen zusätzlich zu den Hauptmeridianen besitzt.

Störfelder auf Narben können überall Probleme bereiten. Die beste Lösung ist also alle Narben routinemäßig etwa fünf bis sechs Wochen nach der Operation zu behandeln. Wenn die Narbe nur wenige Tage nach der Operation behandelt wird, scheint Neuraltherapie nicht zu wirken.

Anthroposophische Veterinärmedizin[1]

Diagnostik und Therapie von Tieren über das menschliche Energiesystem im Gegensatz zu ihrem eigenen Energiesystem.

Mystische Anfänge
Rudolf Steiner schuf sowie die zugrundeliegende Theorie als auch die damit verwandten Mythen in Bezug auf die anthroposophische Medizin. Ich vermute, dass sich Steiner in vielen seiner Theorien geirrt hat. Ohne

---

[1] Siehe auch die zwei Büchern; 1) "7-fold way to therapy" und 2) "Healing ... where two or three ...." Am Amazon.com zu finden

Zweifel jedoch Teile ich seine Ansichten bezüglich der Bedeutung des Effekts der Beziehung zwischen Menschen und Tieren und die Wichtigkeit des menschlichen Willens und der Intention in diesen Interaktionen.

Laut Steiner reicht die Behandlung von Krankheiten zurück bis in die Urzeit. Einem Mythos zufolge versank Atlantis, ein prähistorischer Kontinent, im Meer. Die Menschen mussten sich mit der mehr verdichteten, materialistischen Welt beschäftigen. (Obwohl Platon ihn erwähnt hat, gibt es keinen historischen Beweis für diesen mystischen Kontinent.) Zu dieser Zeit sollen seltsame Lebensformen, Mischungen aus Mensch und Tier, präsent gewesen sein. Diese Formen waren als Folge eines großen Missbrauchs der Lebenskräfte durch schwarze Magie entstanden, welche schließlich zur Zerstörung von Atlantis führte. Heute finden wir im Konzept des Zentaur eine blasse Erinnerung an diese Formen.

Gemäß Hellsehern dieses Jahrhunderts, z.B. Edgar Cayce (Amerikanisches Medium und ein Mann der behauptete sowohl in die Vergangenheit als auch die Zukunft sehen zu können), fühlten sich Eingeweihte zu Beginn der historischen Zeit für diese Wesen verantwortlich, welche durch vorhergehenden Missbrauch der schwarzen Magie entstanden waren. Dies galt vor allem im alten Ägypten. Mit starken ätherischen Kräften gelang es den Eingeweihten diese Tier-Mensch-Hybriden in tierähnliche und menschenähnliche zu zerteilen. Dadurch konnten menschliche Seelen, in menschlicher Form, wieder daran arbeiten zurück zum menschlichen Bewusstsein zu finden.

Als Folge jedoch, und im Gegensatz dazu entstanden die heutigen Haustiere. Diese wurden in zwei Gruppen gebildet Einhufer und Paarhufer. Diese Unterteilung war in der Volksmedizin bis 1800 weit verbreitet. Dies kann man daran sehen, dass bis zu dieser Zeit Gesundheitsberatung für Pferde, Menschen und Kühe separat erteilt wurde. So also haben unsere Haustiere nach der esoterischen Theorie (vor allem Steiners Theorie) eine duale Herkunft aus dem menschlichen Wesen heraus.

Für die erste Art tierischen Ursprungs entstand das gesamte Tierreich nach Dr. Hermann Poppelbaum (einem .Schüler Rudolf Steiners) aus der menschlichen Entwicklung. In seinem Buch „Mensch und Tier: Fünf Einblicke in ihren Wesensunterschied" sagt er: „Wenn sie den Baum der

253

menschlichen Evolution ansehen sieht man, wie diese der Stamm ist aus dem alle anderen Formen entspringen. Die niederen, höheren und höchsten Formen der Tiere sind wie Äste entsprungen, immer höher auf dem nach oben strebenden menschlichen Stamm."

Die zweite Art tierischen Ursprungs waren die zuvor beschriebenen Mensch-Tier-Hybriden. In der Aufspaltung in menschenähnlich und tierähnlich opferten sie sich selbst (oder Menschen opferten sie) für menschliche Missetaten. Im Dienste der Menschheit hält dieses Opfer bis heute an.

Wir werden später sehen, dass sich die Evolution, die besonders im alten Ägypten stattfand, sich heute in ähnlicher Weise wiederholt. Aus den Lösungen der ägyptischen Eingeweihten können wir neue Wege finden, unsere Tiere zu behandeln. In unseren Händen haben wir aber sowohl die Macht zu zerstören als auch zu heilen. Wir können unsere Kräfte missbrauchen. Dieser Missbrauch soll das Versinken von Atlantis im Meer verursacht haben. Die zerstörerische Kraft war der Missbrauch der ätherischen Kräfte für egoistische Zwecke. Dies fand besonders in der Manipulation von Lebensformen statt, die gegen ihren Willen in den menschlichen Dienst gestellt wurden. Dies kann man heute deutlich in der genetischen Manipulation von Pflanzen und Tieren beobachten.

Magische Heilriten
Ratschläge, wie man Tiere durch magische Riten und Zauber behandeln konnte waren üblich.
*   Zum Beispiel: um eine Kuh von Mastitis zu heilen wurde der Bauer aufgefordert ein wenig Milch von jeder anderen Kuh zu melken und die Milch in die Mitte eines Kreises aus glühenden Kohlen zu platzieren. Von hier aus tropfte die Milch in eine Mischung aus Schwefel und Kohlenstoff aus verbranntem Holz (Asche) (Rat von Martin Luther, 1483 – 1546)
*   Wir finden auch Rat um Blutungen zu stoppen in Versen wie: „Blut steht im Gefäß, wie Christus zu Kreuze getragen wurde. Blut sei in der Wunde, wie Christus an das Kreuz genagelt wurde."

254

- Für Augenerkrankungen bei Pferden: „Wenn ein Pferd Schmerzen im Auge hat, nimm ein wenig Honig vermischt mit etwas Butter und rühre etwas weißen Kupferrauch (Schwefel + Zinkoxid) hinein. Reibe dies ins Auge (Rat vom Ole Hodtvet, 1796).

Der „Sechste Sinn" ist nur ein zusätzlicher Sinn. Er ist sehr wichtig für das Überleben in rauen, unberechenbaren und gefährlichen Umgebungen wie im Dschungel, den Bergen oder den offenen Ebenen. Im Laufe der Evolution von der Vorgeschichte bis zur Neuzeit hat der „zivilisierte Mensch" viele Instinkte und angeborenen Überlebensfähigkeiten verloren; Stadtbewohner, Jäger und Sammler besitzen und benötigen unterschiedliche Schwerpunkte in Bezug auf diese angeborenen Fähigkeiten. Die Instinkte und Überlebensfähigkeiten sogenannter indigenen Völker (die Dschungelbewohner von Borneo, nord- und südamerikanische Indianer, Eskimos, Ureinwohner Australiens etc.), welche mit der Natur in enger Harmonie leben müssen, stehen in starkem Kontrast zu denen der Stadtbewohner.

Menschliche magische Riten haben in der „zivilisierten" Gesellschaft viel von ihrer Macht verloren. Wir haben das meiste esoterische Wissen über den Unterschied zwischen der Entwicklung von Menschen und Tieren, Karma und ätherischen Strukturen verloren. Nur wenige Menschen in der modernen Gesellschaft besitzen oder wissen von den Fähigkeiten und Kräften, um direkt mit der ätherischen Strukturen von Menschen und Tieren zu arbeiten. Die Wiederentdeckung der Homöopathie durch Dr. Samuel Hahnemann (1755 – 1843) war ein sehr wichtiger erster Schritt um die Fähigkeit, mit der ätherischen Struktur von Menschen, Tieren und Pflanzen zu arbeiten, wieder zu erlangen. Aber auch Hahnemann unterschätzte das esoterische Wissen der Mensch-Tier-Unterschiede sowie die Macht der menschlichen magischen Riten. Dieses Wissen bleibt in schamanischen Traditionen und Praktiken lebendig.

Beginn des wissenschaftlichen Materialismus
Die eher rationale Volksmedizin vertrieb magische Ratschläge von ihrem Repertoire. Im Zuge der Weiterentwicklung der Volksmedizin fügten sich Botanik, Pharmazie und Medizin langsam als Einheit aus den magischen

und mythischen Formen zusammen. Im Zuge des Zeitalters der Aufklärung jedoch wurden Medikamente für ähnliche Erkrankungen bei Menschen und Tieren immer ähnlicher, bis sie identisch wurden. Ähnliche Symptome in allen Spezies sollen die gleichen Ursachen haben und werden heute in der Regel mit den gleichen Medikamenten und Therapien behandelt.

Das Zeitalter der Aufklärung wird in der modernen Medizin, Landwirtschaft und Tierzucht weitergeführt. Aber was geschieht, wenn wir auf dem Weg dieser wissenschaftlichen, profitorientierten, intensiven Tier- und Landwirtschafts-System gehen? Unsere Tiere werden ihrer ätherischen Kräfte beraubt. Ihre ursprünglichen Formen werden zerstört. Die alten harmonischen Proportionen, die unsere Tiere hatten, und die in direkter Verbindung mit dem Makrokosmos standen, gehen verloren. Starke Medikamente wie beispielsweise Wachstumsförderer, Beta-Blocker, synthetische Hormone, Antibiotika und Steroide ermöglichen gierigen Produzenten unnatürliche Ausmaße an Produktion zu erzwingen und entleeren das Qi der Tiere noch mehr. Außerdem haben intensive Methoden der Tierproduktion und unnatürliche Ernährungspraktiken (wie Harnstoff, Fett und hohe Maße an Kraftfutter etc.) Stress-, Verdauungs- und Stoffwechselerkrankungen stark vermehrt. Die jüngsten Auswüchse unnatürlicher Fütterung sind die bovine spongiforme Enzephalopathie (BSE) und seine menschliche Form - neue Variante der Creutzfeldt-Jakob-Krankheit (vCJK) – verursacht durch die Verfütterung von recycelten tierischen Abfällen als infiziertes Fleisch und Knochenmehl. Diese Krankheit droht die Multi-Milliarden-Dollar Rindfleischbranche in Europa zu zerstören.

Rückkehr zu mitfühlenden Wegen
Mehr als je zuvor brauchen wir jetzt eine Gesamtreform der Tierhaltung, Management, Tierzucht und Therapie. Hier, wie auch in anderen Bereichen, kann die Anthroposophie auf eine Antwort hinweisen. Wir beginnen bereits im Namen der anthroposophischen Veterinärmedizin die Möglichkeiten der Erneuerung zu fühlen. Wir arbeiten auf eine humane Tiermedizin hin, in der die Menschen sich ihrer Verantwortung für diese unglücklichen Formen (die Tiere) bewusst sind und ihre eigenen menschlichen Ätherkräfte oder Struktur als Opfer darbieten. Wir können auf unseren Schultern auch die Verantwortung für uns selbst und die

Entwicklung der Erde zu ihrer Erfüllung (Karma) tragen. Insbesondere müssen wir unsere Regierungen beeinflussen, ihre Haltung gegenüber der Freizügigkeit von Tieren und Tierprodukten über die nationalen Grenzen von Ländern, in denen hoch ansteckende Krankheiten wie Maul-und Klauenseuche und die Schweinepest endemisch sind, zu überdenken.

Wie die sogenannten „Naturvölker" können wir daran arbeiten, zu natürlicheren Lebensweisen zurückzukehren, indem wir essentiellen Respekt für unsere natürliche Umwelt zeigen und die gesamte Schöpfung in einer universellen Liebe umarmen. Wir, die wir eng mit Haustieren umgehen, können in den Ätherstrukturen der Tiere in der gleichen Weise wie die alten ägyptischen Eingeweihten arbeiten, die formal, direkt und hilfreich in diese ätherischen Tierformen hineinarbeiteten. Durch Verzicht auf unsere eigene Struktur, eigene ätherischen Prozesse, zu Gunsten der Heilungsprozesse der Tiere, können wir Sühne tragen für den menschlichen Missbrauch von Tieren in der Vergangenheit und „Danke" sagen für ihren geduldigen und treuen Dienst an der Menschheit.

Viele Heiler tun dies unbewusst die ganze Zeit. Dies ist möglich, weil die Tiere die Erinnerung an die menschliche Ätherstruktur durch die gemeinsame Entwicklung aller Säugetiere in sich tragen. So kann man in den Haustieren (und natürlich auch den wildlebenden) die entsprechenden Meridiane und die Wirkung der entsprechenden menschlichen homöopathischen Heilmittel finden.

Die (mindestens) zwei Energiesysteme der Tiere
Das menschliche Äthersystem tritt bei Tieren zusätzlich zu ihrer eigenen ätherischen Struktur auf. Dies ist das energetische System, welches wir in der Regel verwenden. Wahrscheinlich wegen unserer Versuche die Theorien und Prinzipien der menschlichen AP/TCM inklusive der Fünf-Elemente-Theorie, den Meridianen und der Akupunkturpunkte auf Tiere zu übertragen. So können zwei verschiedene medizinische Systeme an Haustieren angewendet werden.

Wir können dies am leichtesten in der Energetik der Pferde sehen. Die Übertragung menschlicher Meridiane ist im Bezug auf Pferde weit verbreitet. Obwohl Pferde keine physische Gallenblase haben, haben Pferde einen GB Meridian, der in vieler Hinsicht dem des Menschen ähnelt. Wir können aber auch das Energiesystem der Pferde als einzigartig

257

ansehen. Es ist eigenständig, ein komplett ausgewogenes System: das substantielle (materialistische) Pferd ist der Ausdruck des ätherischen (immateriellen) Pferdes. Wie Goethe sagte: „Das materielle ist die geheime Offenbarung des Unsichtbaren." In dieser Idee finden wir ein bisher unbekanntes System ätherischer Energie. Wenn wir Pferde so betrachten, besonders die distalen Extremitäten, **können wir die menschlichen ätherischen Analogien nicht direkt auf Pferde übertragen.** Dies kann man besonders leicht in Bezug auf die Positionen der Kommandopunkte sehen. Die Realität dieser Unterschiede wurde bereits zuvor vom Autor beispielsweise in seiner Arbeit über die Ting-Punkte bei Pferden gezeigt.

Obwohl beide Systeme funktionieren, finde ich effektivere AP-Punkte, wenn ich Pferde im Sinne der Theorie Goethes behandle, als wenn ich die Punkte direkt aus menschlichen AP-Konzepten übertrage. Dies zeigt, dass Tiere mehr als ein Energiesystem besitzen. Diese Theorie gilt sowohl in der tibetischen Medizin als auch in der europäischen esoterischen Tradition über die Anwesenheit eines „Doppelgängers" auch für den Menschen. Dies ist ein Double im menschlichen Körper welches das Nervensystem als sein Arbeitsgerät benutzt. Somit sind Nervensystem, Kreislaufsystem und ätherisches System nicht identisch.

Wenn wir Tiere direkt behandeln, dürfen wir beide ätherischen Systeme (menschlich sowie tierisch) benutzen, obwohl das tierische System effektiver ist. Durch die Behandlung über das menschliche ätherische System müssen wir aber das Mensch-Tier-System benutzen. In diesem System können wir unsere eigenen Ätherkräfte opfern. Wie ist das möglich? Wir haben gesehen, dass die menschlichen Ätherkräfte in dauerhaftem und direktem Kontakt mit der menschlichen Umwelt und anderen ätherischen Kräften sind. Diese Kommunikation ist nicht zufällig oder beruht auf Glück. Wie ein Schlüssel-Schloss-Prinzip kann man therapeutisch **nur mit ähnlichen Ätherkräften** arbeiten: denjenigen, die strukturelle Kongruenz haben oder Empathie, also ein ähnliches Gefühl besitzen, um direkt zu kommunizieren.

Oft sehen wir, dass ätherische Schwächen der Eigentümer sich in dem Tier zeigen, das zu ihm oder ihr gehört. Dies ist leicht in Bezug auf das Temperament zu sehen, welches Hundebesitzer und Hund gemeinsam haben. Aber diese Kommunikation gilt für alle Tiere – Kühe, Pferde,

258

Schafe, Schweine und ihre Halter. Ein nervöser, reizbarer Besitzer hat oft nervöse, reizbare Tiere.

Verwendung ätherischer Konzepte in der Diagnose und Therapie von Tieren

Jetzt sind wir beim Kern dieses Artikels angelangt: Techniken um das menschliche ätherischen Systems zu benutzen um Tiere zu behandeln. Wir können tierische und menschliche Krankheiten als ätherisches oder energetisches Ungleichgewicht verstehen. Dieses Ungleichgewicht des Qi kann sich in körperlichen Symptomen manifestieren. Die Ursache des Ungleichgewichts des Qi kann von Auftreten zu Auftreten und von Fall zu Fall variieren. Es kann ernährungsbedingte, parasitäre, toxische, allergische oder immunvermittelte Ursachen haben. Andere Ursachen sind wie bereits erwähnt atmosphärisch, klimatisch, geographisch, konstitutionell oder haltungsbedingt (vom Menschen verursacht). In der Praxis findet man viele Ursachen von diesen Gruppen, die zusammenarbeiten.

Um weitere Krankheit zu verhindern ist es wichtig diese Ursachen zu erkennen und zu beseitigen (oder zu lindern). Allerdings ist eine direktere Therapie als Erste-Hilfe-Maßnahme der tierärztlichen Behandlung nötig. Dies kann eine direkte ätherische Intervention beinhalten, aber zuerst müssen wir das Tier ätherisch diagnostizieren.

Ätherische Diagnose
Auf der Grundlage der ätherischen Interkommunikation werden spezielle diagnostische Verfahren eingesetzt. Ätherische Diagnose wird in separaten Artikeln diskutiert. Es gibt viele verschiedene Methoden. Eine Methode bezieht sich eng auf den diagnostischen Einsatz von kristallinen Niederschlagsmustern oder Metall-Blots, die durch das Mischen von Silbernitrat-. und Kupferchlorid-Salzen mit Probenmaterial aus Körperflüssigkeiten (Blut, Speichel, Urin etc.) entstehen, wie man sie in der anthroposophischen Medizin verwendet. (Siehe auch Abschnitte über die Pulsdiagnose, Radiästhesie, medizinische Wahrsagerei usw. an anderen Stellen dieses Buchs).

Ätherische Behandlung

Bis auf eine Ausnahme können alle gesunden Menschen ätherisch Behandeln. Die Ausnahme ist diejenige Person, welche die Ursache für die Krankheit ist, wenn dies der Fall ist. Der therapeutische Ansatz ist, den gleichen Prozess im behandelnden Menschen zu stärken, welcher im Tier schwach ist. Wenn beispielsweise das Tier seinen Schwächsten Prozess im MP hat, stärkt man den MP-Prozess des Therapeuten. Wenn dies erfolgt ist, verbringt der Therapeut ein paar Minuten in Kontakt mit dem Tier, mit einer bewussten, liebevollen Absicht zu heilen. Dadurch können die notwendigen ätherischen Kräfte vom Mensch zum Tier fließen, oder die ätherischen Kräfte des Tieres so organisieren, das sie sich selbst ausgleichen. Während dieser Therapie kann der Therapeut eine gewisse Erschöpfung fühlen. Dieses Gefühl lässt aber bald nach Ende der Therapie nach.

Unterstützende Therapie

Alles, was energetisch arbeitet, kann als unterstützende Therapie eingesetzt werden: Homöopathie, AP, anthroposophische Medizin, Reflextherapie, Kräuter und andere.

Klinische Ergebnisse

Seit 1985 habe ich ätherische Methoden in verschiedenen Fällen und mit sehr guten Ergebnissen angewendet. (Siehe Fallberichte am Ende dieses Artikels.) Meiner Erfahrung nach ist die Wirkung dieser Therapie der konventionellen Therapie, welche dem Tier unpersönlich (ohne Mitgefühl oder Liebe) verabreicht wird, weit überlegen. Dies habe ich sogar in schwierigen Erkrankungen wie Arthritis, Herzversagen, traumatischen Verdauungsstörungen, hormonellen Störungen und anderen erlebt. Zusätzlich zu seiner Wirksamkeit glaube ich, dass diese Methode ethisch korrekt ist. Diese Art der Diagnose und Therapie ist nicht nur zwischen Menschen und Tieren möglich, sondern auch zwischen Erwachsenen und Kindern, Menschen und Pflanzen und zwischen einem Menschen als Mikrokosmus und dem gesamten Makrokosmus. Menschen haben der Natur und der Schöpfung gegenüber eine klare Verantwortung. Wir können und sollten unsere Kräfte für die Genesung unser Mitgeschöpfe, der Tiere, einsetzen.

Fall 1: Eine vier Jahre alte Katze hatte eine 5 cm große Wunde am linken Vorderbein. Die Wunde war seit mindestens sechs Monaten nicht verheilt. Sie war erfolglos mit verschiedenen Salben behandelt worden. Die 20-jährige Besitzerin wurde angewiesen „Heilsalbe" (eine komplementäre Heilsalbe von Weleda) auf ihrem eigenen linken Arm im Bereich analog der Verletzung der Katze aufzutragen. Sie trug die Salbe wie angeleitet abends auf, während die Katze auf ihrem Schoß lag. Die Katze wurde unruhig und lief in die Nacht hinaus. Als sie am Morgen wieder kam war die Wunde geschlossen.

Fall 2: Ein 55-jähriger Landwirt stellte eine 5-jährige Kuh mit Retikulitis vor, die an retikulären Schmerzen, Ketose, Ikterus und Anorexie litt. Ein Akupunkturpunkt im Ohr des Bauern zeigte Reaktivität, wenn der Mann Kontakt mit der Kuh hatte. In diesen Punkt wurde eine Dauernadel gesetzt. Kurz darauf klage er plötzlich über heftige Magenschmerzen. Dafür begann innerhalb eines Tages die Kuh zu fressen, auch ihr Ikterus und die Ketose verschwanden nach und nach. Drei Wochen später wurde das Tier für den Verzehr geschlachtet und die Magenschmerzen des Landwirtes hörten auf.

Fall 3: Ein sechsjähriges Pferd wurde mit einer seit drei Jahren bestehenden Lahmheit der linken Vordergliedmaße vorgestellt. Die

261

Pulsdiagnostik ergab bei dem Tier eine Schwächung der Prozesse des Blasen-Meridians (Leere in BL). Der Besitzer, ein Physiotherapeut, hielt zur damaligen Zeit nichts von Akupunktur, willigte aber dennoch – äußerst befremdet – in folgende Behandlung ein: Er zog seinen linken Schuh aus, stellte sich neben sein Pferd und legte seine Hand auf dessen Rücken. Nun wurde er für 20 Minuten mit einer Nadel im Punkt BL67 behandelt. Wie er erklärte, fühlte er sich nach der Behandlung vorübergehend völlig energielos. Das Pferd wurde im Anschluss an die Behandlung gesund.

Man kann die Kraft der Liebe und der bewussten, gerichteten Intention bei der Heilung nicht genug betonen. Es ist sehr wichtig, dass wir unsere Intention, den Patienten zu heilen, aktivieren und projizieren. D.h. dass wir wirklich wollen, dass die Therapie wirkt und dass wir dies visualisieren. Ich habe dies oben mehrfach erwähnt und werde es wieder tun. Spät im Leben hatte Rudolf Steiner eine Offenbarung, nachdem er die bekannte deutsche Naturheilkundlerin Marie Ritter getroffen hatte. Er erkannte, dass Heilung nicht vom Heilmittel selbst, sondern auf das Bewusstsein und die Intention des Therapeuten bei der Verschreibung oder Verabreichung des Heilmittels abhing. Rudolf Steiner schrieb: „In Wirklichkeit hängt es nicht vom gegebenen **Heilmittel** ab, sondern von der Intention dessen ab, der das Heilmittel **herstellt**.“ (Vielleicht stellten damals die Therapeuten oft ihre Heilmittel selbst her?) (R. Steiner, 1920). Auch ohne Heilmittel, ohne Nadeln oder direkte Behandlung jeder Art, **kann konzentrierte Intention heilen.** Manchmal sogar besser, als wenn die Therapie direkt verabreicht wird.

Zusammenfassung der Beziehungen zwischen Anthroposophie und Akupunktur für die, die in beide Denkprozesse eingeweiht sind:

Sternzeichen	Meridian	Menschliche Fähigkeit	Gefühl von	Musikalische Note
Wassermann	DÜ	Schlaf	Bewegung	B
Fische	BL	Träumen	Sehen	F
Widder	LE	Schlaf	Balance	C
Stier	3E	Inspiration	Hören	G
Zwilling	DI	Träumen	Geschmack	D
Krebs	MA	Schlaf	Leben	A
Löwe	HE	Imagination	Wärme	E

262

Jungfrau	NI	Schlaf	Fühlen	H
Waage	LU	Intuition	Denken	Giss
Skorpion	PE	Wachsein	Worte	Ciss
Schütze	GB	Intuition	Ich (das Sein)	Fiss
Steinbock	MP	Träumen	Riechen	Diss

Über die Beziehung zwischen dem ätherischen und dem physikalischen
Brauchen wir moderne wissenschaftliche Parameter, um den klinischen Erfolg unserer energetischen Behandlung zu bestätigen? Hängt zum Beispiel eine klinische Heilung von der Normalisierung biochemischer Anomalien ab (wie Blutparameter, mineralische Zusammensetzung von Gewebsflüssigkeit, etc.) oder der Normalisierung physikalischer Scans (wie EKG, Myelographie, Ultraschall, Röntgen, Szintigraphie etc.)? Bedeutet umgekehrt die Abwesenheit von Veränderungen in „wissenschaftlichen" Labortests oder Scans, dass unsere Therapie eine klinische Heilung nicht herbeiführen konnte?

Dies sind sehr wichtige Fragen. Die Antwort auf beide ist NEIN! Trotz fehlender Veränderungen in Labortests oder Scans treten erstaunliche klinische Ergebnisse auf. Die folgenden zwei Beispiele zeigen dies so gut, dass kaum noch mehr gesagt werden muss:

- **Beispiel 1** war aus meiner menschlichen Praxis: Eine Frau hatte schwere Menstruationsstörungen, viele Aborte, Ekzeme, Migräne, starke Monatsblutungen und ein sehr instabiles psychisches Leben. Standardisierte medizinische Bluttests ergaben, dass das hormonelle Gleichgewicht außer Kontrolle war. Ich behandelte sie mit AP und ·Homöopathie, und all ihre Läsion-Symptomenkomplexe verschwanden langsam. Jedoch zeigte ein Bluttest nach ihrer Genesung einen nach wie vor abnormalen Hormonhaushalt.

- Das **2. Beispiel** war ein Hund mit schwerer Hüftdysplasie (HD) und schweren intervertebralen Verkalkungen im Rücken (Spondylose). Wenn ich meine Hände auf seinen Rücken legte, während er lief, fühlte es sich an, als würden Steine in seiner Wirbelsäule schleifen und knacken. Nach drei Behandlungen mit dem AP LE03 konnte der Hund wieder schmerzfrei laufen und benahm sich wie ein Welpe. Ein neues Röntgenbild zeigte, dass die Hüft- und Rückenverletzungen unverändert waren. Wenn ich seinen Rücken palpierte, während er lief, fühlte ich die gleiche Empfindung von schleifen und knacken in seiner Wirbelsäule. Aber trotz dieser Beeinträchtigungen blieb der Hund klinisch gesund und benötigte ein Jahr lang keine weitere Behandlungen.

Wie ist das möglich? Ich betone dass ich den klinischen Wert der verwendeten Methoden nicht bezweifle. Aber es ist schwer zu verstehen wie eine energetische Therapie einen solch guten klinischen Effekt auf die körperliche Gesundheit haben konnte, ohne eine entsprechende Verbesserung der wissenschaftlichen Parameter, die für die Vorbehandlung verwendet wurden. Eine wahrscheinliche Antwort auf die oben genannten Beispiele ist, **dass der ätherische oder energetische Körper wenig Einfluss auf den physischen Körper hat. Energetische/ätherische Therapien beeinflussen eher Lebensprozesse und Lebensäußerungen als den physischen Körper oder Läsionen.**

Ganzheitliche Therapie hat weniger Potential, den physischen, materiellen Körper zu verändern als physiologische Prozesse. Es verändert die Aktivität der weißen Blutkörperchen oder wie Hormone den Körper beeinflussen, haben aber eine geringe Wirkung auf deren Höhe oder Mengen. (Einige Untersuchungen, insbesondere mit AP, haben deutliche Auswirkungen auf Blutparameter, Neurotransmitter etc. gezeigt. Dies kann durch die Annahme erklärt, dass der Körper Speicher dieser Komponenten hat. Nach deren Aktivierung scheinen sie erhöht zu sein, sind aber lediglich besser nachweisbar.)

Es ist möglich, dass der physische (materielle) Körper über einen langen Zeitraum verändert werden kann. Dies trifft sicherlich für den materiellen Körper von Kindern oder jungen Tieren im Wachstum zu (weil die Prozesse Veränderungen dann regulieren). Es ist wichtig, sich dieser Beziehungen bewusst zu sein, damit wir unseren Patienten nicht mehr versprechen, als wir halten können. Eine wichtige Ausnahme ist es, wenn wir als Grundursache der materiellen Pathologie ätherische Veränderungen diagnostizieren, welche abnormal oder inkompatibel mit gesunden,

264

ätherischen Formationen oder Prozessen sind. Sind diese die Grundursache für Krebs oder Exostosen, können wir erwarten, dass die materiellen Manifestationen in vielen Fällen bald verschwinden, wenn wir die abnormalen ätherischen Aspekte korrigieren oder beseitigen. Auf diese Weise ist es recht einfach Exostosen oder Tumoren dazu zu bringen kleiner zu werden oder zu verschwinden, wenn wir die ursächliche Abnormität im ätherischen Körper verbannen, korrigieren oder kontrollieren.

Kapitel 8

Wie man eine Praxis für ganzheitliche Medizin aufbaut

Inzwischen müsste den Lesern aufgegangen sein, dass die ganzheitliche Medizin nicht alle Professionelle anspricht. Dies liegt zum Teil daran, dass der Nachweis ihrer Gültigkeit nicht so stark etabliert ist wie in der „Evidenzbasierten Medizin" (EBM) und teils daran, dass die ganzheitliche Medizin das LIWEM-Prinzip beinhaltet (Liebe, Intuition, Wissen, Empathie und Mystik, aber auch Imagination, Inspiration und Einfühlsamkeit) und noch dazu die Bedeutung der **Intention** betont. Diejenigen, welche sich der EBM verpflichtet haben, konzentrieren sich fast ausschließlich auf das W (Wissen), während Heilpraktiker großen Wert auf alle Elemente in LIWEM legen. Dies beinhaltet zwangsläufig die Verwendung psychischer Methoden. Weitere Diskussionen dieser Themen finden Sie bei Rogers (1998c).

Wenn Neulinge den Punkt erreichen*, an dem sie* versuchen, diese Methoden anzuwenden, stoßen sie auf zwei Fragen:

• Wie fange ich an?
• Welche Erkrankungen behandele ich?

Die Antworten hängen davon ab, welche Art der Praxis man hat (Pferde, Nutztiere, Kleintiere, gemischte Praxis, etc.) und welche therapeutischen Ziele der Anfänger hat. Es ist essentiell, diese Methoden als Ergänzung oder zusätzlich zur normalen Tierarztpraxis zu sehen. Ein ganzheitlicher Tierarzt sollte zunächst ein guter Arzt und Therapeut sein! Es ist wichtig, dass er/sie das kranke Tier untersucht um herauszufinden, ob der vorrangige Läsion-Symptomenkomplex das Leben des Tieres bedroht, oder ihm großes Unwohlsein verursacht. Ich habe viele erfolglose Versuche von Laien gesehen, Knochenbrüche, Nierenversagen oder Geburtsstörungen zu behandeln. Diese Fälle haben mich von der Wichtigkeit der Zusammenarbeit mit einem erfahrenen Tierarzt überzeugt. Wir alle machen Fehler. Aber Tierärzte, vor allem diejenigen, die in ganzheitlichen Methoden geschult sind, machen weniger diagnostische und Behandlungsfehler als unausgebildete Laien.

Ganzheitliche Tierärzte setzen am häufigsten die folgenden Methoden mit oder manchmal auch anstelle der herkömmlichen tierärztlichen Behandlung ein:

1. Um zu vermeiden, dass wir einen negativen Effekt auf unsere Patienten haben, sollten wir so gut wir können körperlich, geistig (körperlich und emotional) und spirituell in guter Verfassung und ausgeglichen sein. Wir sollten kein Pferd trainieren oder behandeln, wenn wir uns aggressiv oder depressiv fühlen. Andererseits kann es auch passieren, dass die Arbeit mit den Tieren hilft, unsere negativen Emotionen zu vergessen oder zu überwinden. Tiere helfen Menschen oft auf diese Weise.
2. Wir sollten alle ungewöhnlichen Symptome aufzeichnen. Diese sind bei der Wahl des korrekten homöopathischen Mittels in den frühen Stadien der Pathogenese sehr hilfreich.
3. Wir sollten mittels der im Abschnitt über Diagnoseverfahren erläuterten Daten versuchen, die korrekte ganzheitliche Diagnose zu stellen. Der Schlüssel ist, die Ungleichgewichte in den Prozessen zu finden (Qi-, Meridian-, energetische oder funktionelle Ungleichgewichte) die es erlauben, dass sich eine Krankheit manifestiert. Es dauert Jahre der Ausbildung und Erfahrung bis man in der Lage ist eine korrekte, funktional orientierte Diagnose zu stellen.
4. Wir sollten alle Narben registrieren und auf Störfelder überprüfen. Wir sollten besonders darauf achten ob Symptome vor oder nach bestimmten Verletzungen oder Operationen auftraten.
5. Wir sollten alle Rücken-Shu-Punkte routinemäßig untersuchen und jegliche Reaktivität (Schmerzhaftigkeit) notieren. Diese sollten ausgewertet und wenn nötig behandelt werden. Jahrelange Ausbildung ist nötig um eine korrekte Interpretation der Rücken-Shu-Punkte durchzuführen.
6. Wir sollten alle Ting-Punkte von Pferden bei jeder Sitzung untersuchen und die reaktiven (im Mangel befindlichen) Punkte behandeln. Wenn ein Punkt nicht weg geht, sollten wir ihn nicht zu oft behandeln. Jede dritte Woche ist ausreichend.
7. Wir sollten alle externen Stressoren und andere schädliche Umwelteinflüsse (Hitze, Feuchtigkeit, Trockenheit, Kälte, Wind etc.) erkennen, bekämpfen oder eliminieren.

8. Schließlich müssen wir sämtliche geopathische Strahlung, Hochspannungsleitungen und Wasserleitungen identifizieren und aufzeichnen, damit wir Tiere nicht in diesen Strahlungszonen halten.

9. Nachdem die Prozessinbalancen und kausalen Faktoren der Entstehung und Manifestation der Symptome festgestellt worden sind, sollten wir die am besten geeignete Therapie beginnen. Das mag (den Prinzipien dieses Buches folgend) Akupunktur, Homöopathie, Kräuter, Salben, Manipulation etc. und/oder wenn nötig, schulmedizinische Behandlung sein.

Es ist wichtig, dass ein Tierarzt zunächst eine herkömmliche, westliche Diagnose stellt. Nach dieser Diagnose können wir beurteilen, ob wir nur die Schulmedizin einsetzen oder auch mit ganzheitlicher Medizin helfen sollten. Schulmedizinische Tierärzte schließen die Anwendung der ganzheitlichen Medizin selten gänzlich aus. Schulmedizin und ganzheitliche Medizin bilden oft zwei Seiten einer schnellen und effektiven Heilung.

Wir können für drei Tiergruppen praktische Ratschläge berücksichtigen:

- Tiere, welche der Lebensmittelgewinnung dienen wie Schweine, Kühe und Pferde
- Sportpferde
- Heimtiere wie Hunde und Katzen

1) Tiere, welche der Lebensmittelgewinnung dienen (Schweine, Kühe und Pferde)

Bei der Behandlung Lebensmittelliefernder Tiere ist es sehr wichtig, mit dem zuständigen Tierarzt zusammenzuarbeiten. Zum Beispiel sollte man nicht versuchen einer unreifen Kuh mit Hilfe von Akupunktur oder geburtsfördernder homöopathischen Mitteln wie Caulophyllum zu helfen, natürlich zu kalben. Solche Färsen benötigen in der Regel einen sofortigen Kaiserschnitt. Auch benötigen alle akuten Erkrankungen wie Milchfieber, Weidetetanie, schwere Blähungen, akute Mastitis, Fieber, akute Vergiftungen etc. sofortige konventionelle Behandlung.

Ich empfehle Anfängern die Behandlung von chronischer Mastitis, Appetitlosigkeit, chronischer Ketose, chronischem Durchfall, schlechter Gesundheit, Mangel an Gesundheit und verschiedenen schmerzhaften Erkrankungen des Bewegungsapparats. Diese Störungen reagieren nämlich oft schlecht oder nur mit Mühe auf die Schulmedizin. Bei solchen Erkrankungen sollten wir bei schlechtem Ansprechen auf eine konventionelle Therapie eine ganzheitliche Therapie versuchen.

Theoretisch ist es sehr wichtig zunächst eine korrekte konventionelle Diagnose zu stellen, bevor man eine wirksame Therapie wählt. Allerdings können wir oft in Fällen helfen, in denen es keine endgültige wissenschaftliche Diagnose gibt. Wir wissen zum Beispiel dass manche Individuen und gut definierte Syndrome oft in mehreren Fällen die gleiche Ursache haben. Beispielsweise kann eine Stimulation des Immunsystems oft chronische Mastitis heilen. Im Hinblick auf häufige Erkrankungen von Nutztieren können wir vor allem versuchen NI, LE und die Verdauung (MA, MP, DÜ, DI, 3E) zu stimulieren.

• Chronische Infekte: Als erstes sollten wir homöopathische Mittel berücksichtigen (Arg, Cimicifuga, Sulph, Ars.alb. und Phos. ...). Zusätzlich sollten wir die Rücken-Shu-Punkte und Ting-Punkte beachten. Immunstimulierende Punkte wie DI10 und MP06 sollten aktiviert werden.

• Durchfall (oft MP-Mangel): Können wir mit Coffea, Carbo Betula und Ars.alb. behandeln. Denken Sie an Punkte wie MA16, DI04, LE03 und BL23-BL30.

• Verdauungsstörungen: Wir sollten LE mit Stannum und MP mit Ars.alb. stimulieren. Ein mögliches Kraut könnte Gentiana sein. Vor allem sollten wir die Ernährungsberatung nicht vergessen, die im Abschnitt über die Vorbeugung von Krankheiten diskutiert wurde.

• Fruchtbarkeitsstörungen (Anöstrus, mangelnde Libido): Ziehen Sie Arg, Puls, Sep und Major/Melissa-Salbe in Erwägung, welche auf BL23 aufgetragen werden.

• Appetitlosigkeit: LE oder MP-Mangel verursacht in der Regel Appetitlosigkeit. Wir können LE und MP mit Kräutern, Medikamenten oder Akupunktur stimulieren.

• Ketose und andere LE-bedingte Erkrankungen: Hier können wir Stannum, Chel und Sulph, Flor-de-Piedra und/oder Akupunktur auf dem LE-Meridian in Betracht ziehen.

• Mastitis: Wir können die Akupunkturpunkte BL28, MA16, MA36 und LE03 stimulieren und/oder an Phytolacca, Lach, Bell und Acon denken.

Während sie die ganzheitlichen Methoden noch erlernen, haben Tierärzte eventuell allein mit diesen Methoden nur begrenzten Erfolg bei der Behandlung der häufigsten Erkrankungen. Für das Wohl ihrer Patienten und das eigene Selbstvertrauen sollten Tierärzte in schweren Fällen oder bei schleppender Besserung schulmedizinische Maßnahmen zusätzlich einsetzen. Mitwachsendem Vertrauen in die Diagnose können Tierärzte jedoch bei vielen anderen Erkrankungen helfen.

Wenn Tierärzte Pulsdiagnose lernen, oder sehr sensibel bei der Auffindung reaktiver Rücken-Shu-Punkte sind, können sie auch viele subklinische Erkrankungen Tage, Wochen oder Monate vor dem Auftreten von Symptomen behandeln. Dies ist eine hervorragende prophylaktische oder präventive medizinische Praxis (siehe Kapitel 9). Selbst wenn sie nicht super sensibel sind können Tierärzte, die ganzheitliche Prinzipien einsetzen, oft Tiergesundheit fördern, indem sie viele verschiedene Krankheiten verhindern. Zum Beispiel können sie mittels ganzheitlicher Methoden verschiedene Prozesse stärken:

• NI vor der Paarungszeit
• LE nach der Geburt
• LE und MP vor Futtermittelwechseln

• DI, LE und MP wenn Kälber zu häufigen Durchfällen tendieren.

Zum Beispiel kann man den relevanten Prozess stimulieren, indem man eine Akupunkturnadel in diesem Punkt 15 Minuten verbleiben lässt. Alternativ kann man homöopathische oder pflanzliche Heilmittel verwenden, um die gleiche Wirkung zu erzielen.

2) **Sportpferde**

Sportpferde reagieren besonders gut auf Akupunktur. Ich habe tausende von Wettbewerbs- oder Rennpferde mit sehr guten Ergebnissen behandelt. Ich verwende hauptsächlich Ting-Punkt-Diagnose und –Behandlung. Ich muss aber auch die genaue Lage der Schmerzen beachten und entlang welcher Meridiane (Punkte) die Störungen entstanden sind. Ich muss dann diesen Meridian behandeln, unabhängig vom klinischen Befund mittels Pulsdiagnose oder Rücken-Shu bzw. Ting-Punkten. Stellt sich dies als schwierig heraus, beispielsweise bei Gelenkerkrankungen, dann müssen wir uns auf die Schmerzhaftigkeit der Rücken-Shu- oder Ting-Punkte oder Pulsdiagnose verlassen.

Einige Französische Veterinärschulen (Maison Alfort) lehren, dass 60 % der Gelenkerkrankungen durch erzwungene Überbelastung auftreten. Wenn wir die Ursache der Fehlbelastung der betroffenen Gelenke finden, ermöglicht uns dies Schmerzen oder Infektionen in diesen Gelenken zu behandeln. Oft ist die sich zeigende Gelenkerkrankung aber nicht die primäre. Stattdessen ist es ein Nebeneffekt, entstanden durch den Versuch, Schmerzen oder Muskelstörungen an einer anderen Stelle - also im Rücken, Hals oder anderen Gelenken - zu kompensieren, besonders in der diagonal kontralateralen Gliedmaße. Meine Erfahrung bestätigt dies.

Um Gelenkschmerzen zu korrigieren müssen wir zunächst das ganze Pferd untersuchen und behandeln (ins Gleichgewicht bringen). Dann sollten wir das Gelenk selbst über Ting-Punkte, Ohrpunkte, welche sich auf das betroffene Gelenk beziehen, sowie lokale Punkte um das Gelenk herum behandeln. Besser noch sollten wir Akupunkturpunkte behandeln, die im Zusammenhang mit dem

272

primären Prozessungleichgewicht stehen (siehe Seite XX).
Zusätzlich sollten blasenbildende oder anregende Einreibungen auf
die betroffene Stelle angewendet werden. Injektionen von Ersatz-
Gelenkflüssigkeit (Hyaluronsäure) in das Gelenk oder intravenös
(Legend) können bei chronischen Gelenkserkrankungen
angemessen sein.

• **Arnica + Hypericum + Symphytum** ist besonders bei Traumata
als Tinktur oder als homöopathisches Heilmittel nützlich. Ein mit
dieser aus diesen drei Kräutern hergestellten Tinktur besprühter
Verband kann auf die Wunde oder verletzte Stelle aufgebracht
werden. Alternativ kann man die homöopathische Verdünnung über
Mund, Vagina oder Anus geben.

• In der Regel hilft es Fern- und Lokalpunkte des Meridians zu
behandeln, welcher durch das verletzte Gebiet zieht oder ihm am
nächsten kommt.

• Wir können auch eine Verband oder ein Pflaster mit Arnika +
Hypericum + Symphytum entlang der verletzen Sehne oder Bandes
aufbringen. Die Stimulierung des Ting-Punktes des Meridians,
welcher entlang der betroffenen Sehne verläuft, ist meist die
erfolgreichste Behandlung für solche Verletzungen, zusammen mit
einem Gipsverband für 7 bis 14 Tage.

• Steifigkeit, die sich bei Bewegung bessert, spricht in der Regel gut
auf Rhus tox an. Wenn Bewegung die Schmerzen verschlimmert,
sollten wir statt dessen Berberis verwenden. Zusätzlich behandele
man Akupunkturpunkte wie LE01 und Bai Hui.

• Schiefes, krebsartiges Schritt gehen oder Traben („auf dem Zügel
hängen" oder Bevorzugung einer Seite bei Vermeidung der
anderen) ist oft ein Symptom von Hals, Paravertebrale- und/oder
Schmerzen in den Gliedmaßen auf der gemiedenen Seite. Wenn
beispielsweise ein Pferd auf dem rechten Zügel hängt, leicht nach
links dreht aber ungern nach rechts, dann ist das Problem meist auf
der rechten Seite. Bei der Untersuchung dieser Pferde sollte man
ein besonderes Augenmerk auf den Rücken und Nacken haben.

• Mehr als 90 % der Pferde haben ein Problem mit dem rechten Iliosakralgelenk. Dies muss bei allen Pferden, die dieses Problem haben, behandelt werden.

Es ist nicht so einfache Erkrankungen bei Sportpferden vorzubeugen wie bei Kühen. Zu einem gewissen Grad können wir es aber trotzdem tun. Einige Pferde haben eine Schwäche in der Kruppenmuskulatur (in Zusammenhang mit Problemen des Iliosakralgelenks und der Hüftgelenke). Diese können wir vorbeugend durch die Stimulation von LE behandeln. Bei einem Futterwechsel sollten wir MP anregen; bei kaltem Wetter sollten wir NI anregen, bei heißem Wetter sollten wir den 3E und DI stimulieren. Die Stimulation dieser verschiedenen Organ-Prozesse kann auch homöopathisch entsprechend der Tabelle auf Seite XX erfolgen.

3) **Hunde und Katzen**

Spezifische Störungen sind bei Hunden und Katzen anders als bei Nutz- oder Sporttieren. Daher ist es nicht so einfach festzustellen, was man vorsorglich unternehmen kann oder Empfehlungen für spezifische Krankheiten zu geben. Die verschiedenen Krankheiten haben in der Regel individuelle Ursachen. Das Tier muss nach dem Schema, welches ich in diesem Buch beschreibe, untersucht werden. Es ist aber trotzdem möglich, einige allgemeine Ratschläge und Tipps zu geben:

• Stimulation von LE03 bringt in den meisten Fällen von Hüftdysplasie (HD) Erleichterung. Bei Hunden ist dieser Punkt dorsal auf dem Fuß, zwischen den oberen Köpfen der Metatarsalen zwei und drei. Bei HD nadele ich LE03 bis zu ca. 1 cm tief und belasse die Nadel für 10 Minuten. In der Regel behandele ich die Hunde alle vier Wochen. Fast alle Hunde mit HD-bedingten Erkrankungen erholen sich mit dieser Therapie erheblich oder vollständig innerhalb weniger Wochen. Sie benötigen eventuell zwei bis drei mal pro Jahr eine „Auffrischungs-Behandlung", wenn die Symptome wieder auftreten.

• Eine interessante Variante ist die Implantation von 24-karätigem

274

Golddraht in LE03. Seit 1990 habe ich dieses Verfahren bei über 100 Hunden erfolgreich getestet. 85% waren nach der Golddrahtimplantation in LE03 symptomfrei. Die Rate der „vollständigen Heilung" stieg auf 95% an, wenn ich zusätzlich einen weiteren Golddraht auf NI01 implantierte. Nur 5% der Hunde zeigten mit Golddrahtimplantaten bei LE03 und NI01 keine Verbesserung. Wenn ich sage „vollständige Heilung" meine ich damit, dass die Hunde schmerzfrei zu sein schienen und eine erhöhte Bewegungsfähigkeit zeigten. Allerdings zeigten die röntgenologischen Befunde wenig oder keine positive bzw. auch negative Veränderungen. Dies zeigt, dass die Symptome nicht auf die physikalischen Veränderungen per se zurückzuführen sind. Sie treten durch den Effekt des Krankheitsverlaufs auf die Muskulatur im Hüftbereich auf. Dies erklärt, warum bestimmte rheumatische Erkrankungen sich selbst heilen können („burn out"). Die Schmerzen bei der Bechterew-Krankheit verschwinden, wenn die Prozessinbalance stoppt, auch wenn die körperlichen Veränderungen bestehen bleiben.

• LE03 ist auch zur Diagnose von Hüftdysplasie ein interessanter Bereich. Ich habe festgestellt, dass die LE03-Lücke (zwischen dem mittleren und distalen Drittel der Metatarsalen 2 und 3) kleiner wird, wenn die Degeneration des Hüftgelenks fortschreitet. In schweren und lang anhaltenden Fällen von HD kann es fast unmöglich sein selbst für ein so kleines Objekt wie eine Akupunkturnadel Platz zu finden. Wie bereits erwähnt, wurde diese Beobachtung noch nicht publiziert. Sie kann von unabhängigen Forschern verifiziert werden.

• Akupunktur bei LE03 zwischen den Metatarsalen zwei und drei, ist hilfreich bei Mammatumoren. LE03 wird ca. 1 cm tief genadelt, die Nadel wird 10 Minuten belassen. Nach einer Behandlung zeigt sich in 75% eine Verkleinerung des Tumors. 95% zeigen einen verbesserten Allgemeinzustand, 75% zeigen eine Reduktion der Metastasen.

• Epilepsie hat seinen Ursprung oft in Prozessinbalance von NI oder HE. Diese sollte homöopathisch (Phosphor oder Aurum) oder über Ohrakupunkturpunkte behandelt werden.

275

• Scheinträchtigkeit hat ihren Ursprung oft in Prozessinbalance zwischen LE und NI. Homöopathisch Sepia, oder Akupunktur an den Punkten für LE, NI, 3E/KS (3E05/KS06) und der Eierstöcke, der Gebärmutter und des Gebärmutterhalses kann helfen.

• Die Gabe von Bärentraube und „Renodorn" von Weleda kann besonders bei Katzen Harnwegserkrankungen behandeln. Dosierung der Bärentraube ist 1 Teelöffel, 4 mal täglich für 14 Tage über das Futter. Vergessen Sie nicht NI oder BL-Punkte zu nadeln. Lyc. Und Sabal serratus scheinen auch eine positive Wirkung auf Erkrankungen der Harnwege bei Katzen zu haben.

• Ganzheitliche Methoden können bei Hunden und Katzen eingesetzt werden um infektiöse Erkrankungen (siehe „Tiere, die der Nahrungsmittelgewinnung dienen") und Wunden und Verletzungen (siehe „Sporttiere") zu behandeln.

• Rückenerkrankungen bei Hunden sprechen gut auf Nux Vomica und Chiropraktik an. Auch sollten die lokalen Rücken-Shu-Punkte behandelt werden. Das Nadeln von BL60, DI03, NI03 und LE03 kann verhindern, dass die Störungen wieder auftreten.

Nachteile oder unerwünschte Nebenwirkungen

Iatrogene Krankheiten kommen in der allopathischen Medizin und Chirurgie häufig vor. Diese Erkrankungen resultieren direkt oder indirekt von nachteiligen oder unerwünschten Nebenwirkungen der Therapie – die Medikamente, Therapie oder Operation verursacht diese Effekte. Die medizinischen Berufe wissen schon seit Jahrhunderten von der großen Zahl iatrogener Krankheiten. Das alte Sprichwort „was uns nicht umbringt, macht uns stärker" stammt aus den frühen Tagen der Medizin, in denen schwere Aderlasse und hochgiftige Medikamente wie Arsen, Antimon und Quecksilber als „Medizin" verwendet wurden.

Heute haben die meisten Länder formale Mechanismen, durch die Therapeuten (einschließlich Tierärzte) alle Verdachtsfälle von unerwünschten Arzneimittelwirkungen melden müssen. Diese Daten werden als Zusammenfassung den Therapeuten jedes Jahr zur Verfügung gestellt. In den USA überwacht die Food and Drug Administration (FDA) alle Berichte unerwünschter Arzneimittelwirkungen und ergreift Maßnahmen zum Verbot solcher Medikamente, welche ein unannehmbar hohes Risiko darstellen, vorausgesetzt es gibt eine sichere Alternative. Allerdings erlaubt die FDA immer noch die Verwendung hochgiftiger Verbindungen von lizensierten Experten und Therapeuten, wenn keine geeignete Alternative zur Verfügung steht.

Die Liste der iatrogenen Krankheiten ist mehrere hundert Einträge lang. Einige Beispiele sind:

Unbeabsichtigte Effekte von Wirkstoffen, Giften oder Infektionserregern in Arzneimitteln wie z.B.:

- Beginn von schweren, oft tödlichen Erkrankungen (einschließlich Morbus Hodgkin) innerhalb von Monaten nach Impfungen; unbeabsichtigte Verunreinigung von Impfungen und Seren mit anderen Infektionserregern
- Allergische und anaphylaktische Reaktionen auf Antibiotika und andere Arzneimittel
- Übelkeit und Erbrechen durch zytotoxische Chemotherapie
- Cushing-Syndrom durch lange Anwendung von Steroiden
- Magenblutungen durch übermäßige Einnahme von Aspirin, N.S.A.I.D.s oder Steroiden
- Mehrfach resistente bakterielle oder Candida-Infektionen durch Missbrauch oder übermäßige Anwendung von Antibiotika
- Creutzfeldt-Jakob-Krankheit (CJK) durch infizierte Hypophysen Extrakte, welche als Quelle von Gonodatorpin-Releasing-Hormonen (GnRH) oder Wachstumshormonen (MSH) verwendet wurden
- Hepatitis, AIDS und möglicherweise CJK durch Injektion oder Transfusion infizierter Blutprodukte
- Angeborene Fehlbildungen durch Verabreichung von Medikamenten wie Thalidomid

- Drogenabhängigkeit/Sucht durch übermäßige Verabreichung von Beruhigungsmitteln oder Schlaftabletten

Unbeabsichtigte Effekte der Chirurgie oder zytotoxischer Bestrahlung, wie z.B.:

- Intravaskuläre Bluterinsel, welche Infarkte oder Embolien in Herz, Lunge oder Gehirn verursachen
- Plötzlicher Tod innerhalb von Tagen oder Wochen nach einer Koronarangioplastie
- Lähmung eines Muskels oder einer Funktion nach versehentlicher Durchtrennung motorischer Nerven
- Ileus, Harnverhalt oder Harninkontinenz nach Unterbauchchirurgie
- „Trockenes Auge" und andere Augenkrankheiten nach „kosmetischer" Laserchirurgie der Hornhaut
- MRSA (Methicillinresitenter Staphylococcus aureus)- Infektionen an Inzisionsstellen in Krankenhäusern
- Creutzfeld-Jakob-Krankheit (CJK) durch infizierte Gewebetransplantate, chirurgische oder zahnärztliche Instrumente
- Hepatitis und AIDS durch infizierte Nadeln und Instrumente
- Immunsuppression oder Leukämie durch wiederholten Gebrauch von Röntgenstahlen sowie Verbrennungen und Gewebeentzündungen durch Krebs-Strahlentherapie

Unvermeidbare Folgen radikaler Operationen wie:

- Männliche Impotenz, Sterilität und NI-Mangel nach radikaler Operation und/oder chemischer Kastration wegen Prostatakrebs
- „Zombie"-Mentalität nach primitiven Anwendungen von Lobotomie

Unbeabsichtigte Folgen unsachgemäßer Manipulation der Wirbelsäule wie:

- Wirbelsäulenfraktur oder Lähmung nach ungerechtfertigter Manipulation einer spondylotischen, osteoporösen oder tuberkulösen Wirbelsäule

Unbeabsichtigte Folgen von ungerechtfertigten oder unsachgemäßer
Verwendung von Elektroschocktherapie (EST), TENS (transkutane
elektrische Nervenstimulation) oder Elektro-Akupunktur wie:

- „Zombie"-Mentalität nach primitiver Anwendung von EST
- Herzblock, wenn TENS oder Elektro-Akupunktur über die
  Mittellinie des mittleren Halsbereiches bis zur Mitte des zervikalen
  Thoraxbereiches angewendet wird
- Verschlimmerungen von Schmerzen bei manchen Patienten

Vor allem mit dem Wachstum der Internet-Nutzung hat die Öffentlichkeit
von dem Ausmaß iatrogener Krankheiten Kenntnis genommen. Jeder kann
das Internet nutzen um alles, welches im Rahmen ihrer nationalen
Gesetzgebung legal ist, zu veröffentlichen. Diejenigen, die den Verdacht
haben, dass sie eine iatrogene Krankheit haben, können durch eine
Internetsuche herausfinden, ob andere die gleiche Erfahrung gemacht
haben. Auf diese Weise können sich spezielle Interessengruppen,
einschließlich E-Mail-Diskussionsgruppen bilden, um Daten
auszutauschen. In einigen Fällen hat dies zu gerichtlichen Fällen geführt, in
welchen eine Gruppe von Betroffenen ein Krankenhaus oder ein
Pharmaunternehmen auf Schadensersatz verklagt haben. Solche
Sammelklagen werden wahrscheinlich in der Zukunft öfter vorkommen.

Die Befürworter der ganzheitlichen Medizin wie Akupunktur,
Phytotherapie, Homöopathie, Reiki etc. behaupten oft, dass diese keine
schwerwiegenden Nebenwirkungen haben. Manche behaupten, sie sei
völlig risikofrei, wie eine Art „Einwegmedizin". Dies ist nicht wahr.
Insbesondere enthalten einige pflanzliche Arzneimittel potente Wirkstoffe.
Sie können auch Verunreinigungen wie Schwermetalle, Bakterien oder
Prionen enthalten. Durch ihren Missbrauch oder die Verwendung
pflanzlicher Arzneimittel von Unternehmen mit schlechter
Qualitätskontrolle können schwerwiegende Nebenwirkungen entstehen.
Fehlendes Wissen über Kontraindikationen oder Wechselwirkungen
pflanzlicher Heilmittel mit andere therapeutischen Mitteln können den
Patienten töten. Wie die Nebenwirkungen einer Therapie zu klassifizieren
und definieren sind folgt unten.

Um einen besseren Einblick in die Komplexität des Problems zu bekommen, muss man verstehen, wie die verschiedenen Therapien funktionieren und wie die Nebenwirkungen zu definieren möchte. In diesem Zusammenhang ist es angebracht therapeutische Modalitäten in zwei Haupttypen zu klassifizieren: Therapien, die Informationsmuster betreffen und direkt wirkende Therapien.

- Homöopathie und Akupunktur sind Therapien, die Informationsmuster betreffen. Sie wirken rein über Information oder durch die Beeinflussung körpereigener Grundprozesse.
- Direkt wirkende Therapien sind
  - Substantielle Therapien wie Phytotherapie oder Aromatherapie
  - Physische und Reflextherapien wie Chiropraktik und Physiotherapie

Auch können die Nebenwirkungen definiert werden als entweder:

- Unerwünschte Wirkungen eines verabreichten Substanz oder Stimulationstherapie
- Unvorhersehbare oder unbestimmbare Folgen dieser Therapien.

Wenn man die Therapien wie oben klassifiziert annimmt liegt die Antwort auf die Komplexität des Problems hinsichtlich Nebenwirkungen deutlich auf der Hand.

- Wenn sie richtig angewendet werden haben Therapien, welche Informationsmuster betreffen wenige Nebenwirkungen. Wenn sie auftreten sind sie in der Regel vorhersehbar und begünstigen oft den Heilungsprozess. Zum Beispiel können Akupunktur und Homöopathie Erstverschlimmerungen auslösen oder ältere (vergessene) Läsionen-Symptomenkomplexe wieder auftauchen lassen, bevor ein Läsionen-Symptomenkomplex sich auflöst. Allerdings kann Akupunktur viele Nebenwirkungen haben, manche davon ernst oder tödlich. Diese Folgen beruhen auf Missbrauch von Akupunktur, nicht auf Akupunktur per se (Rogers 1998b).
- Direkt wirkende Therapien, welche über ihre eigenen spezifischen Prozesse arbeiten (verschriebene physikalische Heilmittel wie Arsen oder Kräuter, oder externe physikalische Impulse wie

280

chiropraktische Manipulation) können deutliche Nebenwirkungen wie Arsenvergiftung oder Lähmung haben. Einige Phytotherapeutika haben Nebenwirkungen, die vom pathophysiologischen Status des Empfängers abhängen. Schlecht zubereitete Heilmittel haben zusätzliche Nebenwirkungen, wie Schwermetallvergiftung, Verschlimmerung von Lähmungen oder Schmerzen oder auch andere Folgen (Blei oder Arsen in tibetanischen Kräuterpillen). Auch fäkale Bakterienkontamination von rohen pflanzlichen Bestandteilen kann ein Problem sein. Es ist sehr wichtig, dass Therapeuten, welche Phytotherapeutika einsetzen, diese von seriösen Quellen mit einem hohen Maß an Qualitätskontrollen beziehen. Auch sollten die Datenblätter, die den Heilmitteln beiliegen, in einer Sprache verfasst sein, die sowohl der Therapeut als auch der Klient verstehen. In der EU ist es illegal nicht registrierte Phytotherapeutika zu verwenden. Diese ist ein separates Thema für die Zukunft.

Impfungen und ganzheitliche Medizin

Impfungen sind ein äußerst nützliches Mittel, um Infektionskrankheiten zu verhindern. Jedoch sollten wir bevor wir entscheiden, ob wir Tiere (oder Kinder) impfen lassen alle Fakten objektiv im Licht jüngster Erkenntnisse über Vor- und Nachteile bewerten. Deshalb müssen wir entscheiden:

- Gegen welche Krankheiten sollte man impfen?
- Wie oft sollten wir impfen?
- In welchem Alter sollte man impfen?
- Sollten wir alle Individuen impfen, oder nur die am stärksten von der Krankheit gefährdeten?
- Unter welchen Bedingungen und in welchen Situationen sollten wir impfen oder nicht impfen?

Vorteile von Impfungen
Das ultimative Ziel und der Hauptvorteil einer erfolgreichen Impfung ist es, eine spezifische Immunität gegen bestimmte Infektionskrankheit(en) zu induzieren. Diese Immunität verringert auch die Gefahr der Übertragung

durch natürliche Infektion(en) von Individuen und der Umwelt. Im Fall von Pocken beispielsweise ist das Ziel der Massenimpfung von Populationen oder Menschen, die in Regionen reisen, in denen es Pocken gibt, die Krankheit vollständig zu eliminieren.

Auch verlangen die meisten Ausstellungen, Rennen, Wettbewerbe oder andere Veranstaltungen, die eine Versammlung von Tieren (Hunden, Rindern, Pferden etc.) aus vielen verschiedenen Herkunftsorten und Gegenden mit sich bringen Impfungen gegen bestimmte Krankheiten.

Nachteile von Impfungen

Da Impfstoffe so wichtig für die moderne medizinische Wissenschaft sind und weil sie viel Einkommen generieren, veröffentlichen die Pharmaindustrie und Fachkräfte, welche sie benutzen, selten ihre negativen Aspekte und andere Nachteile.

Impfstoffe können besonders in zwei Hauptbereichen viele ernste Nebenwirkungen auslösen: dem Nervensystem und dem Immunsystem

1. Nebenwirkungen auf das Nervensystem: Mehrere Forschungsprojekte haben gezeigt, dass Impfungen eine Lyse von bestehendem Myelin verursachen kann und Wachstum von neuem Myelin hemmen kann. Impfungen früh im Leben haben massiven Einfluss auf das Nervensystem. Der Schaden erhöht sich mit der Anzahl der Impfstoffe, die gleichzeitig verabreicht werden. Daher ist es wichtig, so spät wie möglich zu impfen.

2. Unerwünschte Wirkungen auf das Immunsystem: Forschung im Bereich der Psycho-Neuro-Immunologie hat vor kurzem gezeigt, dass eine enge Beziehung zwischen dem Nervensystem, der Psyche und dem Immunsystem besteht. Ein Einfluss auf eines der Systeme kann die anderen beeinflussen. Glücklich sein stimuliert das Nervensystem und damit auch das Immunsystem. Stress und Depressionen schwächen das Immunsystem. Also leidet das Immunsystem, wenn Impfungen das Nervensystem negativ beeinflussen.

   Impfungen stressen das Immunsystem direkt. In der klinischen Praxis sehen wir einen deutlichen Anstieg der Häufigkeit von Allergien nach Impfungen. Auch sehen wir einen Anstieg in der Wiederkehr chronischer

Infektionen. Forscher verglichen Kinder, die gegen Masern geimpft wurden mit nicht geimpften Kindern, die Masern bekommen und überwunden hatten; Allergien waren bei geimpften Kindern doppelt so häufig wie bei nicht geimpften Kindern. Frauen, welche gegen Mumps geimpft wurden erkrankten häufiger an Gebärmutterkrebs als nicht geimpfte Frauen.

3. Impfungen funktionieren am besten zur vollständigen Beseitigung einer Infektionskrankheit wenn die Krankheitserreger (Bakterien, Viren, Protozoen etc.) speziesspezifisch ist und nicht lange in der Umwelt bestehen kann, ohne seine Wirtsspezies wieder zu durchlaufen. Leider gedeihen viele Krankheitserreger in verschiedenen Tierarten, einschließlich des Menschen, Vögeln und Wildtieren. Der Ausbruch der Maul- und Klauenseuche im Jahre 2001 bei Tieren in Großbritannien und seine Ausbreitung in andere europäische Länder ist ein Beispiel. Länder, welche Impfungen verwenden um Maul- und Klauenseuche zu bekämpfen, haben ein hohes Risiko dafür, dass die Maul- und Klauenseuche endemisch wird. Unter Aufbringung hoher Kosten müssen diese Länder alle empfänglichen Viehbestände viele Jahre lang impfen, wenn nicht auf unbestimmte Zeit. Dies ist, weil das Virus in vielen Wildtieren (z.B. Rehen, Wildschweinen, Wildziegen, etc.) die nicht zwecks Impfungen gefangen oder auf andere Weise effektiv geimpft werden können überlebt. Auch können Länder, die gegen Maul- und Klauenseuche impfen Exportmärkte für tierische Erzeugnisse gegen die Länder, die frei von dieser gefürchteten Krankheit sind, verlieren. Rindertuberkulose ist ein weiteres Beispiel. Da der TB-Bazillus auch Menschen, Rehe, Opossums, Dachse etc. infizieren kann reicht die Rinder-Impfung alleine nicht, um Tuberkulose auszurotten. Wo Infektionen direkt oder indirekt übertragen werden kann reicht es nicht, die wichtigste Tierart (sagen wir Rinder) zu impfen, um eine Krankheit auszurotten, wenn nicht auch alle anderen Wirtsarten geimpft werden.

Zusammenfassend kann man sagen, dass Impfungen negative Auswirkungen auf das Nerven- und Immunsystem haben und es nicht gelingen wird Infektionen, die verschiedene Arten befallen, auszurotten, wenn nicht alle empfängliche Arten geimpft werden können.

Schlussfolgerung

Trotz der vielen negativen Aspekte wird es immer Impfungen geben. Deshalb müssen wir lernen, damit zu leben und zu prüfen, wie wir sie optimal nutzen:

- Gegen welche Krankheiten sollten wir impfen?
- Welche Individuen sollten wir impfen?
- In welchem Zustand sollte das Individuum sein, wenn geimpft wird?
- In welchen Situationen sollten wir impfen oder nicht?
- In welchem Alter sollten wir anfangen zu impfen?
- Wie oft sollte die Impfung wiederholt werden?

Die Antworten auf diese Fragen sind relativ einfach. Wir sollten so wenig wie möglich impfen und statt dessen die epidemiologische Situation beurteilen. Wie groß ist das Risiko des Tieres an einer Infektion zu erkranken und was ist die Gefahr, wenn das Tier diese Infektion entwickelt? Wir müssen daran denken dass wir nicht dadurch gesünder werden, dass wir nicht krank werden, sondern dass das Gegenteil der Fall ist. Es sollte nicht nötig sein wirklich gesunde Menschen oder Tiere gegen Krankheiten wie Erkältungen, Husten und Grippe zu impfen. Zum Beispiel können Pferde ein oder zwei mal pro Jahr einen ansteckenden Husten bekommen. Eine Epidemie stärkt nur das Immunsystem und stärkt die Widerstandskräfte der Population.

In endemischen Gebieten jedoch müssen wir Impfstoffe verwenden um lebensbedrohlichen Krankheiten wie Staupe, Tollwut, Tetanus und Rauschbrand vorzubeugen. Wir sollten aber warten, bis das Tier so alt wie möglich ist. Meiner Meinung nach sollten Hunde 6 Monate alt und Pferde 12 Monate alt sein, bevor sie geimpft werden. Die Tiere sollten so weit wie möglich im Gleichgewicht sein und unmittelbar vor und nach der Impfung keinem Stress ausgesetzt sein. Wir sollten keine kranken Tiere oder solche mit geschwächten Immunsystemen impfen. Das gleiche gilt für Tiere mit Allergien, Ekzemen oder Krebs.

Zum Zeitpunkt der Impfung sollte der Empfänger ein möglichst gutes Immunsystem haben. Wir können die Immunität (Wirkung der Impfung) erhöhen, wenn wir MP06 (und/oder DI04, DI11, MA36 (die Immunitätspunkte)) nach jeder Impfung stimulieren. Alternativ ist eine

284

einmalige Behandlung mit Echinacea (Pflanze) zur Zeit der Impfung empfehlenswert.

Wenn Impfstoffe unerwünschte Nebenwirkungen verursachen können wir Echinacea (Pflanze), Thuja D30 geben oder MP06 oder DI10 oder BL17 + BL20 stimulieren um negativen Reaktionen entgegenzuwirken.

Einige Experimente haben gezeigt, dass die Immunantwort von Jungtieren stärker ist, wenn sie seltener geimpft werden, auch wenn die Antikörper (der Bluttiter) bei häufigeren Impfungen höher ist. Mit anderen Worten hat der Hund die größte Möglichkeit Welpenkrankheiten zu bekämpfen, wenn er jedes dritte Jahr statt jedes Jahr geimpft wird.

Ganzheitliche oder Schulmedizin:

Eine akademische Schlussfolgerung

Eine objektive Annäherung an die Wirklichkeit (Wahrheit) benötigt eine ruhige Auswertung aller Aspekte eines komplexen Falls. Ein guter Ausgangspunkt ist die Annahme, dass alle ehrlichen Parteien in dieser Diskussion im Wesentlichen in deren Beurteilung recht haben, dass aber verschiedene Gruppen verschiedene Sichtweisen haben. Im Zusammenhang mit der Komplementärmedizin gibt es hauptsächlich zwei gegensätzliche Ansichten:

- Die meisten informierten und ehrlichen konventionellen medizinischen Therapeuten wissen über die Schwächen und Nebenwirkungen der konventionellen Medizin Bescheid. Trotzdem sehen sie ihre Methoden als der ganzheitlichen Medizin überlegen an. Dies ist, weil sie denken, dass der ganzheitlichen Medizin ein akzeptables Niveau der Beweisbarkeit ihrer *Sicherheit, Wirksamkeit und Qualitätskontrolle* fehlt. Dies sind die drei wichtigsten Kriterien, nach denen konventionelle medizinische Therapeuten jede Therapie oder therapeutisches Mittel beurteilen.
- Die meisten informierten und ehrlichen ganzheitlichen medizinischen Therapeuten wissen über die Schwächen und Nebenwirkungen der konventionellen Medizin *und der* Komplementärmedizin Bescheid. Die meisten glauben, dass ihr stärker integriertes Konzept in der Regel die

285

Ergebnisse der meisten konventionellen Medizin übertrifft. Deshalb haben Tierärzte oder Ärzte Zeit, oft viele Jahre, investiert, um ganzheitliche Methoden zu studieren und sie in ihrer Praxis routinemäßig anzuwenden.

Lassen Sie uns annehmen, dass beide Gruppen in der Debatte konventioneller gegenüber ganzheitlicher Medizin mit ihren Erklärungen Recht haben. Nehmen wir auch an, dass sie Aspekte der Realität, welche sie sehen für sie wahr sind, und dass sie ihre Realität wahrheitsgemäß präsentieren soweit es in ihrer Kraft liegt. Deshalb müssen wir versuchen zu verstehen, wie diese diametral entgegengesetzten Schlussfolgerungen in der wissenschaftlichen Wahrheit koexistieren können.

Zuerst lassen Sie uns eine die Lage aus der Sicht der Schulmedizin bewerten. Typische herkömmliche Therapeuten sehen und verteidigen die Vorzüge ihrer Medikamente und Methoden. Moderne Antibiotika können eine akute bakterielle Infektion innerhalb von Stunden unterdrücken; sie sind in solchen Fällen viel besser als alle Kräuter oder Tees. Nach einem Biss einer Viper kann Kortison unerträglichen Juckreiz oder Schwellungen in einem Arm innerhalb von Minuten lindern. Potente Analgetika und Anästhetika können Schmerzen fast sofort nehmen oder eine Narkose für eine Operation einleiten. Ebenso nutzt die Schulmedizin sehr fortschrittliche Technologie, die schnelle Informationen über Blutwerte, Knochenbau, Bruchmorphologie oder den Grad der Verkalkung in den Gelenken, usw. geben kann.

Betrachten wir nun die Situation aus der Sicht der ganzheitlichen Medizin. Wenn wir an das Beispiel des Mädchens, die konzentriertes NaOH getrunken hatte (siehe Seite 00) oder andere Beispiele aus diesem Buch denken, kommen wir nicht umhin, Ehrfurcht vor der Wirksamkeit und Nützlichkeit der ganzheitlichen Therapie und seiner relativen Freiheit von Nebenwirkungen zu haben.

Um die Kluft zwischen den herkömmlichen und ganzheitlichen Sichtweisen zu verstehen, ist es wichtig, zu unterscheiden zwischen
Ganzheitlichen Methoden und Heilmitteln
Ganzheitlichem Denken und Diagnostik

286

Wenn auf der Grundlage der **herkömmlichen Denkweise** verwendet, müssen ganzheitliche Methoden fast vollständig im Vergleich zu den herkömmlichen Methoden versagen, sofern diese nicht schwerwiegende Nebenwirkungen haben. Da herkömmliche Therapeuten dazu neigen, auf herkömmliche Weise zu denken, ziehen sie ihre Medikamente den Heilmitteln der ganzheitlichen Medizin vor. *Was sie außer Acht lassen, ist, dass ganzheitlichen Methoden im Modell der ganzheitliche Konzepte und Denkprozesse verwendet werden müssen.* Der Vorteil der ganzheitlichen Medizin liegt in der Kenntnis der Ursachen, Auswirkungen und der Entwicklung der Krankheit, dem Verständnis von Krankheit auf energetischer Ebene und der Wechselwirkungen zwischen dem Soma, der Psyche und dem Geist in einer Weise, welche konventionelle Therapeuten nicht in Betracht ziehen.

Es ist nicht so sehr, dass die in der ganzheitlichen Therapie eingesetzten Methoden besonders wirksam sind, sondern vielmehr, dass sie an der richtigen Stelle eingesetzt, und / oder verwendet werden, um das Prozess-Ungleichgewicht, welches es dem Läsion-Symptomkomplex erlaubt hat sich zu manifestieren, zu unterstützen. Es ist das Prozess-Ungleichgewicht, welches dem Körper erlaubt, sich selbst zu helfen, wenn der Läsion-Symptomkomplexe der Krankheit sich manifestiert. Zum Beispiel ist das Symptom Schmerz der körpereigene "Hilferuf" sowohl an seine inneren Ressourcen als auch an externe Hilfe. Ebenso ist eine nationale Epidemie wie etwa die menschliche nvCJD in Großbritannien, oder eine internationale Epidemie wie etwa die Maul- und Klauenseuche bei Tieren, ein "Alarmruf" alle ökologischen, sozialen, haltungsbedingten und politischen Faktoren, welche die Epidemie ausgelöst haben, ernsthaft zu prüfen *und wenn möglich zu korrigieren,*.

Das ganzheitliche Denkmodell ist schwierig für herkömmliche Therapeuten zu akzeptieren. Würden sie dieses annehmen, würden sie *de facto* ihrem Glauben gegenüber nicht mehr aufrichtig sein, wenn sie weiterhin nur die Schulmedizin praktizieren würden. Um ihren Instinkten zu folgen, müssten sie sich in den Bereich der ganzheitlichen Medizin bewegen. Deshalb akzeptieren wir, dass die ganzheitliche Medizin ein marginalisiertes medizinisches Modell für diejenigen bleiben wird, die ihre Denkprozesse verändern können, um einen ganzheitlichen Blick auf die Welt zu werfen. Daraus folgt auch, dass die Schulmediziner wahrscheinlich weiterhin die ganzheitlichen Medizin als minderwertig zu

287

ihrer betrachten werden, weiterhin versuchen werden, ein Verbot für alle Therapien, die nicht ihren Kriterien der "Evidenzbasierten Medizin" entsprechen, zu erzwingen. Wir finden Parallelen hierzu in der Denkweise des weißen Mannes in Bezug auf den Bumerang der australischen Aborigines im Vergleich zu seinem eigenen Gewehr. Sicherlich ist das Gewehr eine leistungsfähigere und tödlichere Waffe als der Bumerang, wenn auch sehr viel teurer. Jedoch ist im Rahmen der naturnahen Bedingungen, unter denen viele Aborigines im australischen Busch ungehindert leben wollen, ihre Fähigkeiten im Umgang mit dem Bumerang, und ihre minimale Auswirkungen auf die Umwelt und auf die Gesellschaft viel wirksamer und wünschenswerter als das des Gewehrs.

Die Bedeutung von Doppelblind-Studien um die Wirksamkeit der Akupunktur-Therapie nachzuweisen

Hintergrund paradoxer therapeutischer Ergebnisse

Die meisten Akupunkteure für Tiere, die Akupunktur oder Goldimplantate an den Akupunkturpunkten verwenden, sind am erfolgreichsten und wirksamsten bei der Behandlung von Hüftdysplasie (HD). Die klinische Erfahrung von mehreren Kollegen (Dr. Terry Durkes, H. Grady Young, Pal Hanson, John Limehouse, Phil Rogers, Allen Schoen und anderen) unterstützen diese Meinung mit einer Gesamterfolgsrate von 80-90%.

Kürzlich, obwohl sie leicht unterschiedlicher Methoden der Implantation verwendeten, berichteten drei unabhängig unkontrollierte retrospektive Studien über die Wirksamkeit von Goldimplantaten um HD bei Hunden zu behandeln eine klinische Erfolgsrate von fast 90%. Behandelt wurden 218 Hunde in Dänemark (der verstorbene Jens Klitsgaard, 100 Hunde), Norwegen (Are Thoresen, 50 Hunde) und Deutschland (Erhard Schulze, 68 Hunde).

Allerdings wurden die klinischen Erfolge der Implantation von Goldperlen um HD in Hunden zu behandeln auch in zwei Doppelblindstudien ausgewertet. Eine fand in Finnland statt, durchgeführt von Anna Hielm et al (1998), die andere in den USA , durchgeführt von Bebchuk et al (1998).

288

- Anna Hielm gab mir eine Zusammenfassung ihres Artikels in Finnisch. Die Hunde wurden in einer Doppelblindstudie behandelt. Die Eigentümer bewerteten das Ergebnis. Beide Gruppen von Hunden zeigten positive Ergebnisse, aber es gab keinen Unterschied zwischen den beiden Gruppen.
- Die Studie von Bebchuk war eine Mitteilung seiner Universität. Er behandelte die Hunde ebenfalls in einer Doppelblindstudie, aber die Bewertung war objektiv; es wurden Kraftmessplatten eingesetzt um die von den Hunden auf den behandelten Extremitäten ausgeübte Kraft zu messen. Keine der Hundegruppen zeigte Verbesserungen und es gab keinen Unterschied zwischen den beiden Gruppen. Die Hunde in der Behandlungsgruppe tendierten zur Verschlimmerung.

Beide Studien zeigen das gleiche Ergebnis: Goldimplantation im Hüftbereich hatte keinen positiven Effekt auf die Hunde und manche Hunde in der Bebchuck-Studie verschlimmerten sich sogar! Unter der Annahme, dass alle fünf oben genannten Studien wahr und ehrlich durchgeführt wurden, lassen Sie uns darüber diskutieren, wie die klinischen Ergebnisse so unterschiedlich sein können: sie zeigen scheinbar unterschiedliche Teile der Wirklichkeit.

Philosophischer Hintergrund

Nach Aristoteles erklärte die Philosophie, dass wenn A und B verschieden sind, A nicht das gleiche wie B sein kann. Diese Philosophie hat seit jener Zeit überdauert. Vor Aristoteles, bereits in der Zeit von Plato, konnten A und B gleich, aber gleichzeitig auch unterschiedlich sein. Dies ist möglich, weil verschiedene Menschen ein Phänomen von verschiedenen Blickwinkeln betrachten (wie in der Geschichte der drei Blinden, die einen Elefanten untersuchen). Ehrliche Beobachter, die sich in Individualität, Zielsetzung und Intention unterscheiden, können verschiedene Realitäten beobachten wenn sie mit dem gleichen Phänomen konfrontiert werden. Diese Philosophie hat in manchen asiatischen, religiösen und schamanischen Traditionen überlebt und ist weit verbreitet – Traditionen, die sich mit lebendigen Gewalten, ätherischen Kräften und Religion beschäftigten, welche wiederum alle von Individualität abhängen. Die moderne Quantenphysik und die Unbestimmtheitsrelation haben diese Philosophie ebenfalls wieder entdeckt, indem sie beobachteten, dass die

Persönlichkeit des Experimentators die Ergebnisse eines Experiments verändert.

Der Zweck der folgenden Erörterung ist zu untersuchen, ob die fünf Studien, drei mit entgegengesetzten Ergebnissen zu den beiden anderen, möglicherweise auf der Grundlage der vorplatonischen Philosophie und der Theorie der verschiedenen Personen und Intentionen, die in Wechselbeziehung mit dem Ergebnis eines Experiments stehen, alle wahr sein können. Wir werden auch zwei sehr wichtige Themen diskutieren:

- Kann der Akt, oder der Umstand, einer „doppelblinden Studie" die Prämisse der Studie in einer Weise verändern, die ihr Ergebnis verändert? Dies ist besonders wichtig im Hinblick auf eine energetisch spirituelle Therapie wie sie bei der Akupunktur im Spiel ist.
- Stimmt es, nach den Worten des Heraklit, dass „Natur pflegt sich versteckt zu halten"?

Diskussion
Die Praxis der Medizin und der Heilkunst arbeitet auf vielen Ebenen. Man kann diese Ebenen in vielerlei Hinsicht klassifizieren:

- Allgemeinmedizin vs. Fachmedizin
- allopathische vs. ganzheitliche Medizin
- mechanistische vs. energetische Medizin
- materialistische vs. mystische Medizin
- körperlich somatische vs. ätherische spirituelle Medizin
- persönliche vs. unpersönliche Medizin

In der Humanmedizin ist die Rolle vom Umgang mit dem Patienten und dem Vertrauen zwischen Arzt und Patienten gut bekannt. Im besten Fall ist Akupunktur eine hohe Form der physikalisch-energetisch-spirituellen Medizin. Sie berücksichtigt die komplette Geschichte des Patienten, seine Psyche (Emotionen, Geist, Symptome), und Soma (Läsionen, Zeichen) und die Wichtigkeit des Gleichgewichts und Ungleichgewichts zwischen der inneren und äußeren Gegebenheiten des Patienten. Akupunktur akzeptiert das *Gesetz der Veränderung*. Der fähige Akupunkteur zielt speziell darauf hin die Zirkulation des Qi und des Blutes im Patienten wieder auszugleichen, Stauungen oder Obstruktionen zu entfernen, um den

290

natürlichen homöostatischen Mechanismen des Körpers und der Psyche zu helfen, sich seinen individuellen Realitäten optimal anzupassen.

Die meisten energetisch spirituellen Therapien arbeiten auf einer Basis der Kombination von *Liebe, Intuition, Wissen, Empathie und Mystik*:

- *Liebe:* Mitgefühl mit dem Patienten ist für das Ergebnis der Akupunktur von großer Bedeutung. Dies wird auch in Asien so als wahr angesehen.
- *Intuition* ist die Wechselbeziehung zwischen der Energetik des Heilers und des Patienten. Es hilft dem Heiler zu fühlen oder zu entscheiden, welche die am besten geeignete Behandlung ist. Dies kann zu besseren Ergebnissen führen als wenn der Heiler nur seinen Verstand allein benutzt.
- *Wissen* ist zweifellos von großer Bedeutung für eine erfolgreiche Behandlung, aber Wissen allein führt zu einer ungenügenden Therapie. Manche Ärzte, unabhängig von ihrem akademischen Wissen, sind schlechte Therapeuten. Zu Recht oder zu Unrecht projizieren sie negative Signale (Unpersönlichkeit, Gier, Eile, Ungeduld, Unsicherheit etc.) auf ihre Patienten.
- *Empathie* schafft ein Vertrauen im Patienten, welches den Heilungsprozess fördert
- *Mystik:* viele ganzheitliche Ärzte glauben, das alle Heilung von Gott kommt. Der menschliche Heiler ist nur eine Erweiterung der Liebe Gottes für seine Schöpfung, eine mystische Verkörperung, die tatsächliche Einverleibung des Geistes in menschlicher Gestalt.

Zu jedem der fünf Komponenten fügen qualifizierte Therapeuten und Naturheiler einen sehr wichtigen Faktor zu: gerichtete Intention (Wille). Sie wissen, wie wichtig es ist, ihre Intention und Energie auf die Aufgabe der Heilung ihrer Patienten zu lenken.

All diese Faktoren tragen entscheidend zur Heilung bei. Die Tatsache, dass sie die Ergebnisse einer Therapie (Akupunktur oder andere energetische Therapie) stark verändern können zeigen, dass die Eigenschaften des Therapeuten Einfluss auf das Ergebnis der Behandlung oder des Experiments hat. Die moderne Quantenphysik hat Präzedenzfälle dafür, dass der Betrachter das Ergebnis verändern kann (Information erhalten bei Gesprächen der Jahrestagung der Akupunkturveterinäre 1998 in Taiwan).

Wenn das wahr ist folgt, dass *die beste Medizin auf Liebe, Respekt und der gewollten, konzentrierten Intention zu heilen basiert.*

Sowohl in neueren E-Mail-Diskussionsgruppen zwischen praktizierenden Akupunkteuren als auch vielen ernsthaften Akupunkturbüchern aus China wird diese Meinung geäußert. Zum Beispiel:

- *Kapitel 26 des Suwen:* „ ... Was den Handwerker unterscheidet ist das, was sich nicht äußerlich zeigt und was nicht alle sehen können. Daher bedeutet das zu sehen, was verborgen ist, dass man das sieht, was keine Form hat und das schmeckt, was keinen Geschmack hat. *Diese (Fähigkeit) scheint göttlich zu sein.*
- *Scheid & Bensky:* Im Prä-Han China wurde yi (Intention) als eine Voraussetzung der Kenntnis und des Verständnisses gesehen, welches erforderlich und von den auf dem Ijing basierenden Wahrsagepraktiken abgeleitet waren. *„Yi ist das, was die Weisen im Profunden suchten dessen Studie alles umfasste. Da es tiefgreifend ist, kann es ganz durch den Sinn des unterhimmlischen Reiches eindringen. Da es allumfassend ist, kann es durch die Angelegenheiten des unterhimmlischen Reiches hindurch dringen. Da es göttlich ist, ist es schnell, aber eilt nie. Es kommt, aber es unternimmt keine Reise. "*
- *Zhenjiu Dacheng:* „Die Bedeutung der Akupunktur liegt in der *Konzentration des Geistes.*"
- *Guo Yuzhi:* „Die Fähigkeit der Nadelung beruht darin, ob der (Akupunkteur) seine *Aufmerksamkeit bei der Nadelung auf das Herz und die Hand* konzentrieren kann.
- *Yu Yinzong: „Medizin ist Intention; sie ist in den eigenen Gedanken und Überlegungen zu finden. "*

Auch viele wissenschaftliche Experimente wurden in den letzten Jahren über die Auswirkungen von Qigong durchgeführt (die Aussendung von Qi – gezielter Wille und Intention – ausgehend vom Arzt). Die Ergebnisse zeigten, dass Wille und Intention Bakterien und Krebszellen abtöten können, fähig sind den Blutdruck zu senken und das Niveau des Immunsystems anheben können (Untersuchungen des englischen Heilers, M. Manning).

Können solche Qualitäten in einer doppelblinden, kontrollierten Studie vorhanden sein? Wie oben erläutert arbeiten die meisten energetisch-spirituellen Therapien auf der Grundlage einer Kombination aus *Liebe, Intuition, Wissen, Empathie und* Mystik, sowie gerichteter Intention. Wir argumentieren, *dass die Kombination dieser Eigenschaften in einer Doppelblindstudie nicht leicht aufrecht erhalten werden können.* Wenn diese Eigenschaften so wichtig sind wie alte chinesische Texte und moderne ganzheitliche Kollegen behaupten, müssen zukünftige Studien sie in einer ganz anderen Art und Weise berücksichtigen, als das bisher in der Fall ist. Besonders in kontrollierten Studien.

Es ist schwer vorstellbar, wie die beschriebenen Eigenschaften in einer Doppelblindstudie aufrecht erhalten werden können. Wenn sie so wichtig sind, wie wir glauben, gibt es wichtige Implikationen für zukünftige Studien über die Mechanismen und klinischen Wirkungen der Akupunktur.

Schlussfolgerungen

- Da die klinischen Ergebnisse zumindest teilweise auf den Qualitäten, Intentionen und er Empathie des Forschers basieren, passen Doppelblindstudien nicht gut zu energetischen Therapien wie Homöopathie und Akupunktur. Dies bedeutet nicht, dass die Wirkung der Akupunktur und der Homöopathie von dem Glauben des Patienten in den Therapeuten abhängt. Wenn dem so wäre, hätten die Hunde mit Hüftdysplasie in den retrospektiven klinischen Studien keine Verbesserung zeigen können. Stattdessen hängen die Ergebnisse teilweise von der mentalen Kapazität und Qualität des Therapeuten ab, welche die Heilungskräfte im Körper des Patienten direkt beeinflussen.
- Konventionelle Wissenschaftler verhöhnen die Argumente ganzheitlicher Therapeuten, dass Doppelblindstudien nicht geeignet sind, um ihre Methoden zu testen. Die Behauptung ist jedoch *kein Eingeständnis oder Widerwille beurteilt zu werden.* Es bedeutet lediglich, dass neue Verfahren der Forschung und neue Wege zur Beurteilung ganzheitlicher Therapien berücksichtigt werden müssen.

Eine wahrscheinliche Erklärung dafür, warum die meisten Auswirkungen von Akupunktur, Homöopathie, Zonentherapie, Wünschelruten etc. verschwinden wenn sie kritisch hinterfragt werden oder einer Doppelblindstudie unterzogen werden ist, dass diese Effekte (zumindest teilweise) das Ergebnis der konzentrierten Intention oder des gerichteten Willens des Therapeuten sind. In anderen Worten: die Instrumente des Wassersuchers, homöopathische Mittel oder Akupunkturnadeln sind nichts anderes als „Hilfsmittel zur Konzentration" oder Objekte welche helfen, die gerichtete Intention des Ausführenden oder Therapeuten zu fokussieren. Sobald Therapeuten dies erkennen, können Sie auf diese Geräte verzichten oder sie einfach in Aktion visualisieren, als ob sie die materiellen Instrumente in der Hand hätten.

Kapitel 9

Vorbeugung von Krankheiten

Bedeutung der Ernährung

Korrekt ausgewogene Ernährung ist bei Mensch und Tier wichtig für eine gute Gesundheit und Wohlbefinden und um Krankheiten vorzubeugen. Weltweit haben Universitäten und wissenschaftliche Institute umfangreiche Forschungen getätigt um Daten über den Nährstoffbedarf z.B. für Ballaststoffe, Eiweiß, Fett, Kohlenhydrate, Vitamine und Mineralien zu etablieren. Ernährungswissenschaftler müssen viele Faktoren berücksichtigen, wenn sie versuchen eine perfekt ausgewogene Ernährung zu formulieren. Dazu gehören Natur, Physiologie, Produktivität und Stress des Tieres oder der Tiere welche gefüttert werden, die Zusammensetzung der Rohstoffe und Nahrungsergänzungsmittel, Variationen in der Qualität der Futtermittelbestandteile, die spezifische Zeit des Verzehrs, Inhalte von Pestiziden und anderen chemischen Rückständen in den Pflanzen, die Verwendung von Kunstdünger, Kräutern und Gewürzen etc. Allerdings werden die Expertenmeinungen über die optimale Balance von Tierfutter ständig aktualisiert. So kann die Qualität von Tiernahrung weitere Revision benötigen.

Einige spezifische Faktoren, welche ich in Bezug auf Tiergesundheit für sehr wichtig finde, werden unten zusammengefasst und diskutiert. Faktoren, die sich negativ auf die Tiergesundheit auswirken beinhalten die Verwendung von:

- Kunstdünger
- Synthetische Pestizide und Pflanzensprays
- Gras Monokulturen auf der Weide und konservierte Futtermittel für Nutztiere
- Tierfutter mit unzureichenden Nahrungsfasern und/oder Schnittlänge
- Salzlecksteine, die eine Kombination von Salz und Mineralien für Tiere beinhalten
- Trockenfutter für Tiere
- „verarbeitete Lebensmittel" für Hunde und Katzen

- Antioxidantien (z. B. Ethoxyqin) in kommerziell hergestellten Futtermitteln
- zu viel oder minderwertiges Protein für LE und NI
- minderwertiges Fett und seine Bedeutung für die LE-Funktion
- übermäßiger Zucker und seine Bedeutung für die LE-Funktion und das Immunsystem

Wo es möglich ist sollten wir diese Zustände sofort beseitigen, begrenzen oder beheben.

Kunstdünger

Heutzutage ist das vorrangige Ziel in der Tierproduktion die Produktion von großen Mengen an hochverdaulichem Futter. Allerdings bedeutet schnelles Graswachstum, vor allem in Rotations-Paddock-Systemen, erhöhte Pegel von Nicht-Protein-Stickstoff (Aminosäuren, Amide, Nitrat und Nitrit) im Futter. Außerdem reduziert erhöhtes Graswachstum und schnellere Verdauungszeit die Nettoabsorption von Mengen- und Spurenelementen aus dem Futter.

Dies ist ein Beispiel für den Konflikt zwischen Menge und Qualität des Futters. Obwohl die Menge des Futters pro Hektar erhöht wird, beeinträchtigt der Einsatz von Kunstdünger einige Aspekte der Qualität des Tierfutters. Daher glauben viele Fachleute, dass wir Bauern raten sollten, die Fütterung der Tiere mit Futter von intensiv gedüngten Flächen zu vermeiden.

Insektizide und Pestizide

Die Qualität des Grundwassers hat sich in den letzten 20 Jahren verschlechtert. Dies beeinträchtigt nicht nur die Qualität der menschlichen Wasserversorgung, sondern bedroht auch die Gesundheit und das Überleben von Fischen und anderen Tieren, die in unseren Flüssen, Seen und Meeren leben. Wasserverschmutzung wird hauptsächlich durch Verschmutzung von Landwirtschaft, städtischen und industriellen Praktiken verursacht. Die Belastung der Umwelt mit Pestiziden, Insektiziden und anderen Chemikalien (einschließlich der Meeressäuger und des Grundwassers) ist ein wachsendes Problem. Dies ist alarmierend,

296

weil diese Chemikalien sich negativ auf die Fortpflanzungsfähigkeit, LE und das Immunsystem auswirken. Deshalb sollten wir Lebensmittel und Futtermittel, die chemische Rückstände enthalten vermeiden, um Krankheiten bei Mensch und Tier zu reduzieren.

Gras Monokulturen

Das Immunsystem steht hauptsächlich mit den Prozessen der LE und der MP in Verbindung. Diese Organe müssen das Essen, welches wir zu uns nehmen „schmecken" und verarbeiten. Wenn das Verdauungssystem zu viele eintönige Impulse erhält, kann dies das Immunsystem schwächen (siehe die Bedeutung der Variation in der schwachen Struktur, Seite XX).

Deutsche Forschungen haben gezeigt, dass die Aufnahme von mehr als 29 Arten von Wildkräutern in Viehfutter das Immunsystem stimuliert, jedoch Futter mit weniger als 20 Arten es unterdrückten. Dies ist etwas, was wir im Kopf behalten müssen wenn wir Futter für optimale Tiergesundheit produzieren wollen. Wir sollten versuchen ein Maximum an möglicher Reichhaltigkeit, lebendigen Geschmacks und Aromas zu erreichen. In Norwegen habe ich in den Bergen und im Flachland organisch angebautes Heu gesehen, welches viel besser für das Immunsystem ist als Heu von Anbauflächen, die gedüngt wurden, mit Unkrautvernichtungsmittel besprüht oder anderweitig „forciert " wurden. Solch biologisch angebautes Heu besteht in der Regel aus über 30 botanischen Arten. Nach Asbjörn Lavoll, Bauer und Landwirt in Sandefjord, kann man auf bisher kultivierten Feldern Bio-Heu erzeugen, indem man eine Nachsaat mit 10 bis 12 Arten vornimmt und chemische Unkrautvernichtungsmittel vermeidet. Die Saatgutmischung kann aus Lieschgras (Phleum patense), Weidelgras (Lolium), Hundegras (Dactylsi glomerata), Wiesenrispengras (Poa pratensis), Yorkhire Nebel (Holcus lanatus), Knaulgras, Straußgras (Agrostis tenuis), Wissen-Schwingel (Festuca pratensis) etc. bestehen. Der Energiegehalt, Protein und andere Futterkomponenten sind auf beweideten, konservierten Kräutern von nachgesäten Monokulturgräsern von besserer Qualität. Nachgesätes Weidegras ist in der Regel eine viel bessere Futterquelle für Rinder als beweidetes oder konserviertes altes Dauergrünfutter (**Teagasc** Advisory Services, Ireland). In meiner Erfahrung ist aber das alte, Multi-Spezies-Weidegras besser für das Immunsystem.

Ballaststoffe und Schnittlänge

Der Gehalt an Ballaststoffen und die Schnittlänge (Fäden, Fasern) sind für alle Spezies wichtig, einschließlich des Menschen. Für ein optimales Wiederkäuen und Pansenfunktion beim Rind sollte die Schnittlänge von geschnittenem Futtergras mehr als 2,5 cm betragen (Jürgen Spranger). Ballaststoffe sind auch für die normale peristaltische Funktion in LE wichtig. Erhöhte Ballaststoffe im Essen reduziert außerdem die Häufigkeit von Dickdarmkrebs bei Mensch und Tier (Norwegisches Journal of Medicine). Zusätzliche Ballaststoffe in der Nahrung von Katzen und Hunden reduzieren das Auftreten von NI Störungen. Dies ist, weil das Verhältnis von freiem und proteingebundenem Stickstoff in ein wünschenswerteres Verhältnis verschoben wird.

Lecksteine

Obwohl ich es nicht sicher für andere Spezies sagen kann sehe ich oft in meiner Praxis, dass Pferde, die frei zwischen Salz Lecksteinen und Standardmineralmischungen wählen können, 10 mal so viele Mineralien wie Salz aufnehmen. Überschüssiges Salz stresst NI, und wenn ich mittels Pulsdiagnose einen NI-Mangel entdecke wird dieser Mangel in der Regel viel schneller verschwinden, wenn ich den Leckstein des Pferdes entferne. Meiner Meinung nach sollten Salz und Mineralien separat angeboten und für die Tiere frei zugängig sein. Salzblöcke oder Lecksteine sollten Salz und andere Mineralien nicht kombinieren. Die Kombination zwingt das Tier übermäßige Mengen an Salz aufzunehmen, wenn sie Mineralien möchten. Diese Angaben beziehen sich auf Norwegen, einem sehr kalten Land mit niedrigen Sommertemperaturen. Es kann sein, und ist wahrscheinlich, dass es in anderen Klimazonen anders ist.

Diese Beobachtungen beziehen sich nur auf NI Qi. Ansonsten können Tiere enorme Mengen Salz ohne Probleme aufnehmen, vorausgesetzt, dass sie Zugang zu Wasser ad libitum haben. Auch empfehlen die meisten nationalen Beratungsagenturen eine Kombination von Ca, P, Na, Mg, Cu, Co, Mn, Se und J und den Vitaminen A, D3 und E in ausgewogenen Mineralstoffmischungen.

Pelletiertes (Trocken-) Futter für Kleintiere

Für Kleintiere (Hunde, Katzen) ist pelletiertes (Trocken-) Futter „totes" Futter. Traditionell gedeihen Pflanzenfresser (Pferde, Rinder, Schafe, Ziegen) gut auf Diäten, die getrocknetes Futter (Heu, Stroh) und Kraftfutter (Getreide, Sojabohnen, Baumwollsamen, etc.) enthalten, vor allem im Winter. Allerdings gedeihen Pflanzenfresser besser und haben weniger Verdauungsstörungen, wenn sie Quetschgetreide und gewalztes Getreide (Grobfutter) als fein gemahlenes oder pelletiertes Futter fressen. Ich habe oft eine verbesserte Gesundheit bei Pferden gesehen, wenn Pellets durch Grobfutter ersetzt wurde. Grobfutter und Vollkornprodukte sind „lebendiger" (haben mehr Qi) als pelletierte Futtermittel. Degeneration der Lebensmittelqualität beginnt, sobald ein pelletiertes Futter hergestellt wird und erhöht sich mit der Dauer der Lagerung. Nebenprodukte der Lebensmitteldegeneration können nachteilige Auswirkungen auf den Körper haben. Lebensmittel, welche für längere Zeit gelagert werden, enthalten Futtermilben. Milben oder deren Ausscheidungen können Allergien auslösen. Bei Hunden und Katzen, die mit kommerziell hergestelltem Trocken- und pelletiertem Futter ernährt werden sehen wir viele Allergien. Diese unerwünschte Praxis ist heute sehr verbreitet. Selbst wenn es auf höchsten technischen Standards hergestellt wird um alle empfohlenen Anforderungen von Hunden und Katzen in verschiedenen Lebensphasen zu erfüllen, kann kommerziell getrocknetes und pelletiertes Futter gefährlich, unzureichend oder unerwünscht sein. Dies ist, weil es in der Regel Antioxidantien, pflanzliche Fette (Margarine), Reste von Milben und anderen Insekten, bakterielle Verunreinigungen durch Vögel und Ungeziefer im Herstellerwerk oder Lagerhallen, diverse Abbauprodukte, die durch Zeit beeinflusst werden, Pilzgifte etc. enthalten. Diese beeinträchtigen alle die Tiergesundheit.

Die Gesundheit von Hunden und Katzen ist besser, wenn sie Futter bekommen, welches frisch zu Hause zubereitet wird und von der gleichen Qualität ist wie das, was wir selbst essen. Dies gilt auch dann, wenn die Qualität der Lebensmittel, die wir essen, nicht so gut ist wie sie sein sollte. Ich habe dramatische Verbesserung in der Gesundheit vieler Hunde gesehen, sobald die Eigentümer anfingen, das Essen ihrer Familie mit den Hunden zu teilen.

Vorverarbeitete Futtermittel

Wir dürfen den Wert von frischem Futter im Vergleich zu altem, konservierten Futter – ob pelletiert oder aus der Dose – nicht unterschätzen (getrocknete ganze Körner sind nicht tot. Sie sind absolut lebendig und haben keine negativen Auswirkungen.) Die meisten Ärzte sind sich einig, dass frisches Essen, täglich zubereitet, für Menschen gesünder ist als Essen aus der Dose. Auch haben ich und einige Kollegen darauf hingewiesen, dass vorverarbeitete Futtermittel (Dosenfutter und Trockenfutter) im Vergleich zu „lebendigem", frischem Futter negative Auswirkungen auf Tiere hat. Zum Beispiel habe ich beobachtet, dass übergewichtige Hunde, die nicht abnehmen, wenn sie wissenschaftlich formuliertes Futter bekommen, sofort anfangen abzunehmen, wenn man ihnen frisches, zu Hause zubereitetes Futter füttert, obwohl dies mehr Kalorien hat, als das vorverarbeitete Futter. Außerdem haben mehrere Kollegen beobachtet, dass Hunde mit eingeschränkter Funktion der Bauchspeicheldrüse sich durch eine Fütterungsumstellung von Dosenfutter auf frische Lebensmittel verbessert haben.

Antioxidantien in vorverarbeiteten Futtermitteln

Antioxidantien sind notwendig, um das ranzig werden von Futter zu verhindern. Ranziges Fett ist schlecht für den Organismus, aber neuere Experimente haben bewiesen, dass synthetische Antioxidantien wie beispielsweise Ethoxyquin das Immunsystem schwächen. Wo möglich sollte Futter nur natürliche Antioxidantien wie Vitamin E und C enthalten.

Nahrungsprotein und Fette

Die Leber muss die aus dem Verdauungstrakt absorbierten Stoffe verstoffwechseln. Das Füttern von proteinreicher und energiereicher Nahrung ist eine große Belastung für den LE-Prozess. Viele Diäten haben einen für das Tier bei weitem übermäßigen Anteil an Proteinen. In meiner Praxis haben sich viele Erkrankungen der Leber und Nieren bei Pferden und Hunden stark verbessert, nachdem die Besitzer auf mein Anraten das Protein in der Futterration verringert haben. Ein Überangebot an Protein schadet besonders der Niere und der Leber, oder zumindest dem Qi dieser Organe und Prozesse. In den letzten Jahren haben Experten in der Tierernährung immer weniger Nahrungsprotein empfohlen. Sogar für Welpen ist ein Hundefutter mit mehr als 20% Protein potentiell giftig.

Meiner Erfahrung nach sollte das Nahrungsprotein für Welpen und erwachsene Hunde jeweils 15% und 12% nicht überschreiten. Pferde sollten mit weniger als 12% Nahrungsprotein ernährt werden.

Hinweise zum Energie- und Proteinbedarf von Pferden

Alle Pferde: Der Bedarf an Energie und Rohprotein (RP) variiert für verschiedene Pferderassen (Traber, Warmblut, Finnpferde, Kaltblüter) und physiologische Aktivitäten (Trächtigkeit, Stillzeit und Arbeit). Der Bedarf (DMI) an Trockensubstanz (TS) von laktierenden Stuten war 2 – 3,5kg/100 kg KGW. Der von Arbeitspferden und trächtigen Stuten war 1,6 – 1,8 kg/100 kg. Der Energiebedarf von Arbeitspferden variiert sehr, vor allem bei Finnpferden (Saastamoinen, 1993).

Stuten und Fohlen: Im ersten Monat der Laktation produzieren Stuten 2,0 – 3,5 kg Milch/100kg (Doreau 1994). Andere Referenzen sagen, dass die Kapazität des Stuteneuters 1,5 – 2,5 l beträgt, und dass das Fohlen 5-7 mal pro Tag säugt, und dabei 8-17 l/Tag zu sich nimmt. Stutenmilch hat einen Proteingehalt von 20-22g/l. Stuten benötigen 49 g verdauliches Eiweiß oder 75 g RP/kg Milch. Eine Stute verbraucht 200-300g Protein/Tag in der Milch und benötigt insgesamt 750-1100 g Gesamtrohprotein um dies zu kompensieren (Kosharov et al 1984). Der Proteinbedarf (in Form von L-Aminosäuren) betrug für kritisch erkrankte Fohlen und Erwachsene jeweils 200-300 bzw. 100-150g/100kg/Tag. Flüssigkeitsbedarf war 10-17 und 1,5-5,0 l /100kg/Tag. Parenterale Ernährung verhindert Komplikationen bei der Verdauung, ist aber teuer und arbeitsintensiv (Schusser 1994). Eiweißmangel behindert die Entwicklung von Fohlen, aber die Zufuhr von Protein weit über dem US-NRC Anforderungen einer durchschnittlichen Gesamtration (16% in der TS) hatte keine Vorteile (Hintz 1986a). Absetzfohlen reagieren empfindlich auf die Qualität des Nahrungsproteins, d.h. der Aminosäureversorgung. Lysin und Threonin sind die erst-limitierenden Aminosäuren für Wachstum. Die Proteinqualität der Nahrung beeinflusst das Aminosäure-Profil im Serum. Der Energiebedarf von Absetzfohlen hängt vom Alter, der Wachstumsrate und dem Anteil des genutzten Wachstumspotentials ab. Der Bedarf für das Wachstum von

Fohlen wird von der Umgebungstemperatur und der Art der gefütterten Energiequelle beeinflusst (Saastamonien 1996). Frisch entwöhnte New Forest und Welsh Ponys (Stuten, etwa 6 Monate alt, jeweils ca. 105 und 120 kg) wurde die gleiche Diät von Kraftfutter gefüttert, um ein konstantes Gewicht zu halten, oder mit einer vorgegebenen Rate zu wachsen. Scheinbare Verdaulichkeit des Nahrungs-RP betrug 0,70. RP-Bedarf um das Gewicht von New Forest und Welsh Ponys zu halten war jeweils 113 bzw. 125 g/Tag. Gewichtszunahmen von 378g/Tag bzw. 301g/Tag erforderten RP-Versorgung von 332g und 281g/Tag (Ellis & Lawrence 1980).

Jungpferde: Bei einer Futtermenge von maximal 3% des Körpergewichts kann ein Futter mit hohem Ballaststoffanteil (60% Luzerne-Würfel (18% RP und 0,80% Lysin) und 40% Kraftfutter) den Energie- und Proteinbedarf von jungen wachsenden Pferden erfüllen. Die Anforderungen des NRC (1989) an Protein und Lysin sind ausreichend für eine pflanzliche Fütterung (Coleman et al 1997).

Erwachsene und Arbeitspferde: Die Verdaulichkeit von Futter nimmt ab, wenn der Gehalt an Rohfaser erhöht wird. Daher sollte der Rohfasergehalt von Pferdefutter 20% der Tagesration nicht übersteigen aber mindestens 15% betragen um Koliken zu vermeiden. Der Energiebedarf zur Erhaltung eines 500 kg schweren Pferdes beträgt ca. 73 MJ/Tag, ist aber von Körpergewicht, Rasse, Temperament und Leistung abhängig (130 MJ/Tag für schwere Arbeiten) (Galler 1997). Der Energiebedarf erhöht sich dramatisch wenn die Arbeit sich vom Schritt zum Galopp steigert. Für anstrengende Arbeit brauchen 500 kg schwere Pferde 110-151 MJ an Energie oder 10,5-14,4 Futtereinheiten (Patterson et al 1985).

Es gibt keinen Beweis dafür, dass das vermehrte zuführen von Nahrungsprotein über den Erhaltungsbedarf hinaus Muskelmasse oder Energieproduktion von Rennpferden erhöht. Durch Oxidation und Gluco-Neogenese kann während der Bewegung Energie aus Protein erzeugt werden, es ist aber nicht die optimale Energiequelle (Miller-Graber 1991). RP-Bedarf für Erhaltung und schwere Arbeit ist jeweils 350 bzw. 480g. Es ist wichtig, eine Überversorgung an Protein zu vermeiden. (Galler 1997). Ein RP von 6% ist für erwachsene Pferde ausreichend, unabhängig von der

302

Arbeitsleistung. Bei athletischen Pferden hat eine hohe Zufuhr von Nahrungsprotein (>9%) keinen Nutzen und kann negative Auswirkungen haben. Es ist sicher, dass der Wasserbedarf mit höherer Proteinzufuhr steigt. Die meisten Heu-Arten und Getreide genügen dem geschätzten Bedarf an Eiweiß (Hinz 1986b). Jedoch können Pferde, die harte Arbeit leisten extra Protein benötigen, um 38g Stickstoff (entspricht 238g RP) zu ersetzen, die durch Schweiß und den Rückgang der Aminosäurekonzentrationen im Plasma bei chronischer submaximaler Belastung auftritt. Erhöhte Proteinzufuhr kann die Laktatkonzentration im Blut senken und Leistung verbessern (Custalow 1991).

Irland ist weltberühmt für seine Vollblutpferde. Allerdings hat es Gras mit hohem Stickstoffgehalt, da die Regenfälle das ganze Jahr hindurch vorkommen (deshalb ist es so grün – das Emerald Isle). Hinzu kommt die Anwendung von Stickstoffdüngern sowie die Verwertung von Gülle um früh beweiden zu können. Rohprotein (RP) in der Trockenmasse (TM) von irischem Gras, Gras-Silage und Heu auf Rinder- und Schaffarmen beträgt jeweils ca. 22% (zw. 6-39%), 15% (zw. 6-37%) und 8% (5-13%) in der TM (Rogers & Murphy 2000). Dadurch sind auf Höfen mit Wiederkäuern die RP in Gras und Gras-Silage zu hoch für Pferde. Irische Pferdehalter benutzen normalerweise Heu und Kraftfutter als Hauptfuttermittel für Pferde. Sie nutzen alte (in der Regel nicht gedüngte) Wiesen, oder karge Weiden als Auslaufflächen um die Proteinaufnahme ihrer Pferde zu begrenzen.

Zusammenfassung: Der RP-Bedarf von Pferden ist umstritten. Laktierende Stuten und schnell wachsende Fohlen benötigen 14-18% RP in der TM, während für erwachsene Pferde ein Proteingehalt von 6-9% ausreicht. Ein Überangebot an Protein ist ungünstig.

Fett: Die Art des Nahrungsfetts ist für die LE-Funktion sehr wichtig. Jede Art von Margarine belastet die LE-Funktion in monogastrischen (*einmägigen*) Spezies, schwächen langsam das Immunsystem und induzieren Allergien (Dr. med. Wolff, persönliche Korrespondenz). Die Enzyme des Magens, der Pankreas und der Leber können die neuen „synthetischen" Fette, welche in Nahrungsmitteln heutzutage vorkommen, nicht vollständig metabolisieren (Dr. Wolff). Da ein Ungleichgewicht in der LE-Funktion ein wesentlicher ursächlicher Faktor in der Entwicklung von HD bei Hunden ist, kann ein Ausschluss von Pflanzenfett wichtig zur Vorbeugung von HD sein. Ich habe in vielen Fällen bei der Behandlung von Allergien und Nahrungsunverträglichkeiten Erfolg gehabt, indem ich einfach verarbeitete pflanzliche Fette (wie Margarine) aus der Nahrung entfernte. Auch bei der Fütterung von Kälbern ist ein Ausschluss von Pflanzenfett wichtig (solide, nicht flüssig). Milchaustauscher für prä-wiederkäuende Kälber sollte solche Fette, die sie nicht gewohnt sind, nicht enthalten (z.B. „gehärtetes" Kokosnussfett (Prof. Magne Aas Hansen, Veterinary Highscool of Oslo). Im Gegensatz dazu können erwachsene Wiederkäuer die misten pflanzlichen und tierischen Fette problemlos verarbeiten, solange sie nicht übermäßig gefüttert werden.

Zucker

Der LE-Funktion kommt beim Stoffwechsel von Zucker die gleiche Rolle und Bedeutung zu wie bei der von Fett. LE hat einen Tag-Nacht-Rhythmus, welcher um 3.00 Uhr sein Maximum und um 15.00 Uhr sein Minimum hat. In der anabolen Phase (3.00 Uhr bis 15.00 Uhr) synthetisiert LE Glykogen aus Glucose; in der Abbauphase (15.00 Uhr bis 3.00 Uhr) baut es Glykogen ab (mein Lehrer in Physiologie an der Veterinärschule). Es ist daher wichtig während der anabolen Phase von LE den Verzehr von Zucker zu vermeiden. Daher sollten süße Speisen erst nach 15.00 Uhr verzehrt werden (Dr. Victor Bott, Frankreich, persönliche Korrespondenz). Wie auch bei Margarine habe ich in meiner eigenen Praxis viele Allergien durch den Ausschluss von Zuckerkonsum zwischen 3.00 Uhr und 15.00 Uhr erfolgreich behandelt.

Hinweise zur Ernährung kranker Hunde (und Katzen)

ERNÄHRUNG UM DIE LE-FUNKTION IN FÜR HD PRÄDESTINIERTE HUNDE ZU UNTERSTÜTZEN	ERNÄHRUNG UM DIE LE-FUNKTION VON WELPEN ZU UNTERSTÜTZEN, DEREN ELTERN ZU HD NEIGEN
Protein drastisch reduzieren (15% für Welpen, 12% für erwachsene Hunde)	Gabe von 2-4 g Natriumascorbat pro Tag für die trächtige Hündin
Vermeidung von Futtern mit synthetischen Antioxidantien; statt dessen Verwendung von Vitamin C und E.	Gabe von 100 mg Natriumascorbat pro Tag für die Welpen im Alter von unter 3 Wochen
Vermeidung von jeglicher Margarine; Verwendung von reinen Pflanzenölen oder Butter.	Gabe von 500 mg Natriumascorbat pro Tag für die Welpen im Alter von 3-4 Wochen
Vermeidung von süß schmeckenden Futtermitteln.	Gabe von 2g Natriumascorbat/Tag für die Welpen im Alter von 4-24 Monaten.
Fütterung von vielen Gemüsen, besonders Brokkoli.	
Supplementierung von Natriumascorbat (2g täglich).	

ERNÄHRUNG FÜR HUNDE MIT NI-ERKRANKUNGEN	*ERNÄHRUNG FÜR KATZEN MIT NI-ERKRANKUNGEN*
2 Eier	¼ Tasse Rinderhack
½ Tasse Fleisch	*¼ Tasse Azuki-Bohnen*
2 Tassen Reis	¼ Tasse brauner Reis
2 Esslöffel Gemüse	2 Esslöffel Frischkäse
1 Teelöffel Honig	1 Esslöffel Gemüse

Hinweise zur Ernährung gesunder Hunde
Mit Bezug auf das, was bereits gesagt worden ist, ist dieser Abschnitt eine kurze Zusammenfassung, wie man eine optimale Ernährung für gesunde

Hunde zubereiten kann. Um eine komplette Mahlzeit zuzubereiten brauchen wir zunächst eine gute Kohlenhydratquelle; Brot, Nudeln, Makkaroni, Reis, Kartoffeln, Bohnen oder Getreide sind angemessen. Dieser Teil kann ausreichend für drei Tage im Voraus zubereitet werden. In dieses mischen wir Protein in der Form von Eiern, Fleisch oder Fisch. Schließlich fügen wir Mineralien, Vitamine, ein wenig Öl und schließlich eine Sardine oder Sprotten hinzu. Hier sind zwei Beispielmenüs:

MENÜ 1	MENÜ 2
400g Hähnchen	3 Eier
3 Tassen Kartoffeln	2 Tassen Reis
1 Sardine	1 Sardine
2 Teelöffel Olivenöl	1 Teelöffel Rapsöl
¼ Teelöffel Knochenmehl	¼ Teelöffel Knochenmehl
¼ Multivitamintablette	¼ Multivitamintablette
Eine Prise Salz	Eine Prise Salz

Hinweise zur Ernährung gesunder Pferde

Es bedarf großer Sorgfalt Pferde mit *frischem Wasser ad libitum* zu versorgen, vorzugsweise aus einem *sauberen Eimer*. Wenn Pferde nach schwerer Arbeit zum Stall zurückkehren können sie sehr durstig sein. Automatische Tränken im Stall sind praktisch und sparen Arbeit, meist füllen sie sich aber zu langsam. Durstige Pferde können das Wasser nicht schnell genug bekommen und können beim Versuch viel Luft aufsaugen. Sie erhalten in der Regel zu wenig Wasser von solchen Anlagen. Damit das Pferd genügend Wasser zu trinken bekommt muss die Trinkvorrichtung mindestens 6 Liter Wasser/Minute abgeben. Dies kann bei der Entstehung von Verdauungsstörungen und Koliken ein Faktor sein.

Es ist wichtig, dass gesunde Pferde ein Heu bekommen, das aus vielen (mindestens 30) Arten von Gräsern, Kräutern, Blumen und harmlosen Unkraut besteht, zusätzlich durch Milchsäure fermentierte Silage, gequetschten oder ganzen Hafer, der frisch und lebendig ist, ein Mineralstoffpräparat ohne Salz, reines Salz separat und Vitamine. Es ist auch wichtig, dass das energiereiche Futter (Hafer etc.) jeden Tag zur gleichen Zeit gefüttert wird (vorzugsweise nach 15.00 Uhr). Plötzliche Futterumstellungen stressen LE und MP. Futterwechsel (auch von Heu)

306

sollte schrittweise über einen Zeitraum von mindestens 14 Tagen vorgenommen werden. Das neue Futter sollte in allmählich zunehmenden Mengen zugeführt werden. Selbst eine neue Ladung Heu vom gleichen Bauern sollte als Futtermittelumstellung gewertet werden, da es von einer anderen Wiese geerntet worden sein kann.

Hinweise zur Ernährung kranker Pferde

Generell benötigen kranke Pferde gute Führsorge und gute Ernährung einschließlich gutem Wassers, guten schimmelfreien Hafers und Heu aus mindestens 30 Pflanzenarten. Bevor wir andere Aspekte der Ernährung für kranke Pferde formulieren, müssen wir zuerst feststellen, welche Prozess Inbalance (Ursache der Krankheit) vorliegt. Beispielsweise:

Prozess Inbalance (Ursache der Krankheit)	Ratschlag
LE Störung	**Verwendung von ausschließlich Raufutter.** Entfernen allen pelletierten Futters. Vermeidung aller verarbeiteten pflanzlicher Fette (Margarine) und süßer Nahrung (Melasse). Reduktion des Proteingehalts auf 12% oder weniger (siehe Anmerkung bzgl. Protein für Pferde oben, Seite XXX). Geben Sie zusätzlich Milchsäure (Säure aus fermentiertem Milchzucker
Muskuläre Störungen (LE,MP)	Füttern Sie eine LE-Diät (siehe oben)
MP, MA, DÜ, DI (Verdauungsstörungen)	Ich rate zu gutem Heu, Heu und mehr Heu (plus mehr Hafer). Geben Sie auch Gentiana (Enzianpflanze). Zusätzlich gelten die generellen Ratschläge bezüglich diätetischer Hygiene und anderer Ratschläge wie oben.
NI Störungen	Entfernen Sie jegliches Salz. Geben sie andere Mineralien (normale Mineral/Vitaminmischungen). Verwenden Sie eine Wolldecke über dem Lendenbereich, um den NI-Bereich jederzeit zu schützen.

Die Bedeutung der Umwelt

Die Bedeutung einer Vielfalt an Stimulation
Monotonie ist langweilig und hat negative Auswirkungen! Wenn wir ständig den gleichen Geräuschen, Geschmäckern, Farben etc. ausgesetzt sind, langweilen wir uns sehr und suchen Veränderung. Wie Menschen brauchen auch Tiere eine interessante Umwelt. Sie benötigen Variationen in der Stimulation aller Sinne – Sehen, Hören, Fühlen, Schmecken und Riechen.

Ich habe viele Fälle gesehen wonach sich Pferde mit der gleichen Art von Ausbildung und Futter nach zwei Monaten im gleichen Stall gelangweilt haben; sie verloren ihre Fähigkeit gute Leistung zu bringen. Doch sobald der Pfleger Vielfalt einführte (Musik, Futterwechsel, neuer Paddock und Wechsel des Training Bereichs) erhöhte sich die Leistung und das Wohlbefinden der Pferde drastisch.

Ich habe Experimente gesehen, in denen die Milchleistung von Kühen erhöht wurde, wenn die Kühe Musik ausgesetzt wurden. Der Ertrag wurde noch weiter gesteigert, wenn die Musik nach einer Weile wieder abgestellt wurde.

Dies zeigt, dass Vielfalt (wechselnde Umweltreize) alle lebenden Organismen stimuliert.

Klang (Geräusch im Gegensatz zu Musik)
Eintönige und mechanische Geräusche schwächen das Immunsystem. (Peter Tompkins und Christopher Bird: „Das geheime Leben der Pflanzen"). Dauergeräusche besonders von Belüftungssystemen in Ställen und Tierhaltungsräumen können einen negativen Einfluss haben. Ich habe oft beobachtet, dass sich das Temperament, der Appetit und das Wohlbefinden der Tiere stark verbessert, wenn man diese Geräusche reduziert oder verändert (durch die einfache Veränderung des Standortes des Lüftungsmotors von unten im Stall nach oben auf ein Lüftungsrohr). Leise, schöne Musik, die 2 bis 4 Stunden pro Tag gespielt wird, hat ebenfalls positive Auswirkungen auf die Tiergesundheit und das Wohlbefinden. Die Vorlieben in Musiktypen von Tieren sind untersucht

worden: klassische indische Musik war am besten, Hard Rock am schlechtesten (Peter Tompkins und Christopher Bird: „Das geheime Leben der Pflanzen"). Musik beeinflusst selbst das Wachstum von Pflanzen. Die Ergebnisse waren ähnlich wie bei Tieren – indische Ragas und Mozart waren am besten, Rockmusik am schlechtesten.

Farben und Gerüche

Die Farbe des Raumes, der Box oder des Stalls ist wichtig. Bestimmte Farben und schöne Möbel lassen Wunden schneller heilen, als wenn Möbel langweilig gefärbt und hässlich sind (Professor Pekka Pöntinen). In Finnland haben Forschungen über Krankenhausumgebungen ergeben, dass Wunden schneller heilten, wenn der Patient ein Fenster mit Blick auf eine schöne Landschaft hatte, als wenn eine Autobahn vor dem Fenster war.

Tiere sind fühlende Wesen mit einem entwickelten Sinn für Ästhetik; hässliche Umgebungen machen sie depressiv. Sie haben auch einen Geruchsinn, der weit mehr entwickelt ist als der menschliche. Wir können uns vorstellen, zu was für Stress dies führen kann, wenn wir Schweine und Geflügel z.B. lebenslang in kleine, schmale, übelriechende Räume einsperren, die oft für Menschen unerträglich sind.

In der alten chinesischen Fünf-Elemente-Theorie stimulieren Sonderfarben bestimmte körperliche Prozesse. Die Farben für die Hauptprozesse sind wie folgt:

FARBE	STIMULIERT DIE PHASE VON:
Rot	Feuer
Gelb	Erde
Weiß	Metall-Luft
Schwarz	Wasser
Azur (blaugrün)	Holz*

Es ist hilfreich, das Innere des Stalles in blau-grünen mediterranen Farben zu streichen, weil bei Pferden die LE-Funktion am wichtigsten ist (und Prozessinbalance der LE die häufigste Erkrankung darstellt). Dies gilt auch für Hunde mit HD.

Ich habe oft festgestellt, dass Patienten mit einem Mangel in einem Meridian die Farbe aufsuchen, die den Prozess dieses Meridians stimuliert. Ich erinnere mich an eine Künstlerin, welche nur gelbe Bilder malte. Sie war berühmt für diese Bilder. Nach Behandlung und Heilung ihres MP-Meridians war sie zu ihrer Enttäuschung nicht mehr fähig, viel in Gelb zu malen.

Fengshui und die Bedeutung der Raumorientierung und Platzierung
Fengshui *(Wind und Wasser)*, ein Element der östlichen Architektur, ist ein Thema von besonderem Interesse. Das Prinzip ist einfach: vom Menschen geschaffene Strukturen sollen in Bezug auf die in der Natur vorbestehenden Erdenergien (Ley-Linien, geophysikalische Energielinien, usw.) gestaltet werden. Auch wenn es in der westlichen Kultur wenig geschätzt wird, wird es in der östlichen Kultur als sehr wichtig angesehen. Zum Beispiel werden in Hong Kong, einer Bastion des Kapitalismus, viele kommerzielle Gebäude mit dieser Idee im Kopf geplant und ausgerichtet. Im Westen finden einige Kurse in dieser Disziplin statt.

In der Theorie des Fengshui ist *die Richtung von Türen, Fenstern und Wänden im Verhältnis zu anderen Elementen in der unmittelbaren Umgebung wichtig*. Auch die Richtung, in die Lebewesen (durch den Menschen) gezwungen werden, sich in Relation zu diesen Elementen zu orientieren, ist wichtig. Wir werden drei Aspekte berücksichtigen:

- Die Ausrichtung von Türen und Fenstern
- Die Ausrichtung des Kopfes bei Mensch und Tier
- Die Anwesenheit geopathischer Strahlung, welche im Anhang weiter diskutiert wird (siehe Seite XXX)

Ausrichtung von Türen und Fenstern
Türen und Fenster sollten nicht einer Straße, einem Misthaufen oder anderen „negative" Energien zugewandt sein. Ich vermute, dass Straßen und Mist nicht an sich negativ sind. Doch Lärm und Bewegung (Gegensätze von Ruhe und Gelassenheit) prägen das Qi von Straßen und Fäulnis und Verfall (Gegenteil von Wachstum) prägen das Qi von Mist. Somit könnte eine ständige Exposition gegenüber diesen Qi-Formen schädliche Auswirkungen haben.

310

Orientierung des Kopfes bei Menschen und Tieren

Die meisten Menschen verbringen 7-9 Stunden – ca. 33% ihres Lebens – im Bett und im gleichen Teil des Bettes. Abgesehen von seiner Qualität (Rückenunterstützung und Komfort) und seiner Position (ob über geopathischen Feldern oder nicht, siehe unten) ist die Ausrichtung des Bettes wichtig; Menschen, die mit dem Kopf in Richtung einer nahegelegenen Straße ausgerichtet schlafen, können unter negativen Auswirkungen leiden. Die Orientierung des Kopfes bei Tieren, deren Ausrichtung vom Menschen vorgegeben wird, ist auch wichtig; Tiere, die mit dem Gesicht in Richtung Straße stehen müssen, können negative Auswirkungen erleiden. Da die meisten Tiere nicht in Einzelständen gehalten werden und sich einen bevorzugten Schlafplatz suchen können, ist dies bei Tieren weniger wichtig als bei Menschen.

Die Anwesenheit von Wasserlinien (und die Bedeutung deren Richtung)

Grundwasser fließt in natürlichen Felsspalten, welche man Aquifern nennt. Diese Risse können von fünf bis mehrere Hundert Meter tief im Erdgestein liegen. Ein Grundwasserleiter hat in der Regel negative Auswirkungen auf Mensch und Tier, die sich direkt darüber befinden, z.B. in einem Bett oder einer Anbindehaltung im Stall. Die Richtung, in der das Wasser im Aquifern fließt ist wichtig für die Art und Weise, in welcher diese negative Energie auf das Tier oder den Menschen einwirkt. Diese Richtungen werden im Folgenden zusammengefasst. Wenn eine Wasserleitung von Norden „angreift", kann es NI schaden. Wenn der „Angriff" aus Osten kommt, kann es der LE schaden. Der Ort (Bett, Stand, etc.) unter dem sich zwei Grundwasserleiter kreuzen – normalerweise in zwei verschiedenen Tiefen – ist in der Regel besonders schädlich für Mensch und Tier.

Die Bedeutung der Richtungen

Die gewohnte Richtung, in der Menschen oder angebundene Tiere im gleichen Bett oder Stall schlafen ist wichtig. Verschiedene Energien kommen aus verschiedenen Teilen des Kosmos, wie unten angegeben. Energien.

aus dem Norden stimulieren (oder schädigen)	NI
aus dem Süden stimulieren (oder schädigen)	HE
aus dem Westen stimulieren (oder schädigen)	LU
aus dem Osten stimulieren (oder schädigen)	LE

Anmerkung: *Ist die kosmische oder terrestrische Energie gutartig, so ist sie hilfreich und stimuliert das betroffene Organ. Ist sie schädlich, kann sie das Organ in Frage schädigen. In der Indischen Tradition sind kosmische Energien in der Regel hilfreich, irdische in der Regel schädlich.*

Viele alte Kulturen wussten dies. Heute bewahren Bauern in Süddeutschland, der Schweiz und Österreich immer noch Spuren dieses Wissens. Mir wurde gesagt, dass sachkundige Landwirte ihre Kuh-Stände mit dem Kopf nach Norden ausrichten, während sie ihre Pferde Richtung Osten anbinden. Diese Orientierung stimuliert die Prozesse, welche die Bauern dieser Gegenden seinerzeit stärken wollten – NI der Kühe für die Reproduktion, LE der Pferde für Muskelarbeit. Heute, wegen des Zustandes der Leber bei allen Spezies, würde ich Bauern empfehlen ihre Kühe und Pferde nach Osten auszurichten.

Es ist besonders von Vorteil, wenn wir die Orientierung des Tieres verändern. Dies erlaubt es einem, ein erkranktes Tier in die korrekte Richtung zu stellen, in dem sein Mangelprozess stimuliert wird. Um das zu tun, müssen wir den schwächsten Prozess kennen.

- Richten Sie eine Kuh mit Mastitis (MA Imbalance) nach Osten aus
- Richten Sie eine Kuh mit Ketose (oder ein Pferd mit Azoturie) (LE-Imbalance) nach Osten aus
- Richten Sie ein Schwein mit Fortpflanzungsstörungen (NI-Mangel) Richtung Norden aus

Anhang von Interesse für Tierhalter und menschliche Patienten mit unerklärlichen Krankheiten

Um zu entscheiden was besonders vorteilhaft im Hinblick auf die Ausrichtung und Platzierung des Bettes oder Tierstalls ist, müssen wir wissen:

- Die individuelle Schwäche des Subjekts (schwächster Prozess oder Struktur)
- Das mögliche Vorhandensein von Grundwasserleitern oder geopathischen Energielinien, besonders von Linien die unter Arealen kreuzen, wo das Subjekt jeden Tag viel Zeit verbringt – im Bett, im Arbeitsbereich (der genaue Arbeitsplatz in dem die Person ca. 8 Stunden am Tag in einer Fabrik oder einem Büro verbringt etc.), oder der Lieblingssessel hausgebundener Patienten usw.

Das Prinzip der korrekten Orientierung und Position des Bettes ist einfach:

- Suchen Sie mit einem Kompass die Himmelsrichtung, die den schwächsten Prozess in Frage stärkt
- Schlafen Sie mit dem Kopf in die Richtung, welche den schwächsten Prozess stimuliert
- Vermeiden Sie es, viel Zeit direkt über Grundwasserleitern oder geopathischen Energielinien (siehe Seite XXX) zu verbringen; sie und ihre Richtungen schwächen den schwächsten Prozess in Frage weiter

Bewegen Sie das Bett, den genauen Arbeitsplatz oder den Lieblingssessel des hausgebundenen Patienten um mindesten einen halben Meter von Grundwasserleitern oder geopathischen Energielinien weg, besonders solchen, die sich schneiden oder kreuzen.

Biorhythmen

Biorhythmus-Akupunktur wird therapeutisch bei allen Spezies angewendet. Ich habe es mit gutem Erfolg besonders bei Kühen ausprobiert. Die Methode ist einfach und baut auf Erfahrungen aus Japan auf, wo sie seit Jahren mit ebenso guten Ergebnissen verwendet wird wie konventionelle Akupunktur (persönliche Korrespondenz von Dr. Bentze). Auch scheint das Biorhythmus-Verfahren ein sehr erfolgversprechender Weg zu sein, um Krankheiten vorzubeugen.

Das einzigartige Prinzip der Biorhythmus-Akupunktur ist, dass die Punkte nach der Tageszeit, in der die Behandlung stattfindet ausgewählt werden, also nach dem Prinzip der Horary Punkte. In diesem System werden die Punkte nicht nach den üblichen Kriterien (Symptomenkomplex, Kommandopunkte, Mu + Shu Punkte, Lokale + Fernpunkte etc.) ausgewählt. Während ein Akupunkteur, der nicht mit diesem Konzept vertraut ist, in der Regel den Patienten untersucht, Fragen stellt und den Puls prüft, prüft ein Akupunkteur, welcher mit der Biorhythmus-Akupunktur vertraut ist, lediglich die Zeit in Bezug auf die Qi-Uhr. Er/Sie notiert die Zeit und nadelt den Punkt, der dieser Tageszeit entspricht. Wie bereits erwähnt erzielt dieses Verfahren genau so gute Ergebnisse wie die herkömmliche Akupunktur.

Dies störte mich über mehrere Jahre hinweg. Doch nachdem ich gesehen hatte, wie schwierig es für einen Landwirt ist, ordnungsgemäß zu diagnostizieren um Rinderkrankheiten vorzubeugen, dämmerte es mir, dass die Biorhythmus-Akupunktur für diesen Zweck ideal sein könnte. Seitdem hat sich meine persönliche Erfahrung bestätigt, dass sie in ca. 60% der Fälle hilft.

Bevor ich beschreibe, wie diese Methode verwendet wird, möchte ich die Mechanismen, die den Effekt verursachen, beschreiben.

Mechanismen des Biorhythmus-Effekts

Wenn wir die Prozesse im Körper als ein sich rhythmisch bewegendes Pendel betrachten, kann jede Prozessimbalance eine Unregelmäßigkeit (oder ein „Eiern") in der Bewegung des Pendels verursachen. Diese Unregelmäßigkeit wiederholt sich jedes Mal, wenn das „Pendel" diesen

314

Punkt wieder passiert (den Ort der Prozessimbalance). Es gibt dann zwei Möglichkeiten, dies zu korrigieren.

1. Man kann die Prozessinbalance identifizieren und diesen Prozess stimulieren (dieses Buch behandelt diese Denkweise).
2. Man kann dem „Pendel" einen extra Schub geben, wo immer es zu dieser Zeit ist, damit der Schwung mehr Energie bekommt. Somit bekommt es mehr Leistung, einen stärkeren Impuls, so dass er die Prozessinbalance selbst korrigiert, d.h. es findet eine Selbstheilung statt.

Die Biorhythmus-Methode
Die in der Biorhythmus-Therapie verwendete Methode ist es, *einen oder mehrere verschiedene Biorhythmen zu stimulieren, wenn sie auf ihrem Höhepunkt sind*, d.h. wenn sie auf ihrem maximalen Qi-Pegel sind. Hierdurch wird das Qi allgemein erhöht um Krankheiten vorzubeugen oder zu kurieren.

Wir wählen die Intensität der Behandlung. Je nachdem wie schnell wir den Zustand verbessern wollen oder wie sehr wir eine Krankheit verhindern wollen, können wir in einem einwöchigen oder zwölf Rhythmen am Tag behandeln. Wenn wir ein, zwei, drei oder vier Prozesse über einen Zeitraum von 3-4 Wochen jeden Tag an ihrem Höhepunkt behandeln, mit ein paar Monaten Abstand zwischen den Behandlungszyklen, können wir ein Gleichgewicht im Körper schaffen und Unregelmäßigkeiten behandeln, bevor es möglich ist sie durch Pulsdiagnose oder Läsion-Symptomkomplexe zu entdecken.

MERIDIAN	QI UHRZEIT (BESTE BEHANDLUNGSZEIT)	STUNDENPUNKT (HORARY-PUNKT)*
LU	0400h	LU08
DI	0600h	DI01
MP	0800h	MA36
MA	1000h	MP03
HE	**1200h**	**HE08**
DÜ	1400h	DÜ05
BL	1600h	BL66
NI	1800h	NI10
PE	2000h	PE08
3E	2200h	3E06
GB	**2400h**	**GB41**
LE	0200h	LE01

So lange wir zur besten Zeit behandeln (siehe Tabelle oben), ist es egal ob wir den Horary-Punkt, den Rücken-Shu Punkt, den Ting Punkt oder den Quellpunkt des ausgewählten Prozesses stimulieren, oder das homöopathische Mittel verabreichen, welches dem Meridian entspricht – all diese Methoden können helfen. Wir können mehrere dieser therapeutischen Modalitäten kombinieren indem wir zur gleichen Zeit, zu der wir den Punkt in Frage nadeln, das homöopathische Mittel verabreichen. Auf diese Weise können wir Krankheiten vorbeugen.

316

Tabelle homöopathischer Mittel, um verschiedene Prozesse zu stimulieren; es ist am besten, wenn diese Mittel zum Zeitpunkt des maximalen Qi des jeweiligen Prozesses gegeben werden

Phase	Yin Meridian	Stimulierendes Mittel	Yang Meridian	Stimulierendes Mittel
Holz	LE	Stann.met D6	GB	Colocyntis D12
Feuer	HE	Aur.met D12	DÜ	Plumb.met. D30
Feuer	PE	Staphisagria D12	3E	Silicea D30
Erde	MP	Thuja or Ars.alb. D30	MA	Nux.vom. D12
Metall	LU	Carbo.veg D12	DI	Aluminum.met D12
Wasser	NI	Phos D12	BL	Kali.carb. D6

317

Anhang I
Geopathische Strahlung und Krankheit
Ley-Linien

Die folgende Beschreibung der Geschichte der Erdstrahlung wurde in den Jahren 1982 – 1989 geschrieben. In dieser Zeit bezog ich mich auf die traditionelle Beschreibungen und Beobachtungen der Erdstrahlung, auch wenn ich bereits 1985 anfing, die Strahlung mit meinen eigenen Augen zu sehen und auch mehrere Phänomene beobachtete, die nicht ganz dieser Tradition entsprechen. Am 4. Februar 2006 machte meine Beobachtung der allumfassenden Energie der Natur einen großen Sprung. Dies veränderte meine Sicht bezüglich Erdstrahlen in den folgenden Jahren völlig.
In Teil zwei werde ich diese veränderte Ansicht im Detail beschreiben.
Zunächst aber werde ich in Teil eins die traditionelle Erklärung von Erdstrahlen und ihren Auswirkungen auf das Leben beschreiben.

Teil 1 – die traditionelle Erklärung, Beobachtung und Ansicht in Bezug auf Erdstrahlen

Ich habe oft gehört wie Leute sagen, dass sie durch das Schlafen an bestimmten Orten krank werden. Sie hatten dort seit 5 bis 20 Jahren geschlafen und wenn ich sie fragte, warum sie nicht umgezogen sind, waren sie erstaunt. Sie antworteten „Sicherlich kann es doch keinen Unterschied machen, wenn ich woanders schlafe?"

Ein Bauer rief mich an um eine Kuh mit Mastitis zu behandeln. Als er bemerkte, dass alle Kühe, die in diesem spezifischen Stall gehalten worden waren zu irgend einem Zeitpunkt krank geworden waren fragte ich ihn, warum er diesen Stall denn nutzte, wenn dies der Fall war. Er hatte keine Antwort. Bei näherer Untersuchung fanden wir heraus, dass zwei Grundwasserleiter direkt unter dem Stall kreuzten. Die Energieverzerrung über den Aquifern hatte alle Tiere geschwächt die darüber liegenden Stall gehalten wurden. Ich riet dem Bauern, diesen Stall als Werkzeugschuppen zu nutzen und die Kühe umzustellen. Danach verbesserte sich die Gesundheit der Kühe entscheidend.

Diese Beispiele zeigen, dass einige Menschen erkennen, dass bestimmte, präzise Standorte nicht gut für sie oder ihre Tiere sind, aber sie die notwendigen Schritte nicht unternehmen, um die pathologischen Einflüsse zu vermeiden. Die Beispiele zeigen auch, dass ein Mangel an Allgemeinwissen über diese Art von Einfluss herrscht. Menschen wissen oft, dass etwas auf sie wirkt, aber sie wissen nicht, was es ist. Daher fällt es ihnen schwer, daran zu glauben. Sie ziehen oft Rückschlüsse auf die Wirkung dieser „Macht", sind aber unsicher, wie man sich vor ihr schützen kann. Es ist wichtig, offen über diese Phänomene zu sprechen, damit die Menschen wissen wie sie mit Hilfe von verfügbarem Wissen Schutzmaßnahmen ergreifen können.

Es ist sehr wichtig zu vermeiden, Menschen oder Tiere über geopathischen Bereichen einzusperren! Schon eine Entfernung von wenigstens einem halben bis einem Meter kann der Gesundheit sehr zuträglich sein.

Geschichtlicher Hintergrund
Erdstrahlungen und Strahlung von Grundwasserleitern (Aquifern, natürliche Wasserwege in unterirdischen Felsspalten) haben eine lange Tradition. Die früheste Erwähnung, die ich nachvollziehen konnte, ist aus den Büchern Moses. Die Geschichte erzählt von den Israeliten, die in der Wüste dürsten. Moses nahm seinen Stock, schlug auf einen Felsen und heraus sprudelte Wasser. Der deutsche Ausdruck „Rutenschläger" verweist auf die europäische Tradition von Wahrsagern, die mit Y-förmigen Ästen aus Hasel oder anderen Bäumen unterirdisches Wasser oder Metalle aufspüren.

Es gibt in der Geschichte viele Referenzen auf solche Ereignisse. In China wird erwähnt, dass Kaiser Kuanggu bereits 2400 v. Chr. ein Gesetz erließ, wonach ein für die Bebauung vorgesehenes Stück Land vorher in Bezug auf geopathische Strahlung untersucht werden musste. Mehrere Indianerkulturen in Amerika haben die gleichen Regeln. Wenn man ein Zelt errichten oder ein Lager bauen wollte, musste man sich hinsetzen und mit den Geistern sprechen, die Wirkung der Geister fühlen um den richtigen Platz zu finden. Besonders die Hopi-Indianer in Amerika haben diese Tradition. In Indien finden wir die gleiche Tradition, wobei es von großer Bedeutung ist, den richtigen Platz für das Bett zu finden. Mehrere

Holzschnitzereien aus den 14.-16. Jahrhundert zeigen Wahrsager (Zweig-Träger) die nach Wasseradern suchen.

Elektromagnetische Felder der Erde (EMF)

In Bezug auf die Zusammenfassung der Forschung von Dr. Becker auf Seite 00 ergeben sich wesentliche Schlussfolgerungen:

- Über Millionen von Jahren haben sich unsere Biorhythmen in den fluktuierenden elektromagnetischen Feldern der Erde (EMF) entwickelt und sind von diesen abhängig.
- Krankheit tritt auf, wenn die EMF (besonders die vom Menschen verursachten) zu stark sind und auch, wenn die der Erde verzerrt sind.

Biorhythmen

Biorhythmen führen den Körper. Die Variationen in unseren Prozessen sind Manifestationen dieser Rhythmen.

Die Lebensrhythmen, die wir übernehmen (unsere üblichen Muster oder festen Zeiten um zu Schlafen, Essen, Arbeiten etc.) beeinflussen unsere Körperfunktionen und Energetik, und umgekehrt.

Die EMF der Umwelt beeinflussen uns. Elektrische Felder, Radio und TV, Hochfrequenzstrahlung wie Alpha, Beta- und Gamma-Strahlung, die kosmische Strahlung und geopathische Strahlung beeinflussen uns. Wir begegnen diesem Einfluss in unserem Alltag als Klang, Licht und anderer elektromagnetische Strahlung, die wir normalerweise nicht mit unseren Sinnen wahrnehmen.

All diese Arten von EMF beeinträchtigen sich gegenseitig. Diese komplizierten Strukturen beeinflussen die Organe des Körpers, Prozesse und Biorhythmen. Daher variiert der Einfluss von einem Individuum zum anderen und von einem Ort zum nächsten. Wir können deshalb nicht vorhersagen, welcher Mensch oder welches Tier Erkrankungen entwickeln wird, wo diese Erkrankungen auftreten oder welche spezifischen Erkrankungen sich zeigen werden. Ungeachtet dessen ist es jedoch sehr wichtig, die Ursache zu diagnostizieren.

Wie Dr. Becker folgert ist es wichtig, normale EMF so wenig wie möglich zu stören und vom Menschen verursachte und künstliche Felder sowie übermäßige natürliche Felder zu begrenzen. Soweit möglich sollten wir daher vermeiden:

- Starke künstliche EMF von Mobiltelefonen, Hochspannungstransformatoren, elektrischen Anlagen und Hochspannungskabeln etc.
- Starke geopathische Strahlung, besonders über kreuzenden Wasseradern.

Wir sollten versuchen unsere Fähigkeit, diese Reize zu erkennen zu entwickeln (oder Hilfe von denen suchen, die es können) und wir sollten so viele Menschen wie möglich über diese schädlichen Wirkungen informieren. In der klinischen Praxis sollten wir in schwierigen Fällen prüfen, ob sie Einfluss nehmen.

Unten sind einige Symptome und Effekte zusammengefasst, die man als Folge der chronischen Belastung mit übermäßiger EMF oder geopathischer Strahlung erwarten kann, besonders von (kreuzenden) Aquifern (Wasseradern).

Auswirkungen geopathischer Strahlung

Pflanzen
Die Wirkung von geopathischer Strahlung auf Pflanzen wurde im späten 19. Jahrhundert erfasst. Die ersten Beobachtungen kamen aus Deutschland. Sie beobachteten, dass Obstbäume, vor allem Apfelbäume, versuchen, von geopathischer Strahlung weg zu wachsen. Sie werden krumm und verformt. Der Stamm kann sich in zwei Teile aufteilen und die Zweige, die direkt über der Strahlung wachsen, sind missgebildet. Kirschbäume entwickeln verkümmerte, missgebildete Zweige und Geschwüre, wie wir sie oft an Birken sehen. Geschwüre oder Tumore an Birken kommen besonders in Gebieten mit starker Strahlung vor. Hier können wir ganze Gruppen von Birken voll sogenannter „Krähennestern" oder Krebstumoren sehen. In Gartenhecken kann man die Auswirkungen von geopathischer

Strahlung deutlich sehen, weil die Büsche nur wenige und kleine Blätter haben und nicht gut aussehen.

Es ist erwiesen, dass diese Tumoren an Bäumen durch Viren verursacht werden. Dies erklärt aber nicht, warum manche Bäume angegriffen werden und andere nicht. Es ist das gleiche bei Menschen und Tieren. Viren und Bakterien umgeben uns immer, aber Krankheit kann nur unter bestimmten Bedingungen ausbrechen. Es ist sehr wichtig nicht die Viren oder Bakterien an sich als Ursache der Krankheit zu sehen, sondern Stress-induzierte Immunsuppression, also die Reduzierung der Widerstandskraft des Organismus gegen diese Pathogene. Die Widerstandskraft ist reduziert wenn wir lange Zeit übermäßigen EMF ausgesetzt sind, d.h. geopathischer Strahlung, Elektroinstallationen, TV, Heizkabel im Boden etc.

Tiere
In meiner Praxis fand ich es fast unmöglich Tiere oder Menschen erfolgreich zu behandeln, solange sie dem auslösenden Stressor ausgesetzt bleiben. Im Gegensatz dazu verbessern sich meine klinischen Ergebnisse deutlich, wenn ich dem Halter oder Patienten zeigen kann, wie sie dem Stressor entgehen oder ihn neutralisieren können. Chronischer Stress und geopathische Strahlung verringern die Immunkompetenz und schwächen das Immunsystem. Tiere, die sich frei bewegen können, scheinen Bereiche mit schädlicher Strahlung zu vermeiden. Dies ist bei den meisten bekannten Haustieren der Fall. Zwingt man allerdings Tiere dazu, eine lange Zeit in einem Bereich mit schädlicher elektromagnetischem Einfluss zu bleiben, kann dies Stress verursachen. Tiere, die chronisch geopathischer Strahlung ausgesetzt sind, zeigen sich anfälliger für Infektionen, Ketose, Unfruchtbarkeit und schlechte Entwicklung als die, die ihr nicht ausgesetzt sind.

Tiere, die Strahlung aufsuchen
Bestimmte Tiere wie Eulen, Fledermäuse und Katzen, suchen für ihre Wohnstätten Bereiche mit starker Strahlung auf. Traditionell wurden diese Tiere mit Dunkelheit oder bösen Mächten in Verbindung gebracht. Auch andere Tiere wie Ameisen, Bienen oder Wespen, zeigen Affinität zur Erdstrahlung. Schwärmende Bienen lassen sich oft in Bäumen nieder, die über straken Bereichen der Strahlung wachsen. Ameisenpfade folgen in der

323

Regel einer Wünschelruten-Reaktionslinie. Wir können oft Strahlungsbereiche daran sehen, wie die Ameisenpfade aus dem Nest führen. Man hat Experimente ausgeführt, um Ameisennester vor geopathischer Strahlung abzuschirmen. Das Ergebnis war, das die Ameisen das Nest im nächsten Jahr verlassen haben. Sie zogen es vor den Winter nicht in einem Nest zu verbringen, dass keine Strahlung hatte (Rupert Sheldrake). Eine weitere mögliche Erklärung ist, dass ein Nest über einer starken Wünschelruten-Zone in der Regel Grundwasser direkt unter sich hat.

Auch wenn andere Tiere es vermeiden, über geopathischen Strahlungslinien zu verweilen, folgen sie oft solchen Linien für ihre Wege. Wenn wir in Betracht ziehen, dass das Pflanzenwachstum an diesen Linien entlang kleiner ist, wäre es natürlich, dass die Tiere sich da bewegen, wo das Durchkommen am leichtesten ist. Wir können also nicht sagen, dass sie dem Pfad der Strahlung folgen, sondern den geringsten Widerstand wählen.

Menschen
Wie bei Tieren hat eine übermäßige oder qualitative negative EMF (geopathische Strahlung oder andere Felder) schlechten Einfluss auf Menschen. Die Wünschelruten-Literatur in vielen Ländern beinhaltet eine Litanei von hunderten von Erkrankungen, die durch geopathische oder schädliche EMF verursacht werden. Dazu gehören Schlaflosigkeit, Neurasthenie, Depressionen, plötzlicher Säuglingstod, Asthma, Gelenkschmerzen und Arthritis, Krebs, degenerative Krankheiten wie Multiple Sklerose etc. Ich habe viele Beispiele in meiner Praxis gesehen.

- Kinder, die monatelang weinen und weinen, bis man ihre Betten einen halben Meter wegbewegte
- Ältere Menschen mit chronischen Geschwüren und Infektionen, die schnell heilten, nachdem man ihr Bett umstellte

Vieles deutet darauf hin, dass Strahlung von Stromleitungen und Transformatoren bei Menschen, die lange Zeit unter ihnen oder in der Nähe leben, Krankheiten auslösen. Mehrere Beobachtungen betreffend Kindergärten und Wohnhäusern, die unter Hochspannungsleitungen liegen, scheinen negative Effekte auf die Kinder und Erwachsenen an solchen Orten zu zeigen.

Schutz vor übermäßigen EMF

Die Literatur der nationalen Gruppen von Rutengängern aus Amerika, Europa und Australien ist reich an Fallbeispielen vor allem menschlicher Erkrankungen, die durch diese Effekte verursacht wurden und innerhalb weniger Wochen auf deren Korrektur oder Beseitigung reagierten. Wenn üblichere Methoden der konventionellen und ganzheitlichen Medizin einem Patienten nicht helfen, sollte man immer seinen/ihren Schlaf- und Arbeitsplatz auf schädliche Einflüsse von geopathischen Zonen oder anderen elektromagnetischen Feldern prüfen.

In den letzten Jahren haben einige Leute ihre Häuser gegen alle Arten von EMF abgeschirmt. Das ist keine gute Praxis, da es auch das normale EMF der Erde entfernt, welches nötig und gesundheitsfördernd ist. Eine komplette Abschirmung gegen normale EMF kann problematische Konsequenzen für unseren Biorhythmus haben.

Ich betone, dass wir nur in Bereichen wo EMF übermäßig oder schädlich sind versuchen sollten sie zu vermeiden oder uns abzuschirmen. Es gibt drei hauptsächliche Möglichkeiten, sich vor EMF (Strahlung) zu schützen.

a) Den Einfluss variieren
b) Sich vom Einfluss entfernen
c) Sich von dem Einfluss abzuschirmen

Den Einfluss variieren: Dies ist wahrscheinlich der beste Weg, um die Störung zu behandeln. In der Praxis sieht man, dass Störungen auftreten, wenn der Körper lange Zeit in der gleichen Weise oder auf die gleiche Art von Frequenz oder Strahlung ausgesetzt ist. Wir können chronische Belastung durch den negativen Einfluss vermeiden, wenn wir regelmäßig den Ort, in dem Tiere gehalten werden, den Arbeitsplatz oder die Position des Bettes variieren. Die Kopfrichtung im Bett monatlich zu wechseln kann dies ebenfalls erreichen. Wenn man ein Doppelbett hat, kann man einen Monat auf der einen Seite, den nächsten auf der anderen Seite schlafen, erst mit dem Kopf in eine, dann in die andere Richtung.

Sich vom Einfluss entfernen: Wenn wir uns von einer schädlichen Zone entfernen wollen, müssen wir erst seine exakte Lage bestätigen. Dann müssen wir einen Platz finden wo die Strahlung nicht vorkommt oder nur leicht vorhanden ist.

Sich vom Einfluss abschirmen: Wegen begrenztem Platz oder Geld haben die meisten Menschen Schwierigkeiten neue Schlafplätze zu finden oder diese Plätze für sich und ihre Tiere regelmäßig zu variieren. In solchen Fällen kann eine Abschirmung sehr nützlich sein. Die Abschirmung basiert auf drei Methoden:

- Umleitung der Strahlung
- Ansammlung und Entladung der Strahlung
- Veränderung der Strahlung

Umleitung der Strahlung: Um geopathische Strahlung umzuleiten können wir elektrische Kabel verwenden, in der Regel Kupferdraht oder Spule. Die Spule wird um die Box, den Stall, das Bett, den Stuhl oder den Platz, der abgeschirmt werden soll, festgezurrt und geerdet, indem man es an ein Wasserrohr aus Metall lötet oder eine Kupferspitze in der Erde versenkt. Andere Materialien, die elektromagnetische Strahlung abschirmen können scheinen Rasen (Torf), Torf aus dem Moor und Bleiplatten zu sein. Die Firma Älma (Schweden) verkauft Betteinlagen aus Torf, welche die Auswirkungen von EMF zu stoppen oder zu verändern scheinen. Auch Bleiplatten können EMF blockieren, wenn sie dick genug sind. Deutsche Experimente suggerieren, dass die Platten mehrere Zentimeter dick sein müssen. Dünne Bleiplatten (einige mm dick) scheinen zunächst effektiv zu sein, verlieren ihre blockierende Eigenschaft aber nach ein paar Monaten. Dies kann aufgrund von Mikroperforationen sein, die elektronenmikroskopisch sichtbar sind (persönliche Korrespondenz von ALMA, Schweden).

Ansammlung und Entladung der Strahlung: Eine Art Speicher aus Kunststoffschichten scheint effektiv zu sein. 15 bis 20 Kunststoffschichten

326

werden unter dem Bett platziert. Dies scheint für ein paar Monate zu funktionieren. Ich weiß nicht, wie man dies bei Großtieren durchführen könnte, aber für Kleintiere sollte es leicht sein. Danach muss man den Kunststoff „entladen" indem man ihn auf feuchten Boden legt oder wäscht.

Neutralisierung der schädlichen Wirkung: Um schädliche Strahlung zu neutralisieren können Magnete verwendet werden. Wenn wir die Strahlung einem Magnetfeld aussetzen so scheint es, dass wir die EMF modifizieren können, so dass sie keine Krankheiten mehr verursachen. Ich habe mehrere verschiedene Anordnungen von starken und schwachen Magneten gesehen, die geopathische Strahlung so verändert haben, dass der pathologische Effekt aufgelöst wurde. Die Verwendung von Torf fällt in diese Kategorie, da es scheint, dass der Torf die Strahlung verändert anstelle sie abzuschirmen oder umzuleiten.

Aufspüren von schädlicher Strahlung
Drei wichtige Methoden werden verwendet, um schädliche Strahlung aufzuspüren:

- Wünschelruten
- Technische Geräte um elektromagnetische Strahlungen zu erkennen
- Biologische Prüfung mit lebenden Organismen

Wünschelruten
Deutsche Experimente mit mehreren hundert Studenten in der Zeit zwischen den beiden Weltkriegen zeigten, dass einige Menschen sofort reagierten, wenn sie Strahlung ausgesetzt waren. In diesen und anderen „schädlichen Zonen" fühlten sich einige Menschen unwohl oder schwindelig und sahen Punkte vor ihren Augen (Flimmern). Der Blutdruck sank um bis zu 20-30 mm/Hg im Vergleich wenn er vorher gemessen wurde und während sensible Menschen sich über Zonen starker Strahlung aufhielten.

Die Wünschelrutenreaktion wird über den parasympathischen Teil des vegetativen Nervensystems übertragen. Das vegetative Nervensystem, welches wir in der Regel nicht bewusst beeinflussen können, steuert die Atmung, Herzfrequenz, Blutdruck, Blutkreislauf, Verdauung und Peristaltik der Verdauungsorgane, Harn-Filtrationsrate und andere Organfunktionen. Messung von Blutdruck und Herzfrequenz können Veränderungen zeigen, wenn ein sensibler Mensch über einen schädlichen Bereich platziert wird (Rupert Sheldrake). Alternativ kann man, wie schon seit der Antike üblich, Schadstellen mit Wünschelruten finden. Der Rutengänger hält eine Wünschelrute (Y-Stock) oder ein anderes Wünschel-Instrument (Pendel, Winkeleisen etc.) in den Händen. Wenn das autonome System des Körpers den schädlichen Einfluss erkennt, erhöht es den Muskeltonus. Dies bewirkt, dass sich das Wünschel-Instrument bewegt oder anders verhält, was die Lage des schädlichen Einflusses kundtut.

Technische Geräte, um elektromagnetische Störungen zu erkennen: Wenn ein Transistorradio bei ausgefahrener Antenne auf „weißes Rauschen" eingestellt ist, kann das Geräusch sich ändern, wenn der Suchende sich über eine Zone bewegt, die ein verzerrtes EMF hat. Andere elektronische Messgeräte, wie ein empfindliches Magnetometer, welche EMF registrieren können, geben weitere objektive und quantitative Beweise. Jedoch ist diese Ausrüstung teuer und schwer aufzutreiben. Experimente mit einer Vielzahl von elektronischen Geräten haben gezeigt, dass sie den zusätzlichen Nachteil haben, dass sie qualitativ nicht zwischen krankheitserregenden und harmlosen EMF differenzieren können. Begabte Rutengänger haben diese Fähigkeit allerdings als angeborene Reaktion.

Aufspüren schädlicher Einflüsse durch biologische Prüfung mit lebenden Organismen: Wir können die negativen Auswirkungen schädlicher Strahlung durch biologische Prüfung mit lebenden Organismen nachweisen. Schädliche Einflüsse hemmen die Immunität, das Wachstum oder die Gesundheit von Pflanzen, Menschen und Tieren oder beeinflussen sie negativ. Der schädliche Einfluss wird durch die Beobachtung ihrer Auswirkungen auf das Wachstum von Hecken, Pflanzen oder Obstbäumen bestätigt, und wo die Pflanzen gedeihen oder kümmern und welken (Peter Tompkins und Christopher Bird: „Das geheime Leben der Pflanzen"). Dieses Verfahren dauert lange und ist nicht so zweckmäßig um Krankheiten vorzubeugen als die anderen oben beschriebenen Methoden.

328

Teil 2 – Meine Auffassung, Erklärung und Beobachtung von Erdstrahlen, seit ich sie selbst sehen kann.

Zuerst ein wenig über meine Erfahrungen mit Erdstrahlen

1. Das Sehen der „Wasser"-Linien oder Ley-Linien.
2. Das Sehen der ätherischen Matrix von Lebewesen.
3. Das Sehen der Astralmatrix lebendiger Wesen.

Das Sehen von „Wasser"-Linien oder Ley-Linien
Im Sommer 1985 sah ich plötzlich ein Netz dicker, schwarz glänzender, schlangenartiger Bänder, welches über die Berge verlief[2]. Ich war mit einem Freund von mir unterwegs (Ragnar Widerheim-Paul), welcher im Umgang mit der Wünschelrute als Instrument um Wasserlinien oder Ley-Linien zu finden erfahren ist. Wir verbrachten den ganzen Tag damit die Positionen der Ley-Linien die ich gesehen hatte zu prüfen und wieder zu prüfen und wir stimmten immer überein. Das erste Mal sah ich diese Linien in den Bergen. Später sah ich sie am Strand und wieder später überall. Ich sah, dass sie oft Wegen menschlicher Tätigkeit folgten – Gräber, Friedhöfe, Kirchen und alte Pfade. Ein besonderer Vorfall ließ mich die Frage stellen, ob diese Linien vor menschlicher Aktivität vorhanden waren, welches darauf hindeuten würde, dass unsere Vorfahren diese Linien auch sahen und ihnen folgten, oder ob die Linien durch menschliche Aktivität und Gedanken erschaffen wurden. Ein Freund von mir sollte einen Bereich konstruieren, in dem landwirtschaftliche Experimente durchgeführt werden sollten. Wir fanden eine Fläche, die frei vom Einfluss der Erde war. Dann aber, als er kleine Quadrate abgesteckt hatte, in denen ausgesät werden sollte, erschienen definitive Strahlungslinien an den Rändern der Quadrate entlang. Diese Strahlung wurde durch sein Denken erschaffen. Ich habe dieses Phänomen auch bemerkt, wenn jemand ein Haus baut. Dadurch ändert sich das Strahlungsmuster komplett.

---

[2] *Sehe das Buch "Pappel", publisiert von Are Thoresen am Amazon, wo diese Beziungen beschrieben werden.*

329

Meine nächste Beobachtung war umso erstaunlicher. Bei einem Kurs über Veterinärakupunktur in Deutschland hatte der Veranstalter des Kurses für einen Ausflug eine in der Auffindung von Wasserlinien oder Erdstrahlung geübte Frau angestellt. Sie sollte aufzeigen, wo Strahlungslinien waren, wie man sie erkennt und Geschichten über ihre Herkunft und Beziehungen erzählen. Ich stand ein wenig Abseits und beobachtete alles. Dann bewegte ich in meinen Gedanken, meiner Vorstellung, die Strahlungslinien 20 Meter von ihrer ursprünglichen Lage weg. Plötzlich konnte die erfahrene Ley-Linien-Finderin sie nicht mehr aufspüren. Sie war sehr frustriert durch diesen Vorfall, aber diese Erfahrung hat mir viel mehr über die Realität, die Herkunft und den Effekt solcher Erdstrahlung zu denken gegeben. Es zeigte, dass Wasserlinien oder Erdstrahlen bzw. Ley-Linien weit mehr mit der menschlichen (und tierischen?) Psyche verbunden sind, als ich dachte.

Mein Lehrer und Wohltäter in der Akupunktur, Dr. Georg Bentze, erzählte mir von folgendem Zwischenfall: Er wurde zu einem örtlichen Gefängnis gerufen um zu sehen ‚ob Betten der Häftlinge durch Erdstrahlen beeinflusst wurden. Er fand extrem viel Strahlung wo die Häftlinge schliefen. Er bat die Wachen die Betten umzustellen und an anderen Stellen aufzubauen. Die Gefangenen schliefen sofort besser und fühlten sich wohler. Interessant war aber, dass nach kurzer Zeit die negative Strahlung zurück war. Sie wurde durch die Anwesenheit von Personen mit negativen oder kriminellen Gedanken erschaffen.

Sowohl in der historischen Literatur als auch modernen Aufsätzen über Erdstrahlen und Ley-Linien beschrieben sowohl Alfred Watkins (der erste Mensch, der Erdstrahlen und Ley-Linien wissenschaftlich und systematisch beschrieb und erforschte) als auch Paul Devereux (zur Zeit die Autorität in Erdstrahlung), dass Ley-Linien in gewisser Weise durch den menschlichen Geist erschaffen werden.

Das Sehen der ätherischen Matrix von Lebewesen
Die lebendige Natur besitzt die gleiche Art von Strahlung oder Energie wie zuvor beschrieben. Auf diese Weise sind alle Lebewesen, Bäume und Tiere, Insekten und Menschen, sogar die Erde selbst durch eine energetische Matrix oder Linien miteinander verbunden. Ich sah dieses Netzwerk, diese Matrix lebendiger Energie, plötzlich zum ersten Mal beim Skifahren im Wald am 4. Februar 2006 nachmittags um 14:43 Uhr. Das

330

Erscheinen war ähnlich wie das der Ley-Linien, die ich im Jahr 1985 wahrgenommen hatte und die seitdem immer da waren. Es war wie schwarze glänzende Schlangen, die zwischen allen lebenden Wesen, von Baum zu Baum, von Tier zu Tier, von Mensch zu Mensch flossen oder sich zwischen ihnen bewegten. Auch zwischen den Spezies: von Baum zu Mensch, von Tier zu Baum. Diese Matrix umgab die gesamte Natur mit ihrer Anwesenheit. Sie enthielt alles lebendige, ja, sogar Bauernhöfe an denen ich vorbei kam, besonders die mit Tieren. Ich sah wie diese Energielinien aus dem Wald strömten, die Häuser umgab in denen Kühe lebten, in denen Schweine lebten, und auch die Häuser in denen Menschen lebten. Die Matrix war jedoch da stärker, wo Tiere lebten, als um menschliche Behausungen.

Das Netzwerk war zwischen Bäumen der gleichen Art und Tieren der gleichen Art stärker. Diese Beobachtung gab mir zu verstehen, dass die ganze Schöpfung in ihrer Ganzheit verbunden ist. Wenn etwas in dieser Ganzheit verändert wird oder vernichtet wird, leidet das Ganze.

Ich habe lange gedacht, dass Indianerstämme, die das Wohlbefinden der gesamten Welt als abhängig von ihrer Existenz oder spezieller Rituale ausdrücken oder verstehen, egozentrisch wären. Aber nach der Erfahrung dieses Netzwerks, welches alles in einer ganzheitlichen Gemeinschaft zusammenhält, und alle zusammen mit dem menschlichen Bewusstsein, habe ich begonnen, das Gefühl dieser Indianerstämme zu verstehen.

Wir und sie sind untrennbar miteinander verbundene Einheiten, die in diesem Netzwerk wohnen. Wenn jemand verschwindet, leidet das gesamte Netzwerk. Der kindliche und egozentrische Geist, den ich in den Naturvölkern zu beobachten glaubte, war in Wirklichkeit Ausdruck der Erfahrung des Netzwerks.

Mehrfach habe ich Fischer oder Jäger beobachtet, während sie ihre Beute töteten. Normalerweise sind sich Fischer oder Jäger nicht der beschriebenen Matrix bewusst, sie fühlen sie nicht. Aber im Moment des Tötens scheint es, als würde sich die Matrix für sie öffnen, und sie fühlen eine Verbindung mit der Ganzheit der Schöpfung. Für ein paar Minuten sind sie eins mit allem und haben eine intensive Kommunikation mit dem Kosmos. Dies könnte eine mögliche Erklärung sein, warum Jäger und Fischer ihr Handeln oft mit einer natürlicher Erfahrung rechtfertigen, während Menschen, die dieses Gefühl oder diese Verbindung die ganze Zeit haben, nicht töten müssen, um die Ganzheit der Schöpfung zu erleben.

Dies erklärt auch, warum Opfergaben ein wichtiger Teil der alten Verbindung zu Gott waren. Im Blut des Lammes wurde die Nähe Gottes verspürt. Aber es ist besser, dieses Gefühl immer zu haben, ohne zu töten.

Das Sehen der Astralmatrix lebendiger Wesen
Am 12. März 2007 um 6:25 Uhr morgens, nachdem ich die Kunst einer Frau betrachtete, welche die Kräfte der Natur fühlen kann, offenbarte sich mir plötzlich die ganze Astralmatrix der Natur. Es war wie ein Feuerwerk an Energie, weiß und funkelnd. Ein tiefer Gegensatz zu der dunklen, ruhigen und starken Manifestation der ätherischen Energie.

Erdstrahlen als Navigationssystem für Tiere, unsere internen GPS mit rettenden Möglichkeiten
Wenn alle Aktionen, Taten und Bewegungen von Tieren, Vögeln und Fischen eine Spur hinterlassen, eine Spur, welche immer stärker und offensichtlicher wird, je mehr Individuen diese Aktion durchgeführt oder diesen Weg genommen haben, dann ist dies eine gute Erklärung dafür wie Tiere, Vögel, Fische und Insekten navigieren können. Dieses System wird zusätzlich alle Informationen von dem, was entlang der Strecke passiert enthalten: welche Art von Gefahren lauern, welche Art von Honig zu finden ist oder welche Feinde zu erwarten sind. Tiere, die diese Art von Informationen erschließen können werden dann wählen, in den Zonen der Strahlung zu wohnen und werden als strahlungssuchende Tiere wie Katzen, Bienen und Krähen beschrieben.

Es gibt bestimmte Menschen, die nur durch ihre Anwesenheit an einem Ort beschreiben können, was früher dort geschehen ist, indem sie Bilder und Eindrücke aus vergangenen Zeiten erhalten. In einigen Traditionen wird dies als eine Art „Chronik" beschrieben, eine Art Geschichtsbuch, in dem

alles, was geschehen ist geschrieben steht, die „Akasha-Chronik[3]".
Vielleicht ist es so?

Ein einfaches Verfahren um herauszufinden oder diagnostizieren, ob ein Patient unter dem Einfluss von Erdstrahlung stand oder steht

Ich habe eine einfache Methode entwickelt, beziehungsweise gefunden, mit der man den potenziellen Einfluss von Erdstrahlen erkennen kann. Patienten, welche nicht auf eine Behandlung ansprechen, könnten unter solch einem Einfluss stehen Im Falle dass es solch einen Einfluss tatsächlich gibt, finden wir mit dieser Methode auch heraus in welchem Winkel er auf den Körper trifft. Dann wissen wir auch, in welche Richtung wir das Pferd oder das Bett bewegen müssen, um diese Strahlung zu vermeiden und wir wissen welches Organsystem am verwundbarsten durch diese Strahlung ist.

Um diese Information zu erhalten brauchen wir ein 5x5 cm großes Quadrat aus Plastikfolie. Auf dieser transparenten Folie zeichnen wir in schwarz mit einem wasserfesten Permanent-Marker die unten dargestellte Zeichnung (der dünne schwarze Pfeil wird nicht gezeichnet, er wird später erklärt).

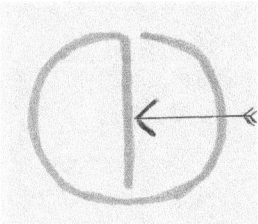

Dieses Blatt halten Sie dann vor das Ohr, während wir sorgfältig den Nogier-Puls kontrollieren (RAC – VAS) (siehe Seite XX). Wir drehen

---

[3] *Sehe das Buch "The forgotten mysteries of Atlantis" herausgegeben von Are Thoresen am Amazon.*

dann die Folie langsam komplett herum (360 Grad). In bestimmten Winkeln wird es einen deutlichen RAC/VAS geben. Diese Reaktion zeigt, dass der Patient unter dem Einfluss von Erdstrahlen steht. Der Winkel, in dem diese Strahlung auf den Körper trifft, kann folgendermaßen berechnet werden; wir müssen die folgenden Dinge im Kopf behalten:

- Das Ohr stellt den Körper selbst da, mit dem Ohrläppchen als Kopf und der Spitze des Ohres als Po und Beine.
- Das Ohr trägt auch die Erinnerung an die Strahlung, so dass die pathologische Wirkung der Strahlung im Ohr eingeprägt ist.
- Der RAC tritt auf, wenn die gerade Linie in der Zeichnung einen Winkel von 90 Grad mit der eingeprägten Strahlung bildet.
- Wenn der RAC wie in der folgenden Zeichnung auftritt würde dies bedeuten, dass die Strahlung den Körper 90 Grad zur Längsachse (Medialen Ebene) durchdringt oder auf ihn trifft.
- Wenn der Patient dann mit dem Kopf nach Norden und den Füßen nach Süden schläft, verläuft die Strahlungslinie Ost-West oder West-Ost.
- Dann wissen wir, dass die gefährdeten Organe Lunge oder Leber sind.
- Folglich muss der Patient das Bett weiter Richtung Kopf oder Fuß bewegen. Wenn er das Bett zur Seite bewegt wird er der Strahlung nicht entgehen.

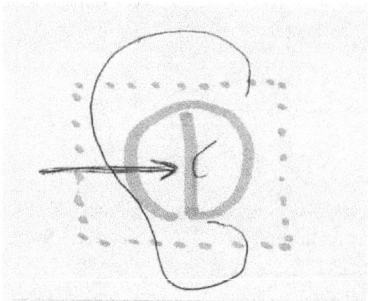

334

Wie setzt man dieses Wissen ein, um Patienten zu behandeln?
Wenn wir dieses Wissen nutzen wollen müssen wir im Hinterkopf
behalten, dass die Richtung der Strahlen entscheidet, welches Organsystem
verletzt wird.

Strahlung aus dem Norden stimuliert oder verletzt (ein wenig stimuliert, zu viel verletzt)	NI BL
Aus dem Süden	HE, PE, DÜ, 3E
Aus dem Westen	LU DI
Aus dem Osten	LE GB

Wir wissen also, welches Organsystem wir stimulieren sollten, wenn der
Patient zu lange unter dem Einfluss von pathologischen Erdstrahlen war
oder darüber geschlafen hat. Das betroffene Organ können wir dann mit
Kräutern oder Akupunktur behandeln. Der Patient sollte auch von der
Strahlung entfernt werden.

In der Antike war den Bauern das Wissen über diese Richtungen bekannt.

Wie gesagt wirkt ein wenig Strahlung stimulierend. Es ist immer ein wenig
Strahlung überall, seien es Erdstrahlen oder kosmische Strahlung. Das
Stehen oder Schlafen mit dem Kopf in eine spezielle Richtung wird sich
positiv auf das Organsystem in Frage auswirken, es sei denn eine zu starke
Erdstrahlung kommt aus dieser Richtung.

Wenn also eine Kuh mit dem Kopf nach Norden steht (der Kopf ist der
Empfänger der kosmischen Strahlung, die Hörner funktionieren sogar wie

Antennen), so empfängt die Kuh Energie, welche NI anregen. Steht ein Pferd mit seinem Kopf Richtung Osten, wird die Energie LE stimulieren.

Bauern in der Schweiz wussten dies und traditionell standen tatsächlich die Kühe mit den Köpfen Richtung Norden und die Pferde Richtung Osten.

Erstaunlich!

Dieses Wissen kann auch therapeutisch eingesetzt werden. Wenn ein Patient Probleme mit einem Organsystem hat, wird es ihm oder ihr guttun wenn er/sie/es mit dem Kopf in die Richtung steht oder liegt, in der das Organsystem in Frage stimuliert wird.

Anhang II
Etwas über die Behandlung der Mitte oder des Christus Punktes
(geschrieben Januar 2016)

Um dieses Kapitel zu verstehen, muss ich in das Jahr 1983 zurückgehen und meine Erfahrungen mitteilen.

Zu Beginn meiner praktischen Tätigkeit habe ich beobachtet, daß mein Bewusstsein bezüglich des Lebens der Bäume und des allgemeinen natürlichen Lebens einen starken Effekt auf meine Behandlungsergebnisse hatte.

Einige Jahre hatte ich bei der Behandlung von Herpes Zooster keine Effekte. Dann las ich eine Veröffentlichung von Rudolf Steiner über die spirituellen Ursachen von Herpes Zooster, sofort veränderten sich die klinischen Resultate von 0% auf 90%. Ich war beindruckt!

Es scheint, daß das Wissen und Verstehen von Krankheiten und wie man diese behandelt, von grosser Bedeutung für den Behandlungserfolg ist.

Diese spirituelle Realität ist Bestandteil meines Lebens. Als mir bewusst wurde, das Krankheiten eventuell transloziert werden, hatte ich keine Idee, wie ich dies vermeiden könnte. Ich verstand, dass wir den Punkt der Mitte, bzw. den sogenannten Christus Punkt behandeln müssen. Die Effekte der "alten" Therapieform (entsprechend den 5 Elementen) schwanden dahin. Inabesonders bei der Behandlung von Krebspatienten machte ich diese Erfahrung. Und nicht nur ich machte diese Erfahrung. Einige meiner Studenten, besonders diejenigen, die mir nahe sind, machten dieselbe Erfahrung bei der Behandlung von Krebs und Krebspatienten.
Wenn entsprechend den 6 Elementen, der Punkt der Mitte oder Christus Punkt, behandelt wird, hat man einen entsprechenden Effekt.

In der Homöopathie habe ich ähnliche Beobachtungen gemacht. Die guten Ergebnisse bei der Behandlung von Krebspatienten hatte ich nur dann, wenn ich die Arzneimittel eingesetzt habe, die die dämonischen Geister bekämpfen. Diese homöopathischen Arzneimittel sind wie folgt.

Die mögliche Nutzung homöopathischer Arzneimittel, hergestellt aus
Metallen, den Lanthaniden und Actiniden, um den Feind zu bekämpfen.
Ein vorläufiges System.
Dieses System ist in Fort- und Weiterentwicklung und ich würde mich
glücklich schätzen, von meinen verehrten Kollegen Ergebnisse, Hinweise
und Ratschläge zu erhalten.

Die Aktinide wirken gegen die "atomische" Kraft der Asuras. Sie
aktivieren die heilenden Kräfte gegen die Asuras Zerstörung von
Bewusstsein und Äther des Lebens. Die Symptome sind oft vom "I"
und/oder dem physischen Körper. Es gibt 15 Actinide, so wie es (ungefähr)
12-15 Hauptgruppen von asurischen Lebewesen/Dämonen gibt.

Aktinium	Seine Chemie wird dominiert durch (+3) O. S. Seine Anteile sind farblos. 29 Isotope sind bekannt. Es zeigt keine Absorption im sichtbaren UV Licht zwischen 400-1000 nm. ^{227}Ac ist stark radioaktiv und ebenso seine Zerfallsprodukte. Aktinium Metall ist silbrig fest. Es wird durch Reduktion von Oxid, Fluorid oder Chlorid der w/Gruppe 1 Metallen erhalten. Es oxidiert schnell in einer feuchten Umgebung. Es formt unlösliche Fluorid- und Oxalatkomplexe. $(Ac_2(C_2O_4)_3*10H_2O)$	Milz
Thorium	Thorium wurde von Berzelius 1828 entdeckt und nach dem nordischen Donnergott Thor benannt. Es ist grau, ein radioaktives Metall, welches reichlich in der Erdoberfläche vorhanden ist (Zweimal häufiger als Zinn) und ist das erste Metall der sogenannten «Aktinide» Serie und endet mit Lawrencium (Element 103). Die Halbwertszeit des Isotops TH 232 (ungefähr 1010 Jahre) sichert ausreichende Mengen für die Zukunft. Das Metall ist recht weich und gut formbar, dunkelt an der Luft recht schnell, durch oxydative Prozesse bedingt. Es reagiert langsam mit Wasser bei Raumtemperatur. Thorium wird verwand bei speziellen Magnesiumlegierungen und Photosensoren. Das Oxid wird in qualitativ hochwertigen Linsen verwand.Ein Thoriumisotop kann in Uranium 234 umgewandelt werden, durch Bombardement mit langsamen Neutronen.	Milz

	Uranium-234 ist ein Spaltprodukt von Uranium und kann in Kernkraftwerken benutzt werden.	
Protactinium	Es ist das älteste Aktinid. ^{231}Pa hat eine Halbwertszeit von $3.28*10^{14}$, welches die chemische Untersuchung leicht macht.Es hat eine α-Strahlung, es ist radioaktiv. Pa ist formbar, biegsam, silbrig und hat einen Schmelzpunkt von 1565°C. Es ist ein Supraleiter.	Alle Yin, rechte Seite= MI06
Uranium	Viele Verbindungen existieren zwischen O.S. von +3 bis +6. Das häufigste O.S. ist +4 und +6. Stabilität von O.S. U^{3+} reduziert zu Wasserstoff. U^{4+} ist stabil in wässrigen Lösungen unter Abwesenheit von Sauerstoff. U^{5+} zerfällt schnell in eine Mischung vonU^{4+} und U^{6+} in einer wässrigen Lösung. U^{6+} stabil in wässrigen Lösungen. Wenn rein, scheint es silbrig. An der Luft wird es zuerst gelblich, dann schwarz, es ist eine Mischung von Nitrit und Oxid. Pulverisiertes Metall ist an der Luft entzündlich.	Alle Prozesse schwach = LU01
Neptunium	Es war das erste Transuraniumelement, welches 1940 entdeckt wurde. Es gibt 15 bekannte Isotope, nur ^{237}Np, w/ mit einer Halbwertszeit von $2.14*10^{6}$ Jahren, ist nützlich für chemische Experimente. Es zeigt O.S. von +3 bis +7 in Verbindungen. Es ist ein silbriges Metall, mit einem Schmelzpunkt von 637°C und einem Siedepunkt von 4174°C. Die Oberfläche oxydiert an der Luft. Bei hohen Temperaturen wird es in NpO_2 umgewandelt.	Ren mai
Plutonium	Es gibt 15 bekannte Isotope. Die Masse variert von 232 bis 246. Das wichtigste Isotop ist ^{239}Pu, da es spaltbar ist und eine Halbwertszeit von 24,100 Jahren hat, dadurch ist es für chemische Studien hervorragend geeignet. Es zeigt O.S. von +3 bis +7. Die +3 und +4 O.S. sind die wichtigsten, aber Verbindungen des Ions sind gut definiert.Pu^{+7} existiert nur unter alkalischen Bedingungen. Es hat 6 allotrophische metallene Zustände, welches es selten macht. Sie können sich bilden zwischen Raumtemperatur und seinem Schmelzpunkt von 640°C. Es ist dicht, silbrig und ein reaktives Metall; reaktiver als Uranium oder	Niere

	Neptunium. An der Luft bildet sich eine grün-graue Oxydschicht. Es reagiert langsam mit kaltem Wasser, schneller mit verdünnter H_2SO_4, und löst sich schnell in verdünnter Hydrochlorsäure oder Hydrobromsäure.	
Americium	Es hat 12 bekannte Isotope. Es wurde erstmalig hergestellt von Seaborg und seinen Mitarbeitern 1944-1945 , wobei ^{239}Pu und ^{241}Pu zu ^{241}Am zerfiel, welches eine Halbwertszeit von 433 Jahren hat. ^{241}Am und ^{243}Am, welches eine Halbwertszeit von 7380 Jahren hat sind die bedeutendsten Isotope, da ihre Halbwertszeit es Wissenschaftlern ermöglicht ihre Charakteristika zu studieren. Das Metall ist splitternd, formbar und sehr weich. An der Luft wird es schnell matt und löst sich schnell in Hydrochlorsäure. Es reagiert mit Wärmebildung mit Oxyden, Halogenen und anderen Nichtmetallen.	Lunge
Curium	**Spätere Actinide (Cm, Bk, Cf, Es, Fm, Md, No, and Lr)** Ihre Chemie ist meist M^{+3} Status. Sie formen alle binäre Verbindungen, wie Trihalide. Curium, Berkelium und Californium haben die folgende Chemie: Oxidieren an Luft zum Oxyd. Elektropositiv. Reagiert mit Hydrogenbildung durch Wärme und formt Hydride. Bildet bei Erwärmung Verbindungen mit Nicht Metallen der Gruppe 5 und 6.	Niere
Berkelium	Dasselbe wie Curium	Blase
Californium		Dickdarm
Einsteinium	Dasselbe wie Curium	Herz
Fermium	Dasselbe wie Curium	Leber
Mendelevum	Dasselbe wie Curium	Herz
Nobalium	Dasselbe wie Curium	Alle
Lawrencium	Dasselbe wie Curium	Niere

Die Lanthanide wirken gegen die zerstörerische Kraft der luziferischen Dämonen und ihrer magnetischen Effekte. Die Symptome manifestieren sich für gewöhnlich im Seelenkörper, dem Astralkörper, in den chemischen Ätherkräften. Es gibt 15 Lanthanide, so wie es ca. 12-15 Gruppen luziferischer Wesen/Dämonen gibt.

340

Lanthanium	Farblos	Milz
	Die Lathanide wurden erstmalig 1787 gefunden, als ein ungewöhnliches schwarzes Mineral in Ytterby, Schweden.Diese Mineral, auch als Gadolinite bekannt, wurde später aufgespalten in die unterschiedlichen Lanthanid Elemente. Professor Gadolin fand 1794 Yttria, eine unreine Form von Yttriumoxid. 1803 sonderten Berzelius und Klaproth die erste Ceriumverbindung ab. Mosley wies später per Röntgenspeckralanalyse nach, dass vierzehn Elemente zwischen Lanthanum und Hafnium sind. Die anderen Elemente wurden später aus dem Mineral separiert. Diese Elemente wurden als seltene Erden klassifiziert, entsprechend ihrem seltenen Vorkommen. Dies kann irreführend sein, da die Lanthanide praktisch gesehen ein unbegrenztes Vorkommen haben. Der Begriff Lanthanide wurde gewählt, da das erste Element dieser Reihe Lanthanum ist.	
Cerium	Farblos	Milz
	Entdeckt von Berzelius und Hisinger 1803, allerdings erst als Metall isoliert 1875, Cerium (benannt nach dem Asteroiden Ceres) ist das am häufigste vorkommende Metall, der sogenannten seltenen Erden Metalle. Es steht am Anfang der Lanthanide, welche von Element 58 bis 71 gehen. In reiner Form ist dieses Metall formbar und weich und hat die Farbe von Eisen. Es ist viel reaktiver als Eisen. Oxidiert schnell in feuchter Luft und setzt Wasserstoff in kochendem Wasser frei. Reibung kann es entzünden. Auch wenn dieses Metall zu reaktiv ist um Verwendung zu finden, so werden doch Ceriumverbindungen in der Glasproduktion und Photographie verwand. Weiterhin wird es in speziellen Legierungen benutzt. Cerium wird kommerziell aus Monazit-sand gewonnen, welcher eine Mischung	

341

	von Phosphaten der seltenen Erden Metalle mit Calcium und Thorium ist.	
Praseodym	Grün Praseodym, welches nach den Griechen Prasios und Didymos (grünen Zwillinge) benannt wurde, wurde 1895 durch von Welsbach entdeckt und isoliert. Zu dieser Zeit war es als Didymium bekannt. Von Welsbach's Arbeit zeigte, das diese «Substanz» aus zwei neuen Elementen bestand, wovon eine Praseodym war und Neodym das andere. Reines Praseodym ist silbrig weiss und realtiv weich. Es oxidiert langsam an der Luft und reagiert heftig im Wasser mit Wasserstoffbildung. Es wird gemeinsam mit Magnesium in Legierungen genuzt und findet Verwendung im Flugzeugbau.	Lunge
Neodym	Rot Es wurde 1885 gemeinsam mit Praseodym und Neodym entdeckt, benannt nach den Griechen Neos und Didymos (neuen Zwillinge). Das silbrig weisse Metall oxidiert leicht an der Luft und reagiert mit Wasser indem es Wasserstoffgas bildet. Wiederum ist ein weiteres der «seltenen» Erden Metalle, Neodym mehr verfügbar als manche bekanntere Metalle, wie Gold, Silber, Zinn und Blei. Misch Metall, benutzt in farblosem Glas, hat ungefähr 18% Neodym. Dieses Element wird weiterhin verwendet zur Herstellung von künstlichen Rubinen für Laseranwendungen.	Lunge & Niere
Promethium	Gelb Die Existenz von Promethium (nach dem griechischen Gott Prometheus benannt) wurde von Henry Moseley 1912 nachgewiesen, nachdem er eine Röntgenmethode entwickelt hatte, zur Bestimmung der Anzahl Atome eines Elementes. Ein Element fehlte zwischen	Niere

342

	Neodym und Samarium. Seine Existenz wurde 1947 nachgewiesen durch Marinsky, Glendenin und Coryell. Historisch gesehen ist die Entdeckung von Element 61 interessant. Ca. 1925 wurde in Florenz (Florentinum) und in den USA (Illinium) Promethium «gefunden» . Heute wissen wir, das beide Forschergruppen unsauber gearbeitet haben. Heute wissen wir, das Promethium im Spektrallicht einiger Sterne gefunden wird, allerdings praktisch nicht auf dieser Erde! Erste Versuche wurden 1941 an der Ohio State University unternommen um Element 61 zu synthetisieren und sogenenntes Cyclonium hergestellt. Allerdings wurde die erste anerkannte Synthese 1947 in Oak Ridge durchgeführt. Das am längsten lebende Isotop vom Promethium ist Pm-145 mit einer Halbwertszeit von 17,7 Jahren. Es gibt keine praktische Verwendung diesen Metalles, so das nur geringe Mengen für wissenschaftliche Studien produziert werden.	
Samarium	Gelb Benannt nach dem Mineral Samarskit, von welchem es extrahiert wird, wurde Samarium 1879 durch de Boisbaudran gefunden. Das reine Metall hat einen silbrigen Glanz und läuft bei Raumtemperatur langsam an. Es ist magnetisch und hält seine magnetische Kraft für lange Zeit. Seltene Erden Magneten, wie zum Beispiel Samarium-Kobalt, erklären diese Eigenschaft. Wenn es auch Bestandteil von Samarskit ist, so wird es doch aus Monazitsand gewonnen, welcher 2,8 % Samarium nach Gewicht enthält.	Leber
Europium	Pink Europium sieht aus und fühlt sich an wie	Herz

	Blei, wenn es auch nicht so dicht ist.Es wurde 1896 entdeckt und 1901 durch Demarcay isoliert, mit «reinen» Proben von Samarium arbeitend. Benannt nach dem Kontinent Europa, ist es an dreizehnter Stelle des Vorkommens von seltenen Erden Metallen. Allerdings ist die Verfügbarkeit grösser als von Silber und Gold. Es ist das reaktivste der seltenen Erden Metalle. Verhält sich mit Wasser vergleichbar dessen von Calcium. Es wird aus Monazitsand gewonnen. Das reine Metall hat wenige Anwendungen. Einige seiner Verbindungen finden Anwendung als Aktivatoren in farb CRT Monitoren für Fernseher und Computer.	
Gadolinium	Farblos Gadolinium (abstammend von dem Mineral Gadolinit, benannt nach dem finnischen Chemiker Gadolin) ist ein weiches silbrig-weisses Metall, welches als Legierung in einigen Stählen Verwendung findet und in der Herstellung einiger elektronischer Komponenten. Entdeckt wurde es von de Marignac, welcher sehr viele spektroskopische Untersuchungen der als Didymia bekannten Mischung machte und de Boisbaudran, welcher dieses Metall 1886 isolierte. Dieses Metall hat eine sehr hohe Kapazität thermische Neutronen zu absorbieren. Dadurch ist es ein excellentes Material zur Kontrolle der Brennstäbe in Kernkraftwerken.	Niere
Terbium	Pink Terbium ist nach Vorkommen an 14. Stelle bei den 17 seltenen Erden Metallen. Sein Vorkommen in der Erdoberfläche beträgt 0,9 ppm (etwa ein Teelöffel in 63 Tonnen) Dieses Metall wurde 1843 von Mosander (gemeinsam mit Erbium) entdeckt. Kleine Mengen von Terbium werden in speziellen Lasern verwendet. Der Monazitsand, aus dem Terbium üblicherweise gewonnen	Lunge

344

	wird, enthält lediglich 0,03 % Gewichtsanteil.	
Dysprosium	Gelb Das griechische Wort Dysprositos (unzugänglich) gibt einen Eindruck davon, wie knapp diese Metall ist. Es ist doppelt so häufig vorhanden, wie Uranium. Das weiche, silbrige Metall wurde 1886 von de Boisbaudran entdeckt und wurde endgültig isoliert 1906 von Urbain. Das reine Metall wurde erstmals um 1950 herum produziert. Das reine Metall oxidiert schnell an der Luft.	Verborgene Lunge
Holmium	Gelb Holmium wurde 1879 von Cleve gefunden und nach dem lateinischen Namen Stockholms benannt. Wie die meisten anderen seltenen Erden Metalle, ist es silbrig und weich, und kann zu sehr dünnen Schichten verarbeitet werden. Bei Raumtemperatur ist es inaktiv, allerdings bei hohen Temperaturen und Feuchtigkeit sehr reaktiv. Wie die meisten seltenen Erden Metalle, wird Holmium aus Monazitsand gewonnen, welcher 0,05% Holmium enthält. Holmium wird zum größten Teil in der Forschung verwand.	Herz
Erbium	Rot Wie die Geschichte der meisten anderen seltene Erden Metalle, liest sich die Geschichte von Erbium, wie die Geschichte unterschiedlicher Identitäten. Diese Elemente liegen meist als Oxide vor und häufig als Verbindungen. Chemisch sind die Oxide sehr ähnlich und waren zur Zeit ihrer ersten Untersuchung schwer zu separieren. So mag zum Beispiel eine Probe von «Lanthanum», zwei zusätzliche Elemente enthalten, wo zuerst keiner nach gesucht hat. Viele Chemiker dachten, dass die Oxide eigenständige Elemente seien. Yttriumoxid (welches gemeinsam mit	Niere

	Lanthanum und und Scandium zu den «seltenen Erden» gehört) wurde gefunden und enthielt geringe Mengen an Erbium und Terbium, als auch deren Oxide. Aber die beiden sind sich so ähnlich, das in frühen Studien einige Verwirrung herrschte und wir heute wissen, dass das heutige Erbium! ursprünglich Terbium war! In beiden Fällen hat Mosander diese Elemente entdeckt (1843 Erbium). Beide Elemente sind nach der schwedischen Stadt Ytterby benannt, welche auch namensgebend für Ytterbium und Yttrium ist. Wie die meisten seltene Erden Metalle, ist Erbium silbrig weich und beschlägt leicht an der Luft.	
Thulium	Grün	Milz
	Das seltenste natürlich vorkommende der seltene Erden Metalle ist Thulium. Es wurde 1879 von Cleve entdeckt, bei der Arbeit mit Erbiumproben. Dieses Metall ist benannt nach dem alten Namen von Skandinavien, Thule. Wie die anderen Lanthanide ist Thulium von sibriger Farbe und sehr weich. Mann kann es mit einem Messer schneiden.	
Ytterbium	Farblos	Milz
	Das erste sogenannte seltene Erden Metall, welches entdeckt wurde, ist nach der schwedischen Stadt Ytterby benannt. Es wurde 1878 von de Marignac entdeckt. Die erste Identifizierung wurde aus dergleichen Mischung gemacht, mit der die meisten Chemiker dieser Zeit arbeiteten. Oxide der Lanthanide, welche den Namen seltene Erden hervorbrachten, wegen ihrer pudrigen Konsistenz und brauner Farbe. Allerdings war es zu dieser Zeit, mit den damals vorhandenen technischen Möglichkeiten, schwierig diese Elemente zu separieren. Selbst aus Ytterbium wurde ein zweites Element gewonnen. Lutetium wurde in 1907 aus Ytterbium gewonnen. Reines Ytterbium ist wie die meisten	

346

	Lanthanide silbrig und formbar. Es reagiert langsam an der Luft zu einem Oxid. Ytterbium ist zu 0,03% in Monazidsand enthalten.	
Lutetium	Farblos

Lutetium rangiert in seinem natürlichen Vorkommen der seltenen Erden Metalle nur über Thulium und Promethium (und von diesen gibt es schon wenig). Sein offizieller Name stammt vom alten Namen für Paris, Lutecia. Es wurde unabhängig voneinander von von Welsbach und Urbain in 1907/08 gefunden. Die Verbesserung der Ionenaustauschmethoden und ihre Anwendung auf die Trennung seltener Erden Metalle machte die Trennung von Lutetium und Ytterbium möglich. Von Welsbach benannte Ytterbium Aldrebranium und machte aus Cassiopium Element 71. Dieses Metall ist das härteste und dichteste der seltenen Erden Metalle und das letzte der Lanthanide. | Milz |

Die Metalle wirken gegen die zerstörende Kraft der ahrimanischen Dämonen, durch ihren Bezug zur Elektrizität. Sie zerstören den Licht Äther. Die Symptome sind häufig im ätherischen Körper. Es gibt sieben Hauptmetalle, es gibt sieben Hauptplaneten, welche die sieben Hauptorgane unterstützen.

1. Quecksilber, schützt die Därme gegen den Einfluss der ahrimanischen Kräfte.
2. Kupfer, schützt die Fortpflanzungsorgane gegen den Einfluss der ahrimanischen Kräfte.
3. Silber, schützt die Nieren gegen den Einfluss der ahrimanischen Kräfte.
4. Gold, schützt das Herz gegen den Einfluss der ahrimanischen Kräfte.
5. Eisen, schützt die Gallenblase gegen den Einfluss der ahrimanischen Kräfte.
6. Zinn, schützt die Leber gegen den Einfluss der ahrimanischen

Kräfte.

7. Blei, schützt die Milz gegen den Einfluss der ahrimanischen Kräfte.

Eine Beobachtung die Aktinide und Lanthanide betreffend;

Es gibt 15 Lanthanide und 15 Actinide

- Erstens: Die zweite Hälfte der 15 Actinide spiegelt den ersten Teil (1=15, 2=14 usw.).
- Zweitens: Die erste Hälfte der 15 Actinide spiegelt den zweiten Teil (1=15, 2=14 usw.).
- Drittens: Alle Actinide spiegeln die Lantanide wieder.

Nummer 1 und 2 haben Bezug zur Erde, der Milz. Dann Lunge und Niere, wenn wir 5 erreichen. Die Balance der Mitte ist die Lunge bei den Aktiniden und das Herz bei den Lanthaniden.

Wenn wir also mit dem "absteigenden" Teil anfangen. Der nächste nach dem balancierenden Punkt der Mitte ist dann die Niere, Nummer 8 in jeder Reihe, Nummer 5-6 spiegelnd. Dann Nummer 10 steht für die Lunge, Nummer 4 spiegelnd. Nummer 11 steht in beiden Reihen für Herz, Nummer 3 spiegelnd, aber hier zeigt es sich als kontrollierender Zyklus in der Lunge. Warum dies so ist, weiß ich nicht.

Dann etwas interessantes ist zu beobachten. Bei den Lantaniden die drei letzten, 13,14, 15, stehen für die Erde, die Milz.

Die Lantanide drücken den Kampf gegen die Dämonen, die den Astralkörper angreifen, die luziferischen Dämonen, aus.

Die Actinide aktivieren oder zeigen den Kampf gegen die Dämonen, welche das "I" attackiren, die Azuras.

Die Lantanide wurden 1787 gefunden, als der Kampf gegen die luziferischen Dämone begann.

348

Die Aktinide wurden im 20. Jahrhundert gefunden, als der Kampf für das menschliche "I" begann.

Epilog

Dieses Buch basiert vor allem auf meinen eigenen Studien, persönlichen Erfahrungen und eigener Praxis; es hat relativ wenige Referenzen auf die Werke anderer. Die Wirkung der Akupunktur ist die, welche ich über Jahre bei der Arbeit mit Tieren und Menschen beobachtet habe. Dies gilt auch für die Wirkung von pflanzlichen und homöopathischen Arzneimitteln.

Allerdings erhielt ich meine erste Ausbildung und Inspiration von älteren und erfahreneren Tierärzten, Akupunkteuren, Homöopathen und Autoren. Meine Hauptinspiration in der Homöopathie, wie auch in den meisten anderen Themen, kam aus den Schriften von *Rudolf Steiner*. Er hat mich auf die Wichtigkeit der Intention aufmerksam gemacht.

Meine grundlegende Kenntnisse und Einsichten in AP kam von meinem Lehrer, dem verstorbenen Dr. Georg Bentze (welcher mir die wahre Energetik der chinesischen Medizin zeigte) und aus dem Lehrbuch "Grundlagen der chinesischen Akupunktur" (Foreign Languages Publishing House, Peking). Die Werke des genialen Französisch Arzt **Dr. Paul Nogier DM** inspirierten mein Studium der Ohr-AP, aber ich habe auch viel über diese Themen von meinen Kollegen **Dr. Francois Lizon DVM, Dr. Dominique Giniaux DVM** (welcher seine Ideen über die Lokalisation der Ting Punkte mit mir geteilt hat) und der große **Dr. Jaque Milin DVM** gelernt. **Dr. John Limehouse DVM, Dr. Marvin Cain DVM, Dr. Earl Sutherland DVM, Dr. Oswald Kothbauer DVM und Dr. Malchaire MD** (die mich gelehrt hat, den Puls der Tiere über meinen eigenen Puls zu nehmen) haben alle zu meiner Entwicklung beigetragen.

Ärzte der norwegischen Organisation für anthroposophische Medizin weckten mein Interesse an der anthroposophischen Medizin, vor allem **Dr. Margit Engel MD.**

Viele Freunde und Kollegen haben mir geholfen dieses Buch zu konzipieren und zu schreiben. **Dr. Annica Nygren DVM**, meine Ex-Frau, hat die anatomischen Beschreibungen der Platzierung der Akupunkturpunkte geschrieben nach meine anweisung über die Lokalisasjon. **Dr. Markus Steiner DVM** hat das Kapitel über die Zähne geschrieben. **Dr. Phil Rogers DVM** hat meine Ideen angeregt und in Frage gestellt und erlaubte mir, einige seiner veröffentlichten und unveröffentlichten Forschungsergebnisse in die erte Englische Version meines Buches mit aufzunehmen. **Dr. Dominique Giniaux DVM** hat freundlicherweise das Kapitel über die Osteopathie überarbeitet. **Dr. Chris Day** hat sich freundlicherweise das Kapitel über Homöopathie überarbeitet. Dank beiden!

Vor dem Druck der Englischen buch waren **Dr. Diane Skoberg DVM (Kanada)** und **Dr. Eidin Burns DVM (Irland)** so nett, das ganze Manuskript zu lesen und alle orthographischen Fehler zu korrigieren. Danke!

Die zweite deutsche Ausgabe ist komplett neu übersetzt worden aus der zweiten englischen Ausgabe von **Ulrike Weismann, Manja Benedict, Katja de Hany, Julia Schmitgen, Anne Drag, Ferdinand Niessen, Iris Malzorn, Kristin Heczko, Yvonne Husgen, Tanja Maria Aamberg, Jolanta Miecznikowska und Yvonne Marchoff.**
Danke!

Die Abbildungen sind aus alten Anatomie-Büchern sowie ein großzügiges Geschenk von mehreren Zeichnungen von **Dr. Peggy Fleming DVM**. Die künstlerischen Beiträge wurden von **Elisabeth Knap** und von meinem verstorbenen Vater **Odd Thoresen** zur Verfügung gestellt.

Meinen herzlichen Dank an sie alle!

Ein Requiem

Wir kommen am Ende einer Wissensreise zur letzten Seite an, am Ende des „aktiven Lebens" dieses Buches. Mittlerweile sollten Sie mehrere Stunden damit verbracht haben, diese Arbeit zu lesen. Wenn Sie dies noch nicht getan haben, gehen Sie bitte zurück und lesen Sie es noch einmal, bevor Sie fortfahren! Man verdirbt den Genuss eines Thrillers, wenn man die letzte Seite zuerst liest! Ich möchte, dass Sie dieses Requiem nur lesen, wenn Sie die Ideen in diesem Buch begriffen haben und seinen Denkprozess zu einem instinktiven Teil Ihres eigenen Denkprozesses gemacht haben.

Ein Requiem ist eine formelle Abschiedszeremonie für die Toten. In seiner kürzesten Form kann es eine Notiz auf einem Grab oder Grabmal sein. Es weist über das Grab hinaus, über den Tod hinaus, ins Jenseits. In der christlichen Tradition ist das häufigste Requiem "Requiescant in Pacem - Mögen sie in Frieden ruhen."

In einem gewissen Sinn möchte ich mit diesen letzten Worten alles, was ich in diesem Buch gesagt habe, zerstören aber auch die Notwendigkeit seines Schreibens erläutern. Wie das Leben, welches in dem Blattfall im Herbst stirbt, in den grünen Trieben des Frühlings aufersteht, zeigt dieses Requiem, wie alles, was in diesem Buch geschrieben wurde, einer neuen Weise wieder auferstehen wird, in einem neuen Leben mit Bedeutung und Kontext.

Seite 00 & 00 zeigte, wie einfach es ist, HD mit einem Verfahren so simpel wie ein Goldimplantat bei LE03 zu heilen und dass dieses Verfahren nicht zu funktionieren scheint, wenn *der fokussierte Willen und die Intention* des Therapeuten fehlt. Mehrere andere Ergebnisse und Studien sowohl in der komplementären als auch Schulmedizin zeigen, dass die wesentlichen Effekte in den meisten ganzheitlichen Systemen abhängig von der Interaktion zwischen dem Therapeuten und dem Patienten sind, also nicht im eigentlichen Sinne einer "wissenschaftlichen Bewertung" objektiv sind.

Die komplizierten medizinischen oder heilenden Systeme, die wir erschaffen haben, und an welche wir glauben, funktionieren nicht in oder von sich selbst aus. Die wichtigste Komponente der Heilung ist unser *eigener Wille und die Intention*, welche den Glauben des Patienten entfachen können und Eigenheilung, d.h. die Heilungskräfte des Körpers selbst zu aktivieren vermögen. Die meisten Menschen lehnen die Idee, dass der "Glaube" eines Tiers (wenn es eine solche Fähigkeit gibt) etwas mit klinischen Ergebnissen zu tun haben könnte. Doch Tierhalter und die meisten guten Tierärzte (ob konventionell oder ganzheitlich) wissen, dass Tiere hoch entwickelte Instinkte haben um "Freund" von "Feind" zu unterscheiden. Es ist unheimlich, wie oft Tiere die guten Absichten eines ganzheitlichen Tierarztes spüren. Sie reagieren meistens, indem sie Handhabung oder sonstige Eingriffe, wie zum Beispiel multiple Nadelungen oder Rückenmanipulationen erlauben, die viele herkömmliche Tierärzte großer Gefahr aussetzen würden, gebissen, gekratzt oder getreten zu werden! Ganzheitliche Tierärzte wissen, dass Tiere sie als "Freund" sehen. Diese Intention und der Wille, und der Mut, zu kurieren und zu heilen, trägt auch das Potenzial, zu heilen in sich, oder setzt die selbstheilenden Fähigkeiten des Patienten in Gang. Wie zwei meiner Lehrer gesagt haben:

- „Wenn Sie die Wirkungen eines Punktes wirklich visualisieren, müssen Sie keine Nadel setzen. "(Georg Bentze)
- "Wenn Sie wirklich die Funktionsweise eines homöopathischen Mittels kennen, ist es genug daran zu denken, dass Sie es ihrem Patienten geben." (Margit Engel).

Die Konzepte in diesem Buch fehlen in anderen Büchern oder sind nur schwer zu finden. Allerdings sind diese Konzepte für Professionelle, die ihre klinischen Erfolgsraten verbessern wollen, sehr wichtig. Wenn Sie es assimiliert haben und es für sich selbst wirklich gemacht haben, wird es überflüssig und Sie können es zu verwerfen. Wenn dies geschieht wird es als Ihre eigene heilende, intuitive Kraft wiedergeboren. Dann sind Sie ein wahrer Heiler geworden.

Ich lade Sie inständig ein, diese Methoden mit einem offenen Geist und einem ehrlichen, liebevollen Herzen zu versuchen.

Ich muss auch ganz am Ende dieses Buches hinzufügen, dass meine Einsicht in die Ursache der Krankheit sich jedes Jahr entwickelt. Dieses

Buch zu schreiben dauerte 30 Jahre und die verschiedenen Abschnitte sind mit unterschiedlichem Verständnis aufgezeichnet.

Am Anfang glaubte ich, den Mangel behandelt zu haben. Dann wurde mir klar, dass dies nicht genügend war. Jetzt verstehe ich, dass wir den Mangel auflösen müssen, sowohl als auch den Überschuss, durch eine solche Vorgehensweise, dass wir die Krankheit nicht translozieren. Das versuche ich jetzt zu tun, indem ich den Mittelpunkt behandle, oder den "Mitte-Prozess", wie auf der Seite 00 erläutert wurde.

Dieses Denken kann nur durch das Verständnis von der "Dämonologie" verstanden werden.

Die Conclusion des Requiems. Die Conclusion ist die Wiederauferstehung. Das Christentum ist nicht vorstellbar ohne die Wiederauferstehung, Heilung ist nicht vorstellbar ohne eine Lösung für die Tranlokation zu finden. Weiterhin muss die spirituelle Dimension einer Krankheit realisiert werden. Wenn wir all dies verstanden haben, mögen wir wahre Heiler werden.

Mit dem Konzept (In dem Sinne), denke ich, dass ich mich diskret zurückziehe, oder ein Ausgestoßener der wissenschaftlichen Gesellschaft für immer sein werde (wohl, nach 200 Jahren werde ich wieder aufgenommen sein).

Vielen Dank für Ihre Gesellschaft dieses Mal.

Are Simeon Thoresen

Sandefjord, am 20. Dezember 2015

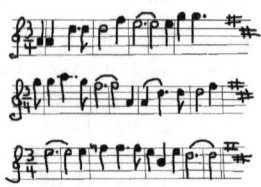

Du sitzst an deinem Schreibtisch
Am Abend, wenn das Licht verblasst
Du liest in den Büchern der Männer
Am Abend wenn die Dunkelheit sich nähert
Aber weit weg von dem Morgengrauen herrschst du
Dein Leben ist im Schatten des Mondes
Du lebst in den Sphären der Erde
Mit deinen Gedanken, die sich nicht mit denen der Götter vermischen
Du siehst in die Sterne weit über uns
Du schaust dir das Feuer und die Flammen an
Du guckst in dein Mikroskop
Und siehst den atomischen Tanz
Doch weit weg von dies allem musst du leben
Mit deinem Denken an den Staub gekettet
Aber die Ketten zeigen einen Spiegel aus Gold
Und sie blenden dich mit den Blitzen der Lust
So weit vom LEBEN musst du leben
Weit weg vom Feuer Gottes
Aber der Morgen kämpft seinen Weg

Wenn der Gnom in deinem Gehirn dich verlässt, bist Du FREI

356

BEGRIFF ODER ACRONYM	BEDEUTUNG
' (Cun, tsun)	Das "Körper-Zoll", eine relative Einheit eines Abstands. Verwendet, um Akupunkturpunkte zu lokalisieren. Bei Menschen liegen 8' zwischen den Nippeln; 1' ist der Abstand zwischen den Falten des 2. Phalangealknochens bei gebeugtem Finger 3; 3 Finger = 2'; 4 Finger = 3'; 5 Finger = 4'. Bei Pferden und Hunden, '= die Breite der 18. Rippe.
3E	Dreifacher Erwärmer Meridian
ACR Pulse	Auriculo-Cardio Reflex Diagnostischer Puls
AP	Akupunkutr
BL	Blasenmeridian
Chongmai	Durchtrittsgefäß oder Durchgangsgefäß, außerordentlicher Meridian
Daimai	Gürtelgefäß, außerordentlicher Meridian
DI	Dickdarm Meridian
DÜ	Dünndarm Meridian
Dumai	LG, Lenkergefäß, dorsale Mittellinie, außerordentlicher Meridian
EAP	Elektro-AP
EBM	Evidence-Based Medicine
ECIWO	Embryo Containing Information of the Whole Organism
EMF	Elektromagnetisches Feld
Externe Pathogene Faktoren	Siehe externe Stressoren
Externe Schlechtigkeiten	Siehe externe Stressoren
Externe Stressoren	(Externe pathogene Faktoren, außer Schlechtigkeiten): die externen Faktoren, welche Krankheit durch Anfechtung der Anpassungsmechanismen des Körpers auf der Ebene der Zwölf Prozesse initiieren oder begünstigen
Fu	Yang (Hohl-) Organe
Fünf Phasenpunkte	Die fünf Phasenpunkte sind Feuer, Erde, Metall-Luft, Wasser- und Holzpunkte auf jedem der 12 Jing, einschließlich Tonisierungspunkt (Mutter), Sedierungspunkt (Sohn) und Ko-

	Punkt (Kontrollpunkt). Sie umfassen auch die Horary Punkte der 12 Jing und die Erd-/Quellpunkte der 6 Yin Jing.
GB	Gallenblasenmeridian
GuQi	Nahrungs-Qi, aus der Verdauung gewonnen
HD	Hüftdysplasie
HE	Herzmeridian
Horary Punkt	Dies ist der Phasenpunkt von jedem der 12 Jing (Feuerpunkt von HE, Erdpunkt von MP etc.)
Hun	Wanderseele, mental-spiritueller Aspekt von LE
Ijing	Buch der Wandlungen, ein klassicher Text der TCM
Interne Pathogene Faktoren	Siehe interne Stressoren
Interne Schlechtigkeit en	Siehe interne Stressoren
Interne Stressoren	(Interne pathogene Faktoren, interne Schlechtigkeiten): die emotionalen Ungleichgewichte, die fähig sind die Anpassungsmechanismen des Körpers auf der Ebene der 12 Prozesse anzufechten und Krankheit zu initiieren oder zu begünstigen.
Jiao	Erwärmer, Heizer, wie in 3E
Jing	Der Hauptmeridian, der jeden der 12 Hauptmeridiane steuert
Jing Luo Mai	Meridiane (Jing), Seitenzweige (Luo) und außerordentliche leitbahnen (Mai), die energetischen Leitbahnen und Speicher des Qi im Körper
KG	Konzeptionsgefäß, Renmai
Ko (Kontrollieren der) Vaterpunkt	Ko Punkte eines Meridians
Ko Zyklus	Hemmender oder kontrollierender Zyklus der fünf Phasen
Kommandopunkte (60 + 6 = 66)	Dies sind die fünf Phasen-Punkte (siehe unten) auf jedem Meridian (60 Punkte), plus die Quellpunkte der 6 Yang Jing (=66 Punkte insgesamt). Jeder stimuliert den gesamten Meridian und seine Funktionen, mit spezieller Wirkung je nach der Art des Punktes. Holz-Punkte kommandieren besonders die Holzprozesse des Meridians. Feuerpunkte kontrollieren vor allem die Feuerprozesse eines Meridians.
Le	Leber Meridian
LG	Lenkergefäß, Dumai

358

LU	Lungen Meridian
Luo	Vernetzungskanal zwischen Partnern einer Phase
Luo Point	Kopplungs- (Verbindungs-) punkt eines Meridians. Er verbindet die Partner einer Phase (die Partnermeridiane), d.h. es gleicht Qi zwischen Partnerphasen-Meridianen aus. Zum Beispiel leitet Bu (verstärkende) Manipulation des HE Luo Punktes Energie von DÜ nach HE; Xie (zerstreuende) Manipulation des HE Luo Punktes bewegt Energie von HE zu DÜ ??
MA	Magen Meridian
Mai	Außerordentlicher Meridian, Qi
MP	Milz-Pankreas Meridian
Mu Point	Diagnostischer Alarmpunkt eines Meridians
Mutter Punkt	Sheng (Tonisierender) Punkt eines Meridians
Neijing	Kanon für innere Medizin, der berühmteste der TCM Klassiker
NI	Nierenmeridian
PC	Perikard, Schutz des Herzens, Kreislauf-Sexualität Meridian
Phasenpartner	Partner Meridian innerhalb einer Phase, z.B. LU-DI in Metall
PID	Adnexitis, üblicherweise verbunden mit einer Entzündung der Eierstöcke, Eileiter, der Gebärmutter oder anderen Beckenorgane
Po	Somato-viszeraler Aspekt von LU
Qi	Vitale Lebensenergie; Meridian-Qi fließt in den Jing Luo um alle Teile des Körpers zu erreichen.
Qi Uhr	Täglicher Qi-Fluss, wobei das Qi in jedem der 12 Hauptmeridiane zu einer spezifischen Zeit ein Maximum erreicht, beginnend in LU von 03:00 – 05.00 Uhr
Renmai	Konzeptionsgefäß, KG, ventrale Mittellinie, außerordentliches Gefäß
Sanjiao	3E Meridian, Dreifacher Erwärmer, (Oberer, Mittlerer und unterer Erwärmer)
Sekunden Phänomen	Momentanes Phänomen nach Huneke, wobei Neuraltherapie eines Störfelds (Blindbereich), vor allem langjährige Schmerzen oder andere Symptome sofort beseitigen kann
Shen	Spiritueller Aspekt von HE
Sheng Punkt	Mutter Punkt eines Meridians im Scheng Zyklus, Tonisierungspunkt eines Meridians
Sheng Zyklus	Hervorbringungszyklus, Mutter-Sohn Zyklus der fünf Phasen
Shu Point	Rücken (Zustimmungs-) diagnostischer Punkt eines Meridians
Sohn Punkt	Sedierungspunkt eines Meridians im Sheng Zyklus

TCM	Traditionelle Chinesische Medizin
TENS	Transkutane elektrische Nervenstimulation
Ting Point	Ein anderer Name für den Jing (Quell) Punkt, der am meisten distale Punkt auf einem Meridian. Er beeinflusst sowohl den Kanal als auch seinen Prozess, vor allem in Bezug auf schmerzhafte und/oder Muskelerkrankungen
VAS Puls	Diagnostischer Puls, basiert auf dem Vaskulären Aurikularen Signal
Wei Qi	Abwehr Qi, Interaktives Qi, zirkuliert in der Haut und oberflächlichen Geweben; erste Verteidigungslinie gegen externe Stressoren
Xi Punkt	Spaltenpunkt eines Meridians, wird benutzt um akute Krankheiten des betroffenen Meridians zu behandeln
Yang	Aktives, männliches, nach außen gerichtetes Prinzip
Yangqiaomai	Yang Fersengefäß
Yangweimai	Yang Verbindungsgefäß
Yi	Grübeln, spiritueller Aspekt von MP
Yin	Passives, weibliches, nach Innen gerichtetes Prinzip
Yinqiaomai	Yin Fersengefäß
Yinweimai	Yin Verbindungsgefäß
Yuan	Quelle, Ursprung, Vorfahr
Yuan Punkt	Quellpunkt eines Meridians. Er beherrscht, reguliert und stärkt Yuan Qi und den Yuan-Vorfahren Qi-Prozess auf seinem eigenen Meridian. DI04 (Quellpunkt von DI) ist der mächtigste Quellpunkt. Er reguliert und stärkt Yuanqi (Quelle des Qi) des ganzen Körpers
Yuanqi	Ursprungs Qi, Ahnen Qi, vererbtes oder vorgeburtliches Qi, fließt in allen Prozessen aber NI (und das Areal um LG04-Ming Men) ist das Haus oder Heim von Yuanqi
Zang	Yin (Speicher) Organe
Zangfu	Yang (Hohl-) und Yin (Speicher-) Organs
Zhi	Willenskraft, spiritueller Aspekt von NI

360

www.ingramcontent.com/pod-product-compliance
Lightning Source LLC
Chambersburg PA
CBHW051759170526
45167CB00005B/1801